中药对照提取物开发与应用

刘斌　马双成　姜艳艳　著

学苑出版社

图书在版编目（CIP）数据

中药对照提取物开发与应用/刘斌，马双成，姜艳艳著．—北京：学苑出版社，
2023.5

ISBN 978 - 7 - 5077 - 6582 - 3

Ⅰ．①中…　Ⅱ．①刘…　②马…　③姜…　Ⅲ．①中药化学成分 - 提取 - 研究
Ⅳ．①R284.2

中国国家版本馆 CIP 数据核字（2023）第 001566 号

责任编辑：黄小龙
出版发行：学苑出版社
社　　　址：北京市丰台区南方庄 2 号院 1 号楼
邮政编码：100079
网　　　址：www.book001.com
电子邮箱：xueyuanpress@163.com
联系电话：010 - 67601101（营销部）、010 - 67603091（总编室）
印　刷　厂：北京兰星球彩色印刷有限公司
开本尺寸：787mm×1092mm　1/16
印　　　张：24.75
字　　　数：418 千字
版　　　次：2023 年 5 月第 1 版
印　　　次：2023 年 5 月第 1 次印刷
定　　　价：88.00 元

前　言

中药对照提取物是指经提取制备，含有多种主要有效成分或指标性成分，用于中药（药材、饮片、提取物、中成药等）鉴别或含量测定用的国家药品标准物质。中药对照提取物作为一种非单体成分对照物，是介于中药化学对照品和对照药材二者之间的一种特殊对照物质，常用于中药的定性鉴别和含量测定等分析检验工作。中药对照提取物作为一种新的国家药品标准物质，除具备国家标准物质的基本特性外，还具有原料来源稳定、制备工艺明确、量值可传递、纯度符合要求、自身理化性质稳定、主成分比例及含量相对固定以及相关物质相对清晰等特点。中药对照提取物2005年首次被纳入《中国药典》标准物质行列，目前2020年版《中国药典》（一部）已收录有多种中药对照提取物，用于中药质量控制与评价。

中药质量控制在以单一化学成分为对照的模式向多成分为指标的模式转换的过程中，存在对照品制备难度大、化学性质不稳定等问题。将中药对照提取物应用于中药质量控制与评价具有诸多优势，如用于定性鉴别时，某种程度上相当于同时采用多个化学对照品进行鉴别，与原药材化学成分类型相似，具备指纹图谱的特性，与单一对照品为对照的方式相比，提高了鉴别的专属性。对照提取物还具有分离难度小，较易获得，价格较为低廉等特点。因此，面对多成分同步检测的中药质量评价模式的快速发展，中药对照提取物在中药质量控制与评价体系中发挥着越来越重要的作用，应用前景广阔。

该书作为中药对照提取物研究与应用的首部专著，对中药对照提取物从其内涵、作用、主要研究内容、应用现状及发展趋势等方面进行了较为系统的概述，对中药对照提取物的标定技术（原则、流程与项目）及注意事项、均匀性与稳定性考察方法等进行了详细说明。该书是作者团队所在课题组多年有关中药对照提取物研究工作的系统总结，骆宜、周德勇、王路、杨丽丽、张金华、蒋丽娟、张乐、杨帆等研究生付出了辛勤劳动，共同完成了决明子萘并吡喃酮对照提取物、枳实黄酮对照提取物、防风色原酮对照提取物、玄参对照提取物、薄荷酚酸对照提取物的开发与应用等相关研究工作。在研究资料整理及该书撰写过程中，张榆、陈晓鹤、于潇、郭少波、段雅迪、丽妍等研究生耗费了大量的时间和精力，付出了艰辛的努力。该书的出版得到了北京中医药大学双一流学科建设项目（90020261020001）的资助。在此一并表示诚挚的谢意。

限于我们的水平和能力，书中可能存在不足之处，敬请专家、同仁和广大读者斧正，以便修订完善。

刘斌　马双成　姜艳艳

2022 年 10 月

目　　录

第一章　中药对照提取物概论

第一节　中药标准物质概述

药品标准物质是指供药品标准中物理和化学测试及生物方法试验用，具有确定特性或量值，用于校准设备、评价测量方法或者为供试药品赋值的物质，主要用于确定药品的效力、质量或纯度，也用于校正测试仪器与方法。包括中药、化学药、生物制品、药用辅料等检定中使用的标准物质，主要涵盖标准品、对照品、对照药材、对照提取物、参考品。中药标准物质是中药检测中使用的实物对照，在确定药品真伪，评价中药质量优劣，控制中药生产，提高和保证中药质量方面发挥着重要作用，是中药质量标准体系的重要组成，在中药质量控制与评价中发挥了重要作用。

自《中国药典》（1985 年版）首次收载 60 种中药化学对照品和 16 种对照药材以来，中药标准物质随着中药事业的发展和现代科学技术的进步，也在不断地发展，中药标准物质的数量也在逐年递增。目前，已发展成包括中药化学对照品、对照药材及对照提取物 3 大类，共计上千种的中药标准物质，对提高国家药品质量标准管理规范水平、促进我国中药产业的迅猛发展、推进中医药及相关学科领域现代化进程具有重要的意义。其中对照提取物是近年来中医药行业研究领域中新兴发展的产物。

根据《中国药典》（2020 年版）的分类标准，中药标准物质主要包括中药化学对照品、中药对照药材和中药对照提取物 3 大类。①中药化学对照品：系指含有单一成分，用于中药材（含饮片）、提取物、中成药等检验及仪器校准用的国家药品标准物质。②对照提取物：系指经提取制备，含有多种主要有效成分或指标性成分，用于药材（含饮片）、提取物、中成药等鉴别或含量测定用的国家药品标准物质。③对照药材：系指中药材粉末，用于药材（含饮片）、提取物、中成药等鉴别用的国家药品标准物质。④其他对照物质：如中药标准饮片、中药标准汤剂、中药对照制剂等。

一、中药化学对照品

化学对照品系指含有单一成分、组合成分或混合组分,用于化学药品、抗生素、部分生化药品、药用辅料、中药材(含饮片)、提取物、中成药、生物制品(理化测定)等检验及仪器校准用的国家药品标准物质,是目前药品质量研究中应用历史最久,应用范围最广泛的标准物质。中药化学对照品在中药的质量控制与研究工作中一直扮演着非常重要的角色,对于实现中药标准化、推进中药现代化进程具有重要意义。《中国药典》(1985年版)首次收载了中药化学对照品,例如丁香鉴别项下使用的丁香酚,至《中国药典》(2020版),共收载中药化学对照品超过500种,如小檗碱、黄芩苷、甘草酸、大黄素、薄荷醇、人参皂苷 Rg_1、芦丁等。

目前中药化学对照品根据用途主要分为3类:①鉴别用中药化学对照品,主要用于中药材、中药饮片、中药提取物及中成药的薄层色谱、气相色谱等色谱法鉴别项目,纯度应达到95%以上,未标识量值;②含量测定用中药化学对照品,用于中药材、中药饮片、中药提取物及中成药的紫外分光光度法、比色法、薄层扫描法、液相色谱法、气相色谱法等测定用,标示量值及使用前的处理方法;③杂质检查用中药化学对照品,用于中药材、中药饮片、中药提取物及中成药等色谱法检查杂质、区分药材品种或毒性成分的限量检查等。

在中药质量控制标准中,由于化学对照品具有成分单一、化学性质稳定、纯度确切的特点,采用中药化学对照品可增加检验的灵敏度,使检验方法更具有专属性,确保结果的准确度,具有其他对照物质无可比拟的优势。

二、中药对照药材

对照药材系指中药材粉末,用于药材(含饮片)、提取物、中成药等鉴别用的国家药品标准物质。中药对照药材为已确认品种的原生药材粉末,是我国药品检验工作中按标准规定供薄层鉴别使用的一类对照物质,主要用于中药材、中药饮片中药提取物、中成药的薄层鉴别检验工作。对照药材作为国家药品标准物质,对中药材和中成药检验的规范化、专属性与重现性,具有其他物质不可替代的重要作用。《中国药典》(2020年版)共收载中药对照药材339种,在中药的鉴别工作中,对照药材具有专属性好、重现性好、廉价、来源广泛等特点,因而在日常的中药及其制剂质量检验,尤其是多来源中药方面的应用较多，是仅次于中药化学对照品的一类重要中药标准物质。

中药对照药材可提供更多的化学成分信息，以弥补中药薄层鉴别实验中仅以单体化学对照物质作为对照时出现的信息不足的缺陷，对照药材与中药化学对照品同时应用于鉴别中药材或中成药时，可以区别药材不同的品种。由于中药中成分复杂，很多化学成分含量很低，无法制备出化学对照品供检验分析使用，中药对照药材的使用可以弥补暂时缺少某些中药化学对照品的不足。中药中有些化学成分性质不稳定，特别是提取纯化后更不稳定，以对照药材取代之，可以保证药品检验工作的准确性和重现性。

三、中药对照提取物

中药对照提取物系指经提取制备，含有多种主要有效成分或指标性成分，用于药材（含饮片）、提取物、中成药等鉴别或含量测定用的国家药品标准物质。中药对照提取物是一种非单体成分对照物，是介于中药化学对照品和对照药材二者之间的一种特殊对照物质，常用于中药定性鉴别和含量测定等分析检验工作。我国学者于 1985 年提出对照提取物的概念，2005 年国家药典委员会首次将其纳入《中国药典》标准物质行列，至《中国药典》（2020 年版），已收录中药对照提取物 23 种。如银杏叶提取物、酸枣仁提取物、黄山药皂苷提取物、总银杏酸、三七总皂苷等。虽然药典中收录该类对照物质的品种数量较少，但其在中药质量研究中的应用价值越来越受到关注。

由于对照提取物具有明确的原料来源，制备工艺相对简单，主成分比例及含量相对固定，且不同批次对照提取物之间具备一致的理化特性。通过单一化学对照品对对照提取物中相应的指标性成分进行含量标定，然后利用已定值的对照提取物，可实现对中药中多个组分的同时定性和定量分析。在中药质量评价过程中，利用中药对照提取物代替单体对照品，可节约制备成本，降低检测费用，简化实验步骤，并且还可弥补"一测多评"法中关于计算的不足。

第二节　中药对照提取物的内涵与作用

中药对照提取物是目前中药分析检验工作中常用的一种对照物质，尽管目前中药对照提取物较化学对照品和对照药材数量较少，应用亦不如二者广泛，但近年来中药对照提取物的发展越来越受到中药科研工作者的关注，许多学者在中药对照提取物的研制、应用等方面开展了大量的研究工作。

2005 年《中国药典》首次将中药对照提取物纳入标准物质行列，收载了 11 种对照提取物，如藿香油、木香挥发油、穿龙薯蓣皂苷提取物、总银杏酸、黄山药皂苷提取物、银杏叶提取物、温莪术油、薄荷素油等。至 2020 年，《中国药典》中收载中药对照提取物达 23 种，包括三七总皂苷提取物、广陈皮对照提取物、广藿香油、云南白药提取物、乌灵菌粉、牡荆油、总氨基酸、总银杏酸等。其中，对照提取物除了用于中药的鉴别工作，银杏叶提取物也被应用于银杏叶片剂、银杏叶软胶囊等的含量测定。

对照提取物在美国药典、欧洲药典、日本药典中也有收录，用于天然药物的定性鉴别和含量测定。欧洲药典收录的对照提取物有银杏叶提取物、缬草提取物、番泻叶提取物、圣约翰草提取物等，番泻叶提取物在薄层色谱鉴别法中作为对照物质，银杏叶提取物用于对银杏萜类内酯峰的指认，包括银杏内酯 A，B，C 和白果内酯，此外，它作为一个含有 0.35% 银杏酸的对照提取物也用于银杏酸的限量检测。圣约翰草对照提取物，用于测定总金丝桃素含量（即金丝桃素和伪金丝桃素含量之和）。美国药典收录的对照提取物有西洋参提取物、亚洲人参提取物、积雪草提取物、猫爪草提取物、奶蓟草提取物、刺五加提取物等。西洋参提取物可用于西洋参、西洋参片、西洋参胶囊的定性鉴别和含量测定，同时也可用于色谱峰的指认。

一、中药对照提取物的内涵

中药对照提取物是一类非单体成分对照物，包括药材提取对照物和挥发油对照物，要求其主要成分比例相对固定，并提供对照提取物的来源、原料的科名、拉丁学名、药用部位及有关的制备工艺、批号及提供单位，有颜色、气味、溶解度、相对密度、折光率、旋光度、凝点等详细描述，用于薄层色谱法或其他色谱鉴别以及高效液相色谱法、气相色谱法等含量测定。按照用途不同，对照提取物分为定性对照提取物和定量对照提取物。

中药对照提取物属于国家标准物质，应具备国家药品标准物质的特性，即稳定性、均匀性和准确性。稳定性是指标准物质在规定的时间间隔和环境条件下，其特性量值保持在规定范围内的能力；均匀性是指标准物质的一种或几种特性具有相同组分或相同结构的状态；准确性是指标准物质具有准确计量的或严格定义的标准值（也称保证值或鉴定值），当用计量方法确定标准值时，标准值是被鉴定特性量值真值的最佳估计，标准值与真值的偏差不超过计量不确定度。

除了符合上述基本要求外，标准物质还应符合以下要求：①可获得性：应有生产企业或研制机构可持续提供原（材）料；②适用性：应与相应国家药品标准的使用要求相一致。

中药对照提取物除了满足国家标准物质的基本特性，逐渐形成了包含中药属性、体现中药特点的科学内涵。主要包括以下几方面：①原料来源稳定；②制备工艺明确；③量值可传递、纯度符合要求；④自身理化性质稳定；⑤主成分比例及含量相对固定；⑥相关物质相对清晰。

（一）原料来源稳定

以植物、动物为原料提取纯化的对照提取物，应对原料的基原（包括植物、动物的科名、拉丁学名和药用部位）进行详细规定，固定其原料基原，且其基原应符合《中国药典》或其他药品标准相关规定。

（二）制备工艺明确

制备工艺是影响对照提取物质量的决定性因素。对照提取物的制备工艺中投料量，粉碎条件，提取方法如提取溶剂、溶剂用量、提取温度和次数等，纯化方法如萃取溶剂的种类及其用量，色谱方法如填料的选择、上样量的确定、洗脱剂种类及其用量、干燥的条件，以及对照提取物得率等工艺参数，均应规定具体参数。

（三）量值可传递、纯度符合要求

定量中药对照提取物应采用不同的实验方法，由3家以上国家部门认可的实验室进行协作定值，标定其含量，保证对照提取物量值的准确性。目前，《国家药品标准物质研制技术要求》中规定，定量对照提取物总可控成分含量不低于60%。因此，在研制中药对照提取物时，应尽可能采用稳定可行的方法对其进行纯化。

（四）自身理化性质稳定

中药对照提取物应具备稳定的理化性质，确保使用过程的稳定性。因此，应尽可能除去糖类、蛋白质、鞣质、水溶性色素等杂质，减少吸湿性，同时，对照提取物中主要有效成分应稳定不易发生分解或变化，确保对照提取物使用的准确性和有效性。

（五）主成分比例及含量均匀、相对固定

同一批次对照提取物中主成分含量和比例应均匀；不同批次的对照提取物主成分之间的含量比例应相对固定，不得差异过大，保证其质量相对稳定，重现性良好，从而确保定量结果的准确可靠。

（六）相关物质相对清晰

中药对照提取物除了主成分明确之外，应开展相关物质检查，对主成分之外的其他物质进行分析，基本明确对照提取物的化学组成，确保其稳定性和均匀性。

二、中药对照提取物的作用

中药有效成分的复杂性和多样性的特点决定了以单一成分或指标评价难以全面、客观地表征中药质量，因此，近年来，中药质量控制从以单一化学成分为对照的模式向以多成分为指标的模式转换，在开展多成分、多指标中药质量控制研究过程中，制备难度大、化学性质不稳定等问题导致化学对照品供不应求，且多指标成分测定时，高昂的检测成本严重限制了该研究模式在实际生产、科研、监管等领域的应用。

近年来，一些研究者采用"一测多评"的方法，开展中药中多个成分（对照品稀缺或难以制备）的同步检测，易存在校正因子误差、色谱峰定位、中药成分复杂导致比例关系变化等问题，使该方法的适用性及应用可行性仍需要进一步的探索和科学评价。

在中药质量评价过程中，将中药对照提取物应用于中药质量控制中具有很多优点：①在质量评价方面，采用对照提取物进行鉴别，某种程度上相当于同时采用多个化学对照品进行鉴别，与原药材基源相似，具备定性指纹图谱的特性，与用单一对照品进行鉴别相比，提高了鉴别的专属性；②在经济成本方面，对照提取物分离难度小，较易获得，比化学对照品价格低廉，且对照提取物拥有良好的均匀性与稳定性，便于贮存和运输，可以减少化学对照品的使用，降低检验成本，节约标准物质研制成本；③在实际应用方面，对照提取物本身是一种混标，配制操作简单，溶解于有机溶剂后可直接使用，使药品检测更加简便、快捷。因此，在多成分同步测定的中药质量评价模式的发展趋势下，中药对照提取物将在中药质量检验和研究中发挥越来越重要的作用，具有较好的应用前景。

（一）中药对照提取物用于定性鉴别

定性对照提取物用于中药的定性鉴别，可用于理化鉴别、薄层色谱鉴别、液相色谱鉴别或气相色谱鉴别等。其中，液相色谱鉴别或气相色谱鉴别可通过多个色谱峰比对，对多个成分进行同时鉴别，也有采用指纹图谱或者特征图谱的方法实现鉴别的。同一味中药，其原药材基原不同的情况在中药中非常普遍，由于对照提取物自身携带了原药材的多个化学特征，因此，在区分不同基原的药材中应用具有显著优势。

在欧洲药典和美国药典中，对照提取物用于薄层鉴别的历史和数量远超中国。在美国药典中，西洋参、人参、乳香、黑胡椒等均采用对照提取物薄层定性鉴别。《中国药典》中利用对照提取物用于定性鉴别的并不多，《中国药典》（2020年版）中，在银杏提取物、银杏口服液、银杏叶片、银杏叶软胶囊、银杏叶滴丸等品种的鉴别项下，以银杏对照提取物为对照，运用薄层色谱法，进行定性鉴别。在陈皮质量标准项下，为了区分"陈皮"和"广陈皮"，采用"广陈皮对照提取物"为对照，通过对比分析对照色谱和样品色谱斑点，可以鉴别其药材基原是否为"广陈皮"。除了单味中药对照提取物之外，复方对照提取物首次被收录于国家标准中，在云南白药和云南白药胶囊的定性鉴别中，以云南白药对照提取物为对照，通过比对对照提取物色谱和样品色谱中的多个斑点，实现鉴别。

除薄层色谱鉴别外，《中国药典》（2020年版）中，收录了以对照提取物为对照，采用液相色谱法对药材进行定性鉴别的实例。在薏苡仁鉴别项下，以薏苡仁油对照提取物为对照，采用高效液相色谱法对薏苡仁中7个主要色谱峰进行指认。在银杏提取物定性鉴别项下，以银杏叶对照提取物为对照物质，采用指纹图谱的方法，对17个指纹峰进行指认。在中药制剂血塞通片的定性鉴别中，以三七总皂苷对照提取物为对照，运用指纹图谱的方法，对5个皂苷类成分的色谱峰进行了标识。

（二）中药对照提取物用于定量分析

由于定量对照提取物标示了多个指标成分含量，可用于定量分析中的量值传递。以定量用对照提取物代替单体对照品使用，可以解决单体对照品制备难、成本高、稳定性差、资源有限等问题，在降低对照品制备成本和检验成本的同时，实现多指标成分的整体、综合质量控制，具有良好的发展前景。

　　在欧美药典中，用于定量分析的对照提取物较多，如银杏、水飞蓟、姜黄、白芷、胡椒等天然药物，均采用对照提取物为对照，同时测定多个成分含量。由于定量对照提取物在中药定量工作中应用起步较晚，所以《中国药典》收录数量较少，但近年来呈现出上升趋势。《中国药典》（2020 年版）一部，银杏叶提取物、银杏叶滴丸、银杏叶胶囊定性鉴别中，以银杏叶总萜内酯对照提取物为对照，同时进行 4 个指标成分的定量分析。草乌含量测定项下，以乌头双酯型生物碱对照提取物为对照，同时测定了 3 个指标性成分含量。三七总皂苷提取物质量标准中，以三七总皂苷对照提取物为对照，实现了 5 个皂苷类成分同时定量分析。功劳木的含量测定中也以功劳木对照提取物为对照，测定了 4 个生物碱类成分的含量。在血塞通片的含量测定中，以三七总皂苷对照提取物为对照，实现了 5 个皂苷类成分的同时含量测定。

第三节　中药对照提取物研究的主要内容

　　中药对照提取物是介于中药化学对照品和对照药材二者之间的一种特殊对照物质，鉴于其制备方法及化学组成的特殊性，对其开展的研究方式和内容也不同于上述两种标准物质。按照《国家药品标准物质研制技术要求》，总结近年来中药对照提取物相关研究成果，其主要研究内容和研究程序如下：

一、品种确定

　　依据中药行业和研究需求，充分进行文献查阅和市场调研，根据国家药品标准制定、修订提出的使用要求（品种、用途），确定需要制备的标准物质品种。

二、工艺研究

　　开展中药对照提取物的制备研究，包括对照提取物所需原料、制备工艺参数及得率等。

（一）原料

　　通过市场调研，首先应确定对照提取物原料药的准确基原、药用部位、炮制方法等信息，并且符合相应药品标准。制备对照提取物的原料必须具有代表性，一般采用主流商品的道地药材，符合 GAP 规范要求栽培的优质中药材。

（二）制备工艺

　　主要对原料药的投料量、粉碎方式、提取方法、纯化方法、干燥条件等工艺参数进行详细研究。其中提取工艺和纯化工艺是制备工艺中重要和关键的研究内容。开展制备工艺研究时，要充分考虑浸膏得率、主成分含量等因素，运用多种科学可行的方法如正交试验设计法、响应面法，并结合适当的统计分析方法，确定各工艺参数。同时，要考虑工艺的重现性和实用性，在达到相应要求的情况下，尽量简化实验步骤。

　　在对照提取物的提取工艺研究中，特别是定量对照提取物，通常以所测定指标成分的提取率、浸膏中含量为考察指标，结合出膏率等因素，系统开展提取工艺考察。考察因素主要包括药材粉碎度、提取溶剂种类和浓度、提取溶剂用量、提取时间等因素。提取的目的是为了最大程度地提取出指标成分，同时尽可能地减少杂质的溶出，以保证指标成分的含量。在对药材进行提取工艺考察时，应依据指标成分的性质，如极性、溶解性、酸碱性等，可采用单因素考察方法，也可采用正交实验、响应面法等其他方法。工艺参数的选择，既要满足指标性成分提取完全、含量较高的基本条件，同时要考虑成本价廉、重复性好的需求，选择最优方法。槐花对照提取物的提取采用水煎煮的方法提取黄酮类成分；马钱子对照提取物在进行提取时，依据生物碱的碱性和极性特点，采用碱性的三氯甲烷和乙醇的混合溶剂进行提取。

　　纯化工艺对于提取物后续的标定、主成分含量、稳定性影响较大，因此要结合主成分和共存杂质的理化性质开展纯化方法研究，如色谱填料、洗脱溶剂、洗脱体积等，萃取法中溶剂种类、用量、萃取次数等。由于对照提取物多需标定多个指标成分，为确保主成分含量之和符合要求（尤其是定量对照提取物），在进行纯化工艺优化时，应兼顾不同性质的指标成分。但不同指标成分之间的性质如极性、溶解性、色谱行为等可能会差别比较大，因此，常采用多种纯化方法联合使用。如玄参对照提取物在进行制备时，乙醇提取物先经大孔吸附树脂初步分离，再采用硅胶干柱色谱法进行二次分离。由于玄参中选择的指标成分哈巴苷、安格洛苷 C 和哈巴俄苷色谱行为差别较大，在硅胶干柱分离时，不同色谱行为的成分处于不同的硅胶段，需分别洗脱后合并，得到玄参对照提取物。

在进行工艺优化时，为保证对照提取的稳定性和均匀性，应尽可能除去影响提取物稳定的杂质，如多糖、氨基酸、鞣质、色素等。

工艺验证实验是确定所建立的工艺重复性和可行性的重要步骤。工艺参数确定后，选择不同批次的原料药，采用不同投料量，按照所建立的制备方法对工艺进行验证，考察对照提取物得率、主成分含量是否稳定，确认所建立的制备工艺稳定、重复性良好。

三、标定

对照提取物的标定包括性状、溶解性、鉴别、含量测定、相关物质检查、稳定性等研究工作。

(一) 性状

观察对照提取物的颜色、形态、流动性等特征。

(二) 理化性质

研究对照提取物的溶解特性、相对密度、折光率等性质，特别是溶解度中易溶的溶剂和不溶的溶剂。

(三) 鉴别

一般采用色谱方法进行鉴别，首选薄层色谱法鉴别。对于 TLC 分离效果差的对照提取物，可考虑采用高效液相色谱法鉴别。对于挥发油或主要含挥发性成分的提取物，可采用气相色谱法进行鉴别。采用 TLC 进行鉴别时，依据指标成分理化性质和色谱行为，对色谱方法进行优化和考察。依据指标成分色谱斑点的分离情况，对供试品溶液的制备方法、薄层板、展开系统、检视方法、点样量等进行比较、考察，建立分离度好、检测灵敏度高的 TLC 方法。由于 TLC 的分离能力有限，供试品溶液制备通常对分离效果影响较大，对于杂质较多的对照提取物，可采用适当的方法对待测样品进行纯化，如液 – 液萃取法、大孔吸附树脂法；薄层板吸附剂的选择也是影响分离的关键因素，最常用的为硅胶，氧化铝适宜分离生物碱等碱性物质，聚酰胺主要用于分离黄酮、蒽醌等酚类成分。展开剂的选择应依据待分离目标组分的性质，调整极性、酸碱性等，以保证适宜的 R_f 值和分离度。采用 HPLC 法进行对照提取物鉴别时，分离效能较高，对供试品溶液的制备方法、色谱柱、流动相、柱温、流速、进样量、检测方法等进行考察。采用 GC 法进行鉴别，主要适用于中药中挥发油和挥发性成分，应对供试品溶液的制备方法、色谱柱、进样口温度、柱温、载气流速、检测器温度、进样量等进行考察。

（四）检查

包括水分、灰分检查。根据样品测定的结果，规定相应限度。

（五）指纹图谱或特征图谱

供指纹图谱或特征图谱检测用对照提取物应建立指纹图谱或特征图谱检测标准。采用 HPLC 或 GC 方法建立指纹图谱或特征图谱，并对化学结构明确的色谱峰进行指认。对照提取物指纹图谱与首批对照提取物指纹图谱比较，其相似度应大于 0.95。指纹图谱或特征图谱检测应采用 10 批次样品开展。

为了确保指纹图谱或特征图谱的重现性，一般选择一个合适的化学对照品或内标物作为参照物。采用 HPLC 方法建立指纹图谱或特征图谱，应对参照物溶液制备方法、供试品溶液制备方法、色谱柱、流动相、柱温、流速、进样量、检测方法等进行考察，并对结构明确的色谱峰进行指认。采用 GC 方法建立特征图谱或指纹图谱，应对参照物溶液的制备方法、供试品溶液的制备方法、色谱柱、进样口温度、柱温、载气流速、检测器温度、进样量等进行考察，并对结构明确的色谱峰进行指认，建立对照指纹图谱。对照提取物指纹图谱与对照指纹图谱比较，其相似度应大于 0.95。

（六）含量测定和赋值

用于多成分含量测定的对照提取物应对主成分进行含量测定。通常采用色谱方法进行含量测定，其中最常用的为 HPLC 法。按照含量测定的一般程序，首先应建立含量测定方法。化学对照品应选择经标定后纯度确切的对照物质。应对对照品溶液的制备方法、供试品溶液的制备方法、色谱条件与系统适用性试验、标准曲线及线性范围、精密度、重复性、稳定性及准确度等进行考察。

采用协作标定结果的统计值作为标准物质的含量值。协作标定实验室的数目或独立定值组数应符合统计学的要求。对于化学对照品和对照提取物的协作标定，通常参加的实验室数目为 3~5 个。参加协作标定的实验室应具有检测药品标准物质的必备条件，并通过中检院组织的药品标准物质协作标定实验室能力验证，同时应兼顾地域性的因素。

按照科克伦准则判断几组是否等精度。对主成分的测定结果分别计算统计量 $C = \dfrac{s_{max}^2}{\sum_{i=1}^{m} s_i^2}$。依据 C 值判断是否等精度。

将每个实验室所测数据的平均值视为单次测量值，采用 Grubbs 法和 Dixon 法进行异常值检验，结果两种方法均无异常值检出。因此，计算总平均值和标准偏差，并以总平均值作为标示值。

定值结果的不确定度主要由 4 部分组成：①HPLC 分析方法的不确定度；②协作定值引入的不确定度；③提取物均匀性引入的不确定度；④提取物稳定性引入的不确定度。

HPLC 分析方法的不确定度：HPLC 外标法测定含量的数学模型为：$X = \dfrac{A_s \times V_s \times W_{ref} \times P}{A_{ref} \times V_{ref} \times W_s} \times 100\%$，其中 A_s 表示供试品峰面积，A_{ref} 表示对照品峰面积，V_s 表示供试品溶液稀释倍数，V_{ref} 表示对照品溶液稀释倍数，W_s 表示供试品称样量，W_{ref} 表示对照品称样量，P 表示对照品纯度。

实验中所用对照品未提供纯度的不确定度值，此项忽略不计。协作定值时各实验室均采用所建立的方法进行主成分含量测定，根据操作流程及方法学考察数据，HPLC 分析方法的不确定度主要考虑对照品称量、对照品溶液配制、样品称量、样品溶液配制以及重复性、回收率等因素引入的不确定度。

对照品称量引入的不确定度：根据计量检定证书，所用电子天平（d = 0.01mg）的允许误差为 0.1mg，按正态分布，k = 1.96，其不确定度为 $u_m = \dfrac{0.1}{1.96} = 0.051\,mg$。

对照品溶液制备引入的不确定度：对照品溶液制备的不确定度主要由容量瓶和移液管引入的不确定度，包括校准引入的不确定度、温度效应引入的不确定度。不考虑重复性误差时，其不确定度评定如下：

根据《GBT12806 - 2011 - 实验室玻璃仪器单标线容量瓶》，如采用 50、10mL A 级量瓶，其容量允差分别为 ±0.050mL，±0.020mL；按正态分布，k = 1.96，则 50、10mL A 级量瓶的校准不确定度分别为：$u_{50(1)} = \dfrac{0.050}{1.96} = 0.025$；$u_{10(1)} = \dfrac{0.020}{1.96} = 0.010$。

计算溶液的温度与校正时温度不同引入的不确定度，假设差 5℃，水的体

积膨胀系数为 2.1×10^{-4}，温度引入的不确定度为：$u_{50(2)} = \dfrac{50 \times 5 \times 2.1 \times 10^{-4}}{1.96}$

0.027，$u_{10(2)} = \dfrac{10 \times 5 \times 2.1 \times 10^{-4}}{1.96} = 0.005$。

故由 50、10mL A 级量瓶引入的相对标准不确定度分别为：$u_{50,rel} = \dfrac{\sqrt{0.025^2 + 0.027^2}}{50} = 7.3 \times 10^{-4}$；$u_{10,rel} = \dfrac{0.010^2 + 0.005^2}{10} = 1.2 \times 10^{-3}$。

根据《实验室玻璃仪器单标线吸量管》，1mL A 级单标线吸量管的容量允差分别为 ± 0.007mL，按正态分布，$k = 1.96$，则 1mL A 级单标线吸量管的校准不确定度为：$u_{1(1)} = \dfrac{0.007}{1.96} = 0.004$；温度引入的不确定度：$u_{1(2)} = \dfrac{1 \times 5 \times 2.1 \times 10^{-4}}{1.96} = 0.0005$；由 1mL A 级单标线吸量管引入的相对标准不确定度分别为：$u_{1,rel} = \dfrac{\sqrt{0.004^2 + 0.0005^2}}{1} = 3.6 \times 10^{-3}$。

依据上述结果，合成对照品溶液的相对标准不确定度 $u_{V1,rel} = \sqrt{u_{50,rel}^2 + u_{10,rel}^2 + u_{1,rel}^2}$

结果重复测定引入的不确定度：在重复性条件下，对对照提取物进行 6 次测定（n＝6），按照 B 类不确定度评定，计算由重复性引入的相对标准不确定度 $u_{p,rel} = \dfrac{s}{c_0 \times \sqrt{n}}$

方法回收率引入的不确定度：在加样回收率试验中，平行测定 6 份样品（n＝6），计算由方法回收率引入的相对标准不确定度 $u_{R,rel} = \dfrac{S}{R \times \sqrt{n}}$。

合成相对不确定度分别为：

$$u_{c,rel,1} = \sqrt{u_{m1,rel}^2 + u_{V1,rel}^2 + u_{m3,rel}^2 + u_{V3,rel}^2 + u_{R,rel}^2 + u_{p,rel}^2}$$。

协作定值引入的不确定度：协作定值的不确定度为 $u_{char} = \dfrac{s_i}{\sqrt{n}}$，式中 s_i 为各组均值的标准偏差，n 为独立测定次数。**均匀性引入的不确定度**：均匀性引入的不确定度为 $u_{bb} = \dfrac{\sqrt{Msamong^2 - Mswithin^2}}{n}$。**稳定性引入的不确定度**：稳定性引入的不确定度为 $u_s = \dfrac{\sqrt{Msamong^2 - Mswithin^2}}{n}$。

总合成标准不确定度：由 HPLC 分析方法、协作定值、均匀性、稳定性四部分引入的总合成标准不确定度为：$u_{(C)} = \sqrt{(u_{c,rel} \times X)^2 + u_{char}^2 + u_s^{2+} + u_{bb}^2}$，其中 X 为各成分的标示含量（%）。扩展不确定度：扩展不确定度为 $U = k \times u_{(C)}$（置信区间为 $P = 95\%$ 时，$k = 2$）。

（七）均匀性评估

随机抽取一定数量的最小包装单元，随机取原料 10 支，每支称取 3 份，采用薄层色谱、高效液相色谱和气相色谱等方法测定特性量值，每个最小包装单元进行 3 次，检测结果经采用适当的统计方法分析后，得出是否均匀的结论。定量用对照提取物应以主成分含量为考察指标，对测定结果进行统计分析，考察均匀性。

（八）分装与储藏

中药对照提取物的分装容器需要避光、防潮、防氧化，一般采用棕色易折安瓿瓶。

（九）稳定性研究

应考察性状、溶解性、鉴别、检查、指纹图谱、含量测定等项目，探讨对照提取物的固有稳定性、了解影响其稳定性的因素，为标准物质的生产工艺、包装、贮存条件等提供科学依据。考察的主要实验包括影响因素试验、加速试验和长期试验，影响因素试验中主要对高温度、高湿度以及强光照进行考察。加速试验和长期试验按照按"原料药与制剂稳定性试验指导原则"原料药项下要求进行。

四、对照提取物的应用

中药对照提取物的应用主要包括中药材、饮片、中药制剂等定性鉴别、含量测定、指纹图谱等。中药对照提取物的应用与化学对照品应用研究内容相同，均需按照相应要求，开展色谱条件与适应性试验，供试品溶液制备，对照品溶液制备以及方法学考察等内容，应采用多批样品进行研究和结果验证。

第四节　中药对照提取物的发展及应用现状

一、对照提取物的国内发展及应用现状

2005 年版《中国药典》首次收载了中药对照提取物，共 11 种，分别为广藿香油、木香挥发油、乌灵菌粉、发酵虫草菌粉、穿龙薯蓣皂苷提取物、总银杏酸、黄山药皂苷提取物、银杏叶提取物、温莪术油、薄荷素油、檀香油。收载数量逐渐增长，至 2020 年版《中国药典》，共收录 23 种对照提取物：八角茴香油、人参茎叶总皂苷、三七总皂苷、广陈皮对照提取物、广藿香油、云南白药提取物、木香挥发油、功劳木提取物、乌灵菌粉、发酵虫草菌粉、牡荆油、松节油、穿龙薯蓣皂苷提取物、总氨基酸、总银杏酸、黄山药皂苷提取物、银杏叶提取物、紫苏叶油、温莪术油、酸枣仁提取物、薏苡仁油、薄荷素油、檀香油。

依据用途可以将对照提取物分为定性对照提取物和定量对照提取物，定性对照提取物主要用于中药材或中成药的 TLC 鉴别、LC 鉴别、GC 鉴别或含量测定时色谱峰定位；定量对照提取物已标示多成分含量，通过量值传递直接对待测物质进行定量。按照内涵和用途不同可将其分为 3 类：①药材、挥发油以及一些成方制剂对照提取物。主要用于原药材提取物或含原药材中成药的薄层鉴别，相当于同时采用多个化学对照品进行鉴别，与单一对照品相比，提高了鉴别的专属性，与对照药材相比，简化了制备过程。比如三七总皂苷、牡荆油、松节油、银杏叶对照提取物、薄荷素油等，分别用于它们对应提取物的鉴别；地奥心血康胶囊（片）用黄山药皂苷对照提取物进行薄层鉴别。②组分对照提取物，用于待测样品中某类组分鉴别或色谱峰定位，比如银杏叶提取物、银杏叶片、银杏叶胶囊质量标准中总银杏酸检查项下各色峰的定位。③标示了多个待测成分含量的对照提取物，用于多个成分的定量分析，比如标示槲皮素、山奈素、异鼠李素含量的银杏叶对照提取物，用于银杏叶提取物、银杏叶片、银杏叶胶囊总黄酮苷的含量测定。

中药的多指标质量控制中应用对照提取物进行研究是一种新的趋势。中药中化学成分多样且复杂，相对于中药化学对照品和对照药材对照提取物，有专属性较强、配制操作简单、价格低等优势。对照提取物可以应用于薄层色谱法，弥补对照药材不能体现饮片炮制前后不同的缺点，还能应用于液相、

气相色谱鉴别。同时，在含量测定中对照提取物可以标示多个单体成分含量，达到"一标多测"的目的。表1-1列出了中药对照提取物在《中国药典》（2020年版）中的应用情况。

表1-1   中药对照提取物在《中国药典》（2020年版）中的应用情况

对照提取物品种	定性鉴别	含量测定
功劳木提取物	–	功劳木
牡荆油	牡荆油、牡荆油胶丸	–
松节油	松节油	–
黄山药皂苷提取物	地奥心血康胶囊	–
酸枣仁提取物	枣仁安神胶囊、枣仁安神颗粒	–
薏苡仁油	薏苡仁	–
薄荷素油	薄荷素油	–
檀香油	八味清心沉香散、八味檀香散	–
银杏对照提取物	银杏叶提取物、银杏叶口服液、银杏叶片、银杏叶软胶囊、银杏叶胶囊、银杏叶滴丸	银杏叶片、银杏叶软胶囊、银杏叶胶囊、银杏叶滴丸
广陈皮对照提取物	陈皮	–
云南白药对照提取物	云南白药、云南白药胶囊	–
三七总皂苷对照提取物	血塞通片	三七总皂苷、血塞通片
乌头双酯型生物碱对照提取物	川乌、草乌	川乌、草乌
羌活对照提取物	–	羌活
广藿香油	加味藿香正气软胶囊	–
木香挥发油	香连片	–
总银杏酸	银杏叶提取物色谱峰定位	–

除了国家标准中收录的中药对照提取物，许多学者也对中药对照提取物的制备、标定、应用等开展了大量研究工作。马玲云等通过制备液相方法制备了定量用七叶皂苷对照提取物国家标准物质，并以七叶皂苷A、七叶皂苷B、七叶皂苷C、七叶皂苷D为指标对其纯度及定值进行了研究，采用外标法、校正因子法对于标示量值七叶皂苷对照提取物的定值准确性予以验证，结果七叶皂苷A、B、C、D的含量分别为19.33%、17.21%、25.14%、18.10%。袁少雄等运用现代提取制备技术，制备了质量稳定、均匀性好的苦杏仁对照提取物。通过对不同薄层系统的考察，建立了苦杏仁薄层定性鉴别的对照提取物质量标准，并对其主要化学成分进行方法学考察，确保制备对

照提取物的一致性。结果在苦杏仁对照提取物薄层色谱中，在与对照药材色谱相应位置上，显相同颜色的斑点。表明苦杏仁对照提取可替代对照药材进行定性鉴别。刘斌等以防风中升麻素苷、升麻素、5-O-甲基维斯阿米醇苷和亥茅酚苷等4个色原酮类为指标，建立防风色原酮对照提取物制备方法，并对其进行标定，4个指标成分含量总量高于60%，符合对照提取物要求。进而，将已标定的色原酮对照提取物应用于防风的质量评价中，并将结果与单一对照品测定的结果进行比较，结果显示，二者无差异，表明对照提取物用于中药质量控制的可行性和合理性。表1-2列出了近年来国内学者对中药对照提取物研究及应用情况。

表 1-2　中药对照提取物研究及应用情况

对照提取物	标示成分	应用情况
防风色原酮类对照提取物	升麻素苷、升麻素、5-O-甲基维斯阿米醇苷、亥茅酚苷	含量测定：防风
玄参对照提取物	哈巴苷、安格洛苷 C、哈巴俄苷	含量测定：玄参
丹参多酚酸对照提取物	咖啡酸，丹酚酸 E，迷迭香酸，紫草酸，丹酚酸 B，丹酚酸 Y	含量测定：丹参多酚酸 指纹图谱：丹参
丹参多酚酸对照提取物	丹参药材：迷迭香酸、紫草酸、丹酚酸 B 注射用丹参多酚酸：咖啡酸、丹酚酸 E、迷迭香酸、紫草酸、丹酚酸 B、丹酚酸 Y	含量测定：丹参药材、注射用丹参多酚酸
枳实黄酮对照提取物	芸香柚皮苷、柚皮苷、橙皮苷、新橙皮苷	含量测定：枳实药材
酸枣仁黄酮对照提取物	斯皮诺素、6‴-阿魏酰斯皮诺素	含量测定：枣仁安神颗粒
蔓越莓冻干果粉对照提取物	原花青素 A_2、原花青素 B_2、儿茶素	薄层鉴别：蔓越莓提取物
伊贝母薄层色谱用对照提取物	西贝碱、西贝碱苷	薄层鉴别：伊贝母药材
槐花对照提取物	芦丁、山柰酚-3-O-芸香糖苷、水仙苷、槲皮素	含量测定：槐花中四个黄酮类成分
决明子萘骈吡喃酮类对照提取物	决明子苷 B_2、决明子苷 C_2、红镰霉素-6-O-β-D-龙胆二糖苷、决明子苷 C	含量检测：决明子药材
马钱子对照提取物	士的宁、马钱子碱	含量测定：马钱子药材、骨刺片

对照提取物	标示成分	应用情况
五味子对照提取物	五味子醇甲、五味子甲素、五味子乙素	含量测定：五味子
薄荷酚类对照提取物	橙皮苷、香叶木苷、香蜂草苷、蒙花苷、迷迭香酸	含量测定：薄荷药材
决明子萘骈吡喃酮类对照提取物	决明子苷 B_2、红镰霉素 $-6-O-\beta-D-$ 龙胆二糖苷、决明子苷 C	含量测定：决明子药材
人参对照提取物	人参皂苷 R_f、Rg_1、R_d、Re、Rc、Rb_2、Rb_1	含量测定：人参、西洋参
五味子薄层对照提取物	五味子甲素、五味子醇甲、五味子酯甲、五味子酯乙	薄层鉴别：五味子类制剂
银杏叶对照提取物 银杏叶总内酯对照提取物	芦丁、白果内酯、银杏内酯 A、银杏内酯 B、银杏内酯 C	特征图谱：银杏叶制剂
银杏叶总内酯对照提取物	白果内酯、银杏内酯 A、银杏内酯 B、银杏内酯 C	含量测定：银杏叶内酯对照提取物
西红花苷对照提取物	西红花苷 I、西红花苷 II	含量测定：双红活血胶囊
甘草对照提取物	芹糖甘草苷、甘草苷、芹糖异甘草苷、甘草酸	含量测定：甘草对照提取物
岗松油对照提取物	$\alpha-$蒎烯、$\beta-$蒎烯、桉油精、芳樟醇	含量测定：岗松油对照提取物
双酯型乌头生物碱对照提取物	乌头碱、次乌头碱、新乌头碱	含量测定：双酯型乌头生物碱对照提取物
火麻仁对照提取物		薄层鉴别：火麻仁
白芷对照提取物	佛手柑内酯、氧化前胡素、欧前胡素、cinidilin、异欧前胡素	含量测定：白芷
肉豆蔻对照提取物	肉豆蔻醚	薄层鉴别：肉豆蔻药材、二十五味松石丸、四神丸等
甘草对照提取物	甘草苷、甘草苷、异甘草苷、甘草苷、甘草酸	含量测定：小儿止咳糖浆
西红花苷对照提取物	西红花苷 I、西红花苷 II	含量测定：西红花饮片
龙胆与坚龙胆对照提取物	龙胆苦苷	指纹图谱：龙胆、坚龙胆
苦杏仁对照提取物	苦杏仁苷	薄层鉴别：苦杏仁
枳实对照提取物	芸香柚皮苷、柚皮苷、橙皮苷	含量测定：健脾丸
当归对照提取物	阿魏酸、洋川芎内酯 I、洋川芎内酯 H	含量检测：当归药材

续表

对照提取物	标示成分	应用情况
七叶皂苷对照提取物	七叶皂苷 A、七叶皂苷 B、七叶皂苷 C、七叶皂苷 D	含量测定：娑罗子及七叶皂苷类制剂
黄芪异黄酮对照提取物	毛蕊异黄酮葡萄糖苷、芒柄花素葡萄糖苷、毛蕊异黄酮、芒柄花素	含量测定：黄芪药材
金银花对照提取物	绿原酸、咖啡酸、新绿原酸、3,4-二咖啡酰奎宁酸、3,5-二咖啡酰奎宁酸、4,5-二咖啡酰奎宁酸	含量测定：金银花药材
葛根对照提取物	3′-羟基葛根素、葛根素、3′-甲氧基葛根素、大豆苷元-8-C-芹菜糖-(1→6)葡萄糖苷、大豆苷	含量测定：葛根饮片
木通皂苷对照提取物	白木通皂苷 B，木通皂苷 PJ1、白木通皂苷 C	含量测定：木通
三七总皂苷对照提取物	三七皂苷 R_d、人参皂苷 Rg_1、人参皂苷 R_e、人参皂苷 Rb_1、人参皂苷 R_d	含量测定：三七
薏苡仁油对照提取物	甘油三油酸酯	薄层鉴别：薏苡仁

二、对照提取物的国外发展及应用现状

国外药典提出的对照提取物（或对照制剂）被定义为二级参考物质，许多天然药物各论已使用对照提取物进行定性鉴别。在欧美药典中，对照提取物与《中国药典》的应用基本相同，主要用作定性鉴别和多成分含量测定。

美国药典中有将近 30 种对照提取物在应用，其中大部分用于 TLC 鉴别。欧洲药典中收载的对照提取物的数量约为 20 种，美国药典中的对照提取物主要用于定性分析，一般不用于定量分析，多用于鉴定测试、系统适用性试验或峰的识别。在美国药典中，当对照提取物作为一个快捷的方法用于鉴别测试时，它比单一的纯物质，能够更全面地提供各种相关信息。表 1-3 列出了欧美药典中常用对照提取物及其应用。

表 1 - 3　对照提取物在欧美药典中的应用情况

对照提取物品种	定性鉴别	含量测定
西洋参对照提取物	西洋参、西洋参粉	西洋参、西洋参粉、西洋参胶囊、西洋参片
亚洲人参对照提取物	亚洲人参提取物粉末	亚洲人参、亚洲人参粉末、亚洲人参提取物粉末
越橘提取物	越橘提取物粉末	越橘提取物粉末
黑升麻对照提取物	黑升麻、黑升麻粉末、黑升麻提取物粉末、黑升麻流浸膏、黑升麻片	黑升麻、黑升麻粉末、黑升麻提取物粉末、黑升麻流浸膏、黑升麻片
猫爪草对照提取物	猫爪草、猫爪草粉末、猫爪草提取物粉末、猫爪草胶囊、猫爪草片	猫爪草、猫爪草粉末、猫爪草提取物粉末、猫爪草胶囊、猫爪草片
无咖啡因绿茶对照提取物	无咖啡因绿茶提取物粉末	无咖啡因绿茶提取物粉末
狭叶松果菊对照提取物	狭叶松果菊、狭叶松果菊粉末、狭叶松果菊提取物粉末	狭叶松果菊、狭叶松果菊提取物粉末
淡紫松果菊对照提取物	淡紫松果菊、淡紫松果菊粉末、淡紫松果菊提取物粉末	淡紫松果菊、淡紫松果菊粉末、淡紫松果菊提取物粉末
紫锥菊对照提取物	紫锥菊、紫锥菊地上部分、紫锥菊根、紫锥菊粉末、紫锥菊提取物粉末	紫锥菊、紫锥菊地上部分、紫锥菊根、紫锥菊粉末、紫锥菊提取物粉末
刺五加对照提取物	刺五加、刺五加粉末、刺五加提取物粉末	刺五加、刺五加粉末、刺五加提取物粉末
奶蓟草对照提取物	奶蓟草干燥提取物、奶蓟果	奶蓟草、奶蓟草干燥提取物、奶蓟果、奶蓟草粉末、奶蓟草提取物粉末、奶蓟草胶囊、奶蓟草片
红车轴草对照提取物	红车轴草、红车轴草粉末、红车轴草提取物粉末、红车轴草片	红车轴草、红车轴草粉末、红车轴草提取物粉末、红车轴草片
圣约翰草对照提取物	圣约翰草提取物粉末	圣约翰草、圣约翰草粉末、圣约翰草提取物粉末
贞洁树对照提取物	贞洁树、贞洁树粉末、贞洁树提取物粉末	-
臀果木对照提取物	臀果木、臀果木提取物	-
番茄对照提取物	-	含有番茄红素的番茄提取物
姜黄对照提取物	姜黄根、姜黄根粉末、姜黄提取物粉末	姜黄根、姜黄根粉末、姜黄提取物粉末

对照提取物品种	定性鉴别	含量测定
假马齿苋对照提取物	假马齿苋、假马齿苋粉末、假马齿苋提取物粉末	假马齿苋、假马齿苋粉末、假马齿苋提取物粉末
积雪草对照提取物	积雪草、积雪草粉末、积雪草提取物粉末、积雪草总苷	积雪草、积雪草粉末、积雪草提取物粉末、积雪草总苷
藤黄羟基柠檬酸对照提取物	-	藤黄、藤黄果、藤黄羟基柠檬酸提取物粉末
除虫菊对照提取物	除虫菊提取物	除虫菊提取物
乳香对照提取物	乳香、乳香提取物	乳香、乳香提取物
叶下珠对照提取物	叶下珠、叶下珠粉末	叶下珠、叶下珠粉末
穿心莲对照提取物	穿心莲、穿心莲粉末、穿心莲提取物粉末	穿心莲、穿心莲粉末、穿心莲提取物粉末
海岸松对照提取物	海岸松、海岸松提取物	海岸松、海岸松提取物
毛喉鞘蕊对照提取物	毛喉鞘蕊、毛喉鞘蕊粉末、毛喉鞘蕊提取物粉末	毛喉鞘蕊、毛喉鞘蕊粉末、毛喉鞘蕊提取物粉末
香胶树对照提取物	香胶树、纯化的香胶树提取物、本地香胶树提取物、香胶树片	香胶树、纯化的香胶树提取物、本地香胶树提取物、香胶树片
银杏叶对照提取物	银杏叶提取物	银杏叶提取物
银杏内酯对照提取物		银杏、银杏提取物、银杏胶囊、银杏片
番泻叶对照提取物	番泻叶、番泻叶干燥提取物、亚历山大番泻实、提鲁内尔维利番泻实	-
缬草对照提取物	缬草干燥水提取物、缬草干燥水醇提取物、缬草根	缬草干燥水提取物、缬草干燥水醇提取物、缬草根
朝鲜蓟叶对照提取物	-	朝鲜蓟叶干燥提取物
穗花牡荆对照提取物	-	穗花牡荆果实
常春藤酊对照提取物	-	常春藤叶
葛根对照提取物	-	葛根、粉葛根
水飞蓟对照提取物	-	水飞蓟干燥提取物、水飞蓟果
南欧海松对照提取物	-	南欧海松、南欧海松提取物

第五节　中药对照提取物的发展趋势

一、规范中药对照提取物的研制与应用

目前，关于中药对照提取物研制，已经制定了相关技术要求和细则。国家对于新研制标准物质的审批一般须遵循适用性、代表性与易获得性等原则，以避免相关标准物质由于制备成本过高、原料获取困难等因素，在获取批准后给药品标准的后续执行带来不必要的麻烦，这也是对新增中药标准物质建立相应指导原则的一个必要性指标评估。

对照提取物的应用是影响其发展的重要环节。而目前，尚未制定相应法规。中药对照提取物应用的范围，如何建立相应的方法等，均需制定相应指导原则，以规范其应用。

二、加大定量中药对照提取物的研制

中药化学对照品数量有限、成本高昂，对照提取物在一定程度，可解决此问题，因此，应大力研究制备标示多个有效成分含量的对照提取物，达到整体质量控制的目的。但定量对照提取物研制和标定赋值均需要一定时间，不同批次药材中各指标成分含量不同，制得的对照提取物中指标成分含量差异较大，导致对照提取物的批间重复性较差，为此，可将多批对照提取物进行调配使用，或采用市场上质量均一、稳定的药材提取物作为原材料，保证各批次对照提取物均一稳定。同时，对照提取物定量核心为量值传递，这对指标成分的赋值提出了更高的要求，应采用高准确度的绝对或权威测量方法定值，并展开多实验室协作标定，保证指标成分含量的准确性。

三、建立中药对照提取物电子数据库

对中药标准物质的相关技术数据予以收集与整合，建设规模化和智能化的中药标准物质实物库与信息库，在现有样品管理平台基础上综合运用现代分析信息技术，加强对中药标准物质数字化管理的水平，并与药品生产企业、具有协作标定资格的标准化实验平台实现完美有机契合，完善中药标准物质的原料候选、协作标定、供应和信息共享机制，为药品研发、生产、检测分析以及药品监管等工作提供智能化公共资源共享平台。

电子数据库是实物的数字化形式，具有收载数据量大、信息全面、便于查询等优势，符合目前世界范围信息化、智能化和互联网＋的发展潮流。中药对照提取物电子数据库不仅可收录中药对照提取物基原、主成分含量、理化性质等基本信息，还包括对照提取物在药材中的应用图谱、斑点特征、色谱峰特征等信息。构建数字标准物质及其电子数据库，使之成为对照提取物的软件形式，既保留了纸质图谱集的图像化、比对直观的优点，又具有自动化、查询方便等优势。例如，建立对照提取物标准图谱库，将电子对照品用于质量标准中。在考察仪器、色谱柱耐用性过程中，大量收集色谱图，并将待测物质紫外吸收光谱、LC－MS 色谱图收录进相应软件中，生成物质定性或定量谱库，形成电子对照品，在不使用或少使用实物对照品的情况下，实现中药整体质量控制。

目前，电子数据的发展仍处于较初级的阶段，存在数据格式不通用、信息不全面等缺陷。但随着中药对照提取物的发展和应用需求的增加，中药对照提取物电子数据库的发展会越来越快速，应用的形式也会越来越多样。

四、扩大中药对照提取物应用范围

目前，中药对照提取物在中药质量控制中的应用并不多，国家标准中收载的应用实例也有限。而对照提取物在欧美药典中应用则较为广泛。应用是中药对照提取物发展过程中的限速环节。随着中药质量标准的提升和多指标成分质量控制体系的发展需求，对照提取物在中药中的应用将会越来越广泛。在扩大应用的过程中，国家药品标准的收录情况，因影响力广泛、使用受众较多，对行业的引领和示范作用较大。从中药对照提取物近年来收录情况可以看出，虽然总体应用实例并不多，但是也呈现逐年增加的趋势。

五、规范市场管理体系

没有科学、规范的管理制度和体系，势必会造成市场秩序的混乱。目前虽然由国家法定部门统一负责对中药类标准物质的研制、标定、分装和出售渠道的监管，但由于某些中药标准物资供应紧缺，难以满足市场的实际需求，受供求关系不平衡的影响，会导致标准物质价格昂贵、纯度不合格等乱象的发生，影响分析检验工作的开展。因此，加强规范中药标准物质市场监管体制的建立，切实保障中药标准物质在市场安全平稳地运行是实现中药现代化、产业化的必经之路。

参考文献

［1］国家药典委员会，国家药品标准物质研制技术要求 . 2016.

［2］戴宇，邓赟，宋川霞，等 . 对照提取物的国内外发展研究概况［J］. 中药与临床，2015，6（4）：49—53.

［3］刘明理，马玲云，苏丽红，等 . 国家药品标准物质协作标定的技术要求与管理程序［J］. 中国药事，012，26（7）：701—703.

［4］皮文霞，赵文望，蔡宝昌，等 . 槐花对照提取物的制备及槐花中 4 个黄酮类成分的含量测定［J］. 中国药房，2018，29（19）：2652—2656.

［5］周德勇，骆宜，苏磊，等 . 决明子萘并吡喃酮类对照提取物研究及其在决明子药材质量控制中的应用［J］. 中国中药杂志，2017，42（17）：3385—3390.

［6］王菲菲，吴寿海，张聿梅，等 . 马钱子对照提取物的研究及其在马钱子药材及复方制剂质量控制中的应用［J］. 药物分析杂志，2018，38（7）：1226—1230.

［7］朱月，王瑞忠，张聿梅，等 . 双酯型乌头生物碱对照提取物的制备及其应用研究［J］. 中国药品标准，2016，17（4）：252—257.

［8］罗莉娅，邓星，苟立平，等 . 五味子对照提取物的纯化工艺研究［J］. 中药与临床，2018，9（4）：16—19.

［9］马双成，丁丽霞 . 用于植物药质量控制的中药标准物质的技术要求和选择原则（上）［J］. 中国药师，2005（3）：190—193.

［10］马双成，丁丽霞 . 用于植物药质量控制的中药标准物质的技术要求和选择原则（下）［J］. 中国药师，2005（4）：281—285.

［11］马玲云，马双成 . 中药标准物质的发展现状与展望［J］. 中国药事，2010，24（12）：1232—1235.

［12］马双成 . 中药标准物质的研制、标定及其在中药新药开发中的应用［A］. 中华中医药学会、北京中医药学会 . 全国中医药研究暨中医药科室管理学术研讨会论文汇编［C］. 中华中医药学会、北京中医药学会：北京中医药学会，2011：3.

［13］马双成 . 中药标准物质在中药质量控制中的应用［A］. 中华中医药学会 . "新成果·新进展·新突破"中华中医药学会 2013 年学术年会、第三次中华中医药科技成果论坛论文集［C］. 中华中医药学会：中华中医药学会，2013：5.

［14］王智民 . 中药化学对照品和标准品是中药行业快速发展的瓶颈［A］. 中华中医药学会中药化学分会、中华中医药学会中药制剂分会 . 2007 中药药物创新与制药关键技术研讨会暨中华中医药学会中药化学中药制剂学术会议论文集［C］. 中华中医药学会中药化学分会、中华中医药学会中药制剂分会：中华中医药学会，2007：6.

［15］标准物质定值的通用原则及统计学原理（JJF1343 - 2012）［S］. 北京：国家质量监督检验检疫总局 . 2012.

第二章　对照提取物的标定

第一节　对照提取物标定原则

一、对照提取物原料研制要求

（一）基原明确

用于制备对照提取物的初始原料应基原明确，且为单一基原的中药材或饮片。药用部位、采收加工、炮制（针对饮片）应符合相应药品标准规定。必要时应对不同产地道地性、生长年限、采收时间、产地初加工方法等差异性进行对比考察。

（二）制备工艺稳定、工艺参数明确

原则上，鉴别及指纹图谱用对照提取物应收集不少于15批次具有代表性的质量合格的原料，按拟定的制备工艺制备。通过薄层、HPLC、GC等色谱方法考察其指纹图谱，采用相似度计算等软件，拟合标准图谱。再通过原料混批或提取物中间体混批等方式，保证最终制备的对照提取物指纹图谱与标准指纹图谱有高度相似性，从而在一定程度上消除天然产物自身的批间差异，便于换批过程中实现良好的重现性。

应根据使用目的选择合理的制备方法和工艺流程，保证特性量值的稳定重现，且利于分装、使用。以植、动物为原料提取、纯化的对照提取物，应对原料的投料量、粉碎、提取的条件（包括溶剂、用量、温度、次数等）、纯化的条件（包括萃取的溶剂及其用量、色谱的方法、填料、洗脱剂及其用量等）、干燥的条件、辅料的使用、对照提取物的得率等工艺参数进行详细研究。

（三）根据用途区分制备工艺

鉴别用对照提取物应采用适宜制备工艺，保证其药材中的主要有效部位尽可能做到"全提取"。用于配方颗粒、经典名方制剂的对照提取物，原则上应在其标准煎液研究基础上进行制备。指纹图谱用对照提取物制备工艺应与其用途保持高度相关性，与备案的标准指纹图谱相比较，其相似度应不低于0.985。含量测定用对照提取物需对各指标成分赋予量值，应选择适宜的提取和净化方法，原则上指标成分含量总和应不少于60%。

（四）对照提取物形态要求

对照提取物可以是固体、油状液体或者是溶解在一定溶剂中的溶液，其存在形式应保证自身均一、稳定，称量或容量时使用方便。

（五）需提供原料研究材料

研制单位应提供原料药材基原证明材料、标定对照提取物的质量控制标准及相应的起草说明、此批次对照提取物的检测报告。

二、对照提取物标化标准项目及要求

应制定对照提取物的标化标准，主要包括名称、来源、制备工艺、性状、鉴别、指纹图谱、检查、含量测定、用途、贮藏条件、运输条件等。研制单位应同时按照标化标准提供相应的研究资料和数据结果。

（一）名称

名称包括中文名及英文名。一般用于鉴别及指纹图谱的对照提取物在命名时，多采用药材名＋对照提取物，如羌活对照提取物、酸枣仁对照提取物等；一般用于定量的对照提取物，命名时多采用药材名＋有效部位＋对照提取物，如银杏叶总内酯对照提取物；挥发油及脂肪油类对照提取物命名时多采用药材名＋油，如莪术油、紫苏油、广藿香油等；制剂用对照提取物一般命名采用药品名称＋对照提取物，如注射用益气复脉对照提取物、云南白药对照提取物；配方颗粒用对照提取物命名时采用药材或饮片名称＋配方颗粒对照提取物，如大黄配方颗粒对照提取物、麸炒白术配方颗粒对照提取物。

（二）来源

应明确药材基原（包括植、动物的科名、拉丁学名和药用部位等），一般应一物对一种。

（三）制备工艺

保证换批稳定性的重要参数。需研制单位提供，应要求制备单位提供尽可能详细的制备参数。由于可能会涉及专利或保密技术，因此标化标准是保密的技术文件。

（四）性状

一般需对其颜色、状态以及气味等进行描述。如薄荷素油为"淡黄色的澄清液体；有特殊清凉香气"；再如银杏叶总内酯对照提取物为"白色粉末"。

（五）鉴别

至少应建立2种原理不同的鉴别方法。

（1）自身特征成分的 TLC 鉴别。以对照药材、对照品为对照，鉴别用对照提取物色谱斑点应与对照药材基本一致。首选《中国药典》等法定药材标准相应药材或饮片项下的鉴别方法。

（2）用途项下的鉴别。应收集合格的制剂或药材样品，采用的方法应与该药品标准方法一致。此项鉴别的目的系确认用于样品检测时，结论可靠。

（3）HPLC 或 GC 鉴别（特征图谱或指纹图谱）。供指纹图谱或特征图谱检测用对照提取物应建立指纹图谱或特征图谱检测标准。采用 HPLC 或 GC 方法建立指纹图谱或特征图谱，并对特征色谱峰进行指认。鉴别用对照提取物指纹图谱与存档的标准指纹图谱比较，其相似度应大于 0.95。

（六）检查

固体：至少应包括水分、吸湿性，必要时可增加在特定溶剂中的溶解度等项目；液体（提取物）：应包括总固体、相对密度、pH 值等，若含有乙醇应测定乙醇量；挥发油：应包括相对密度、折光率等。

（七）指纹图谱

首批标定时，研制单位应提供标准指纹图谱（包括纸质版图谱及电子数据）供验证，并备案。指纹图谱用对照提取物标定时，按照用途规定药品标准进行检验，与标准指纹图谱相似度应不低于 0.985，必要时，应对对照提取物中各特征峰规定相对含量比例。指纹图谱测定用对照提取物，标定时应收集不同生产企业多批次样品进行验证，应符合药品标准规定的相似度。

（八）含量测定

对照提取物在标定时均应制定指标性成分的含量测定方法，并至少规定低限，鼓励制订限度范围。首选药品标准项下的方法及指标。

（九）均匀性和稳定性

采用随机抽取测定结合统计分析，对样品是否均匀进行判断；同时进行加速试验和长期试验对其是否稳定进行考察。具体操作方法于本章第四节具体介绍。

三、定量及限量检查用对照提取物的定值

定量及限量检查用对照提取物标化核心是定值（量值传递），通常应使用单体化学对照品进行标定。

（一）定值用对照品

定值用对照品主要分为三大类：

（1）法定对照品：如中国食品药品检定研究院（NIFDC）、中国计量科学研究院（NIM）美国药典委员会（USP）、欧洲药品质量管理局（EDQM）等单位发放的有证对照品（含标准品），按要求使用即可。

（2）商业对照品：需提供完整的结构确认及标化报告。

（3）自制对照品：要求提供详细的结构确认依据（如谱图及结构解析过程等）、含量定值依据及结论。对所提供的资料应进行核对分析，必要时应进行试验验证。

含量测定用对照提取物的标定（赋值）原则上应使用法定对照品进行量值传递，当无法得到法定对照品时，应使用不少于 3 个不同来源的商业对照品或自制对照品进行量值传递。

（二）定值方法——首批标定

对于首批研制的对照提取物通常可采用以下三种方法之一进行定值。方

法一：采用高准确度的绝对或权威测量方法定值测量时，要求两个以上分析者在不同的实验装置上独立地进行操作；方法二：采用两种或以上不同原理的已知准确度的可靠方法定值；方法三：多个实验室协作定值　参加协作标定的实验室应具有候选对照提取物定值的必备条件及相关实验室资质。协作标定需附有作业指导书，参加者需要遵从作业指导书，采用规定的测量方法。协作实验室的数目或独立定值组数（需要至少 5 次独立的有效结果）应符合统计学的要求。国家对照提取物的标定结果一般采用去掉离群值后的各参加单位标定结果的均值表示。

（三）定值方法——换批标定

换批标定时，一般采用具有较高准确度的检测方法，以外标法定值。同时，应与上一批对照提取物进行比较，误差应在允许范围内。允许的误差范围（RSD）与样品含量水平及采用的标定方法密切相关，不同的方法其误差允许范围有所不同，见表 2-1。

表 2-1　标定过程误差允许范围

含量水平	≥10%	10% > ~ ≥1%	1% > ~ ≥0.01%	<0.01%
色谱法	2%	3%	4%	5%
光谱法及质谱法	3%	4%	6%	8%

（四）测定过程具体要求

（1）样品一般平行测定 3~6 份，对照品称量 2 份，称量原则上不低于 10mg。

（2）供试品与对照品峰面积应尽量接近。

（3）需测试进样精密度（一般采用对照品溶液，连续进样 6 针），报告保留时间、峰面积的平均值及 RSD。

（4）一般采用外标单点法测定（蒸发光散射检测器等除外）。

（5）完成样品进样测定后，需重新测试对照品，检查分析过程稳定性。

（6）若对照提取物引湿性较小，赋值时一般不需扣除水分；若对照提取物具有一定的引湿性，则应扣除水分后再行赋值。

第二节　对照提取物标定流程

中药对照提取物标定与制备程序包括：研制计划提出→原料收集与初检→原料备案→原料分装→理化标定→研制报告书汇总→研制报告审核→原料包装贴签销售→报告档案归档。

一、中药对照提取物研制计划提出和品种确定

（1）根据国家药品标准物质管理办法及国家药品标准物质技术规范的规定，拟新研制的中药对照提取物品种，首先由天然药物室填写《药品标准物质研制申请表》并递交到标准物质与标准化研究所，经审核批准后方可开始新品种的研制。

（2）中药对照提取物研制品种的确定主要依据现行的国家药品、保健食品标准，主要有：《中国药典》一部（现行版）、国家食品药品监督管理局《国家药品标准 新药转正标准》、原国家食品药品监督管理总局《国家中成药标准汇编〈中成药地方标准上升国家标准部分〉》、中华人民共和国原卫生部《药品标准 中药成方制剂》、中华人民共和国卫生部《药品标准 新药转正标准》、已经颁布实施的地方药材标准、相关保健食品标准等。另外，也可参照植物提取物行业标准、进出口药品食品行业标准、进口药品注册标准等确定研制品种。

（3）制定研制计划时要考虑相应品种的稳定性、用量，以确定每批制备量和有效期。

二、中药对照提取物原料收集和保管

（1）中药对照提取物的原料是指基原准确、单一的、具有代表性的、质量合格的药材或饮片经过提取制成的固体、液体、挥发油等。

（2）为了保证中药对照提取物的质量及各批间的稳定性和一致性，原料的来源应相对稳定。具体品种的原料采购、制备与标定中应参照的关键技术指标。

（3）中药对照提取物所需原料可以选择自行制备、委托制备和购买来源相对清楚的提取物，也可组织有能力的地方药品检验所或科研院所等协作单位，根据要求协作制备部分原料。

（4）原料应由专人管理，每批原料应有唯一性编号或批号。

三、中药对照提取物理化标定

理化标定原始记录应包括并符合以下内容和要求：

（1）原料情况简要说明。

（2）记录须按照统一备案的原始记录格式。

（3）取样时要注意均匀性和代表性。

（4）首批对照提取物，应根据情况选用相关对照药材和中药化学对照品进行验证。

（5）每个单项检验应该有结果和结论，并应有检验人和复核人的签字。

（6）中药对照提取物采用期间核查的方法考察稳定性，发现质量发生变化的品种，立即停止使用，开始研制新的批次。

（7）换批品种新原料的化学检验，该原料的对照物应为上一批的中药对照提取物。新研制品种原料的化学检验一般应与对照物对照。首批研制的中药对照提取物，实验参考样品还应包括使用该中药对照提取物的制剂。

（8）对已上市品种应根据产品的性质和特点，制定期间核查的方法考察稳定性，发现质量发生变化的品种，应立即停止使用，开始研制新的批次。

四、中药对照提取物标定和制备报告要求

（1）中药对照提取物标定和制备报告应严格按照《国家药品标准物质研制报告技术要求》进行书写和整理。

（2）标定报告包括综述报告、原始记录、附件（如标准、文献等参考资料）三部分组成。报告书应按统一格式要求规范填写，不得随意空项和漏项，原始记录应字迹整齐，内容完整，简明扼要，结论明确。

（3）更批品种在报告书写完成后，应查阅首批中药对照提取物档案，一般不附首批档案中已附标准资料和参考文献。

（4）理化标定人员负责报告汇总，并由项目负责人员复核签字。

（5）理化标定完成后，检验人员应及时完成理化检验所有记录、照片、色谱图和相关数据的整理，形成理化标定报告，汇总合成总的研制报告，做出该批原料可否作为中药对照提取物分发的结论性意见。

五、中药对照提取物标签和说明书

标签主要包括中药对照提取物的名称、规格、研制单位、用途等信息；

说明书主要包括中药对照提取物的名称、适用标准、贮藏条件、注意事项等。

六、中药对照提取物分包装、分发和零售

对于标定合格并批准分发的中药对照提取物，应按照标签和说明书及分包装单的要求进行分包装工作。分包装完成后及时入库，同时研制部门应对中药对照提取成品进行留样，供溯源、稳定性核查、标化和检验使用。

七、中药对照提取物批号管理

批号的制定应严格按照国家药品标准物质技术规范的要求，标准物质一次制备（同批原料、同批精制、同批标定）作为一个批号；批号编制应注意研制的批号与批号之间的连续性，即时性和稳定性。一般已研制并销售的批号不得随意替除或更改。

八、协作标定

（1）为保证中药对照提取物标定工作的科学、规范，并提高中药对照提取物研制的质量和效率，中药对照提取物标定工作宜建立多个协作标定实验室。

（2）协作标定实验室应经过系统的培训，从而具备协作标定的能力。

（3）协作标定的依据为项目负责单位指定的中药对照提取物标定标准和相应的协作标定记录格式。

第三节　对照提取物标定项目

对照提取物按照用途可分为鉴别用（薄层色谱鉴别、特征图谱鉴别、色谱峰定位等）、指纹图谱用及含量测定用三类。在制定对照提取物标化项目时，应重点考虑其用途及状态（固体、液体），制定有针对性的标化标准。围绕鉴别用（薄层、峰定位、指纹图谱、特征图谱等）、含量测定用以及多用途的对照提取物，分别举例其标化标准包括的项目。

一、鉴别（薄层鉴别）用

薄荷素油对照提取物

【对照物质编号】111551

【名称】薄荷素油对照提取物

【英文名】Peppermint oil Reference Extract

【来源】本品为唇形科植物薄荷 *Mentha haplocalyx* Briq. 的新鲜茎和叶经水蒸气蒸馏、冷冻、部分脱脑加工提取的挥发油。

【性状】本品为淡黄色的澄清液体；有特殊清凉香气，味初辛、后凉。存放日久，色渐变深。

本品与乙醇、三氯甲烷及乙醚能任意比混溶。

相对密度：应为 0.888~0.908（通则 0601）。

旋光度：应为 -17°~ -24°（通则 0621）。

折光率：应为 1.456~1.466（通则 0622）。

【鉴别】取本品 0.1g，加无水乙醇 5mL 使溶解，作为供试品溶液。另取薄荷素油对照提取物，同法制成对照提取物溶液。照薄层色谱法（通则0502）试验，吸取上述两种溶液各 5μL，分别点于同一硅胶 GF$_{254}$ 薄层板上，以甲苯 – 乙酸乙酯（19:1）为展开剂，展开，取出，晾干，置紫外光灯（254nm）下检视。供试品色谱中，在与对照提取物色谱相应的位置上，显相同颜色的斑点。喷以茴香醛试液，在 105℃加热至斑点显色清晰，供试品色谱中，在与对照提取物色谱相应的位置上，显相同颜色的斑点；置紫外光灯（365nm）下检视，显相同颜色的荧光斑点。

【指纹图谱】照气相色谱法（通则 0521）测定。

色谱条件与系统适用性试验 以改性聚乙二醇为固定相的毛细管柱（柱长为 30m，内径为 0.25mm，膜厚度为 0.25μm）；柱温为程序升温：初始温度60℃，保持 4 分钟，以每分钟 1.5℃的速率升温至 130℃，再以每分钟 20℃的速率升温至 200℃；进样口温度 250℃；检测器温度 250℃；分流进样，分流比 100:1。理论板数按薄荷脑计算应不低于 50000。

参照物溶液的制备 取桉油精对照品、（-）-薄荷酮对照品、薄荷脑对照品，精密称定，分别加无水乙醇制成每 1mL 含 5mg 的溶液，即得。

供试品溶液的制备 取拟定的薄荷素油，装入进样小瓶，进行气相色谱分析。

测定法　分别精密吸取参照物溶液 2μL 和供试品溶液 0.2μL，注入气相色谱仪，测定，记录色谱图，即得。

供试品指纹图谱中应分别呈现与参照物色谱峰保留时间相同的色谱峰，按中药色谱指纹图谱相似度评价系统计算，供试品指纹图谱与对照指纹图奋的相似度不得低于 0.90。

积分参数斜率灵敏度为 1，峰宽为 0.1，最小峰面积为 20，最小峰高为 10。

【含量测定】照气相色谱法（通则 0521）测定。

色谱条件与系统适用性试验　以改性聚乙二醇为固定相的毛细管柱（柱长为 30m，内径为 0.25mm，膜厚度为 0.25μm）；柱温为程序升温；初始温度 60℃，保持 4 分钟，以每分钟 2℃ 的速率升温至 100℃，再以每分钟 10℃ 的速率升温至 230℃，保持 1 分钟；进样口温度 250℃；检测器温度 250℃；分流进样，分流比 5:1。理论板数按萘峰计算应不低于 20000。

校正因子测定　取萘适量，精密称定，加无水乙醇制成每 1mL 含 1.8mg 的溶液，摇匀，作为内标溶液。另取薄荷脑对照品约 30mg，精密称定，置 10mL 量瓶中，加内标溶液至刻度，摇匀，吸取 1μL 注入气相色谱仪，计算校正因子。

测定法　取本品约 80mg，精密称定，置 10mL 量瓶中，加内标溶液至刻度，吸取 1μL 注入气相色谱，测定，即得。

本品含薄荷脑（$C_{10}H_{20}O$）应为 28.0% ~ 40.0%。

广藿香油对照提取物

【对照物质编号】110832

【名称】广藿香油对照提取物

【英文名】Patchouli Oil Reference Extract

【性状】本品为红棕色或绿棕色的澄清液体；有特异的芳香气，味辛、微温。折光率应为 1.503 ~ 1.513（中国药典 2020 年版通则 0601）。

【鉴别】取本品 0.1ml，加石油醚（60 ~ 90℃）制成每 lmL 含 0.1ml 的溶液，作为供试品溶液。另取百秋李醇对照品和广藿香酮对照品，分别用乙酸乙酯制成每 1ml 各含 4mg 的溶液，作为对照品溶液。吸取上述三种溶液各 4μL，分别点于同一硅胶 G 薄层板上，以石油醚（60 ~ 90℃）－乙酸乙酯－

甲酸（10∶0.7∶0.6）为展开剂，展开，取出，晾干，5%三氯化铁乙醇溶液浸渍显色，加热至斑点显色清晰。供试品色谱中，在与对照品色谱相应的位置上，显相同颜色的斑点。

【指纹图谱】取本品，照【含量测定】项下的方法试验，记录色谱图。

按中药色谱指纹图谱相似度评价系统，供试品指纹图谱与对照指纹图谱经相似度计算，5分钟后的色谱峰，其相似度不得低于0.90。

【含量测定】照气相色谱法（中国药典2020年版通则0521）测定。

色谱条件与系统适用性试验　以5%苯基甲基聚硅氧烷为固定相的毛细管柱（柱长为30m，内径为0.32mm，膜厚度为0.50μm）；柱温为程序升温：初始温度150℃，以每分钟3℃的速率升温至180℃，以每分钟20℃的速率升温至270℃，保持1分钟；检测器温度为280℃，进样口温度250℃；分流进样，分流比20∶1。理论板数按百秋李醇峰计算应不低于50000。

对照品溶液的制备　取百秋李醇对照品适量，精密称定，加乙酸乙酯制成每1ml含6mg的溶液，即得。

供试品溶液的制备　取本品0.05g，精密称定。置5ml量瓶中，用乙酸乙酯溶解并稀释至刻度，摇匀，作为供试品溶液，即得。

测定法　分别精密吸取对照品溶液与供试品溶液各1μL，注入气相色谱仪，测定，即得。

本品含百秋李醇（$C_{15}H_{26}O$）不得少于26%。

【贮藏】避光，密封，置阴凉处。

二、特征图谱用

薏苡仁油对照提取物

【对照物质编号】111750

【名称】薏苡仁油对照提取物

【英文名】Coix Seed oil Reference Extract

【来源】本品为禾本科植物薏苡 *Coix lacryma – jobi* L. var. mayuen（Roman.）Stapf 的干燥成熟种仁提取的脂肪油。

【制法】取薏苡仁经干燥（温度≤110℃）、冷却、粉碎后得到薏苡仁粉末。用超临界二氧化碳循环萃取薏苡仁粉末2~3小时，经分离后得到薏苡仁粗油。取薏苡仁粗油，先加入油重量51%的石油醚，再加入适量的2% NaOH

溶液，进行碱炼。碱炼后静置分层，取上层用适量纯化水进行两次水洗。静置分层后取上层加适量丙酮破乳。再次静置分层后取上层油溶液，加入5%的氧化铝，搅拌脱水后过滤。滤液加热后加入4%的高岭土，脱色后过滤。滤液减压回收溶剂后，再加纯化水进行水洗，静置分层后取上层油在充氮条件下，加热减压干燥，得精炼薏苡仁油，油中再加10%氧化铝后置冷处静置。取精炼薏苡仁油，先过滤，再经160～170℃减压干热灭菌2小时，冷却后经0.2μm微孔滤膜过滤，分装于玻璃输液瓶中，充氮，加塞，轧盖。每1g提取物相当于薏苡仁药材25g。

【性状】　本品为淡黄色油状液体。

【鉴别】　（1）取本品20mg，加石油醚（60℃～90℃）10mL使溶解，作为供试品溶液。取薏苡仁油对照提取物20mg，加石油醚（60℃～90℃）10mL使溶解，作为对照提取物溶液；另取薏苡仁对照药材1g，加石油醚（60℃～90℃）30mL，超声处理30分钟，过滤，作为对照药材溶液。照薄层色谱法（通则0502）试验，吸取上述三种溶液各5μL，分别点于同一硅胶G薄层板上，以正己烷－丙酮（10∶2）为展开剂，展开，取出，晾干，喷以10%硫酸乙醇溶液，在105℃下加热至斑点清晰，在366nm下检视。供试品色谱中，在与薏苡仁油对照提取物及薏苡仁对照药材色谱相应的位置应显相同颜色的斑点。

（2）取本品20mg，加石油醚（60℃～90℃）10mL使溶解，作为供试品溶液。取薏苡仁油对照提取物20mg，加石油醚（60℃～90℃）10mL使溶解，作为对照提取物溶液；另取薏苡仁对照药材1g，加石油醚（60℃～90℃）30mL，超声处理30分钟，过滤，作为对照药材溶液。照薄层色谱法（通则0502）试验，吸取上述三种溶液各5μL，分别点于同一硅胶G薄层板上，以石油醚（60℃～90℃）－乙醚－冰醋酸（83∶17∶1）为展开剂，展开，取出，晾干，喷以5%香草醛硫酸溶液，在105℃下加热至斑点清晰，在日光下检视。供试品色谱中，在与薏苡仁油对照提取物及薏苡仁对照药材色谱相应的位置应显相同颜色的斑点。

（3）特征图谱　照高效液相色谱法（通则0512）测定。

色谱条件与系统适用性试验　同【含量测定】项。

对照品溶液的制备　取薏苡仁油对照提取物适量，精密称定，加流动相制成每1mL含0.2mg的溶液，即得。

供试品溶液的制备　同【含量测定】项。

测定法 分别精密吸取两种溶液各 10μL，注入液相色谱仪，测定，即得。

供试品色图谱中应呈现与薏苡仁油对照提取物色谱峰保留时间一致的 7 个主要色谱峰。

【含量测定】照高效液相色谱法（通则 0512）测定。

色谱条件与系统适用性试验 以十八烷基硅烷键合硅胶为填充剂；以乙腈 – 二氯甲烷（65∶35）为流动相；蒸发光散射检测器检测。理论板数按甘油三油酸酯峰计算应不低于 5000。

对照品溶液的制备 取甘油三油酸酯对照品适量，精密称定，加流动相制成每 1mL 含 0.2mg 的溶液，即得。

供试品溶液的制备 取本品约 20mg，精密称定，精密加入流动相 10mL 使溶解，即得。

测定法 分别精密吸取对照品溶液 5μL、10μL，供试品溶液 10μL，注入液相色谱仪，测定，用外标两点法对数方程计算，即得。

本品含甘油三油酸酯（$C_{57}H_{104}O_6$）不得少于 12.5%。

【贮藏】密闭，常温保存。

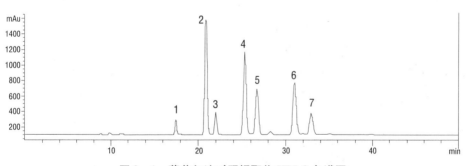

图 2 – 1 薏苡仁油对照提取物 HPLC 色谱图

三、检查用

三七茎叶总皂苷对照提取物

【对照物质编号】110871

【名称】三七茎叶皂苷对照提取物

【英文名】Sanqi Stem and Leaf Saponins Reference Extract

【来源】本品原料为三七茎叶，系五加科植物三七 *Panax notoginseng* (Burk.) F. H. Chen 的茎叶经加工制成的总皂苷。

【制法】取三七茎叶，加水煎煮两次，每次 3 小时，合并煎液，滤过，滤液浓缩至相对密度为 1.2（60℃），加乙醇使含醇量达 60%，静置使沉淀，取上清液，滤过，脱色，脱色液回收乙醇并浓缩至相对密度为 1.2（60℃），干燥，即得。

【性状】本品为浅黄色至棕黄色的粉末，有引湿性。

【鉴别】（1）取本品，加醋酐 1ml 使溶解，沿试管壁滴加硫酸 1～2 滴，显紫红色，摇匀放置后显紫色。

（2）取人参皂苷 Rb$_1$ 对照品、人参皂苷 Rb$_3$ 对照品，分别加乙醇制成每 1ml 含 1.0 mg 的溶液，作为对照品溶液。照【含量测定】项下的方法试验，吸取上述两种对照品溶液。照【含量测定】项下的供试品溶液各 10μl，注入液相色谱仪，记录色谱图。供试品色谱中应呈现与对照品色谱峰保留时间相同的色谱峰。

（3）取人参皂苷 Rb$_3$ 对照品，加乙醇制成每 1ml 含人参皂苷 Rb$_3$ 1mg 的溶液，作为人参皂苷 Rb$_3$ 对照品溶液；取复方血栓通胶囊内容物 0.6 g，加甲醇 25ml，超声处理 30 分钟，放冷，滤过，滤液回收溶剂至干，残渣加水 20ml 使溶解，用水饱和的正丁醇振摇提取 2 次，每次 25ml，合并正丁醇液，回收溶剂至干，残渣加甲醇 2ml 使溶解，作为复方血栓通胶囊对照溶液；取三七茎叶皂苷对照提取物，加乙醇制成每 1ml 含三七茎叶皂苷 5 mg 的溶液，作为三七茎叶皂苷对照提取物供试品溶液。照薄层色谱法（通则 0502）试验，分别吸取供试品溶液和对照溶液各 2μl，分别点于同一硅胶 G 薄层板上，以正丁醇－乙酸乙酯－水（4∶1∶5）的上层溶液为展开板上，展开，取出，晾干，喷以 10% 硫酸乙醇溶液，在 105℃ 加热至斑点显色清晰，分别置日光和紫外光（365nm）下检视。供试品色谱中，在与人参皂苷 Rb$_3$ 对照品色谱相应的位置上，显相同颜色的斑点或荧光斑点。且不得显与复方血栓通胶囊对照溶液完全一致的斑点或荧光斑点。

【检查】干燥失重　取本品在 80℃ 干燥至恒重，减失重量不得过 5.0%（中国药典 2020 年版通则 0831）。

均匀性　根据中药多组分标准物质均匀性评估操作规范，参照【鉴别】（3）项下的方法试验，随机抽取 6 份样品，制备供试品溶液。供试品色谱中，均显相同颜色的斑点或荧光斑点。

【指纹图谱】　取本品，照【含量测定】项下的方法试验，记录色谱图。

按中药色谱指纹图谱相似度评价系统，供试品指纹图谱与对照指纹图谱经相似度计算，12 分钟后的色谱峰，其相似度不得低于 0.85。对照指纹图谱如下：

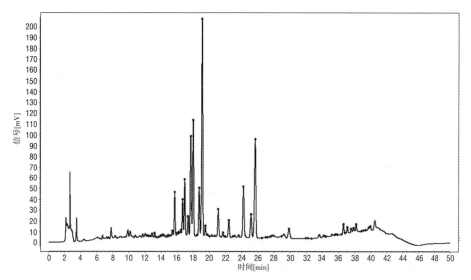

图 2-2　三七茎叶皂苷对照指纹图谱

【含量测定】　照高效液相色谱法（中国药典 2020 年版通则 0512）测定。

色谱条件与系统适用性试验　以十八烷基硅烷键合硅胶为填充剂；以乙腈为流动相 A，以水为流动相 B，按下表中的规定进行梯度洗脱；检测波长为 203nm。理论板数按人参皂苷 Rb$_3$ 峰计算应不低于 6000。

时间（分钟）	流动相 A（%）	流动相 B（%）
0 ~ 30	20→40	80→60
30 ~ 35	40→50	60→50
35 ~ 40	50	50

对照品溶液的制备　取人参皂苷 Rb$_3$ 对照品，精密称定，加乙醇制成每 1ml 含 1.0 mg 的溶液，作为对照品溶液。

供试品溶液的制备　取三七茎叶对照提取物约 50mg，精密称定，加乙醇 10ml 使溶解，即得。

测定法　分别精密吸取对照品溶液与供试品溶液各 10μl，注入液相色谱仪，测定，即得。

本品含三七叶总皂苷以人参皂苷 Rb_3（$C_{53}H_{90}O_{22}$）计，不得少于 7.0%。

【贮藏】密封，冷藏避光保存。

四、含量测定用

三七总皂苷对照提取物

本标准的拟订参考了《中国药典》2020 年版三七总皂苷提取物标准，并通过实验对相关检测项目进行了优化，具体如下。

【对照物质编号】110870

【名称】三七总皂苷对照提取物

【英文名】Notoginseng Total Saponins

【现行法定标准情况】《中国药典》2020 年版一部收载的三七总皂苷的含量测定项以三七总皂苷对照提取物为对照。

【用途】供 2020 年版一部收载的三七总皂苷含量测定使用。

【性状】本品为类白色至淡黄色的无定形粉末。

【鉴别】（1）取三七～皂苷 R_1，人参皂苷 Rg_1，人参皂苷 Rb_1，人参皂苷 R_e，人参皂苷 R_d 对照品，加甲醇制成每 1mL 各含 0.5mg 的混合溶液，作为对照品溶液。吸取上述两种溶液各 10μL，分别点于同一硅胶 G 薄层板上，以氯仿－乙酸乙酯－甲醇－水（15∶40∶22∶10）10℃以下放置分层后的下层溶液为展开剂，展开，取出，晾干，喷以硫酸乙醇溶液（1→10），在 105℃加热至斑点显色清晰。供试品色谱中，在与对照品色谱相应的位置上，显相同颜色的斑点；置紫外光灯（365nm）下检视，显相同的荧光斑点。

（2）取三七～皂苷 R_1，人参皂苷 Rg_1，人参皂苷 Rb_1，人参皂苷 R_e，人参皂苷 R_d 对照品，加甲醇制成每 1mL 各含 0.5mg 的混合溶液，作为对照品溶液。吸取上述两种溶液各 10μL，分别点于同一硅胶 G 薄层板上，以氯仿－甲醇－水（13∶7∶2）10℃以下放置分层后的下层溶液为展开剂，展开，取出，晾干，喷以硫酸乙醇溶液（1→10），在 105℃加热至斑点显色清晰。置紫外光灯（365nm）下检视，供试品色谱中，在与对照品色谱相应的位置上，显相同的荧光斑点。

【检查】干燥失重　取本品在 80℃干燥至恒重，减失重量不得过 5.0%（中国药典 2020 年版通则 0831）。

炽灼残渣 不得过 0.5%（中国药典 2020 年版通则 0841）。

引湿性（中国药典 2020 年版通则 9103 药物引湿性试验指导原则）

【含量测定】照高效液相色谱法（中国药典 2020 年版通则 0512）测定。

色谱条件与系统适用性试验 以十八烷基硅烷键合硅胶为填充剂；以乙腈为流动相 A，以水为流动相 B，按下表中的规定进行梯度洗脱；流速每分钟为 1.3mL；检测波长为 203nm，柱温 25℃。人参皂苷 Rg_1 与人参皂苷 R_e 的分离度应大于 1.5。理论板数按人参皂苷 Rg_1 峰计算应不低于 6000。

表 2-2 流动相梯度洗脱程序表

时间（min）	流动相 A（%）	流动相 B（%）
0~20	20	80
20~45	20→46	80→54
45~55	46→55	54→45
55~60	55	45

对照提取物溶液的制备 取三七~皂苷 R_1 10mg，人参皂苷 Rg_1 20mg，人参皂苷 R_e 10mg，人参皂苷 Rb_1 20mg，人参皂苷 R_d 10mg 对照品，精密称定，用 70% 甲醇定容至 50mL，即得。

供试品溶液的制备 取三七总皂苷对照提取物适量，精密称定。加 70% 甲醇溶解并稀释制成每 1mL 含 2.5mg 的溶液，即得。

测定法 分别精密吸取对照提取物溶液与供试品溶液各 10μL，注入液相色谱仪，测定，即得。

本品按干燥品计算，含三七~皂苷 R_1（$C_{47}H_{80}O_{18}$）不得少于 5.0%，人参皂苷 Rg_1（$C_{42}H_{72}O_{14}$）不得少于 25.0%，人参皂苷 R_e（$C_{48}H_{82}O_{18}$）不得少于 2.5%，人参皂苷 Rb_1（$C_{54}H_{92}O_{23}$）不得少于 30.0%，人参皂苷 R_d（$C_{48}H_{82}O_{18}$）不得少于 5.0%。

【均匀性和稳定性】应符合要求。

银杏叶总内酯对照提取物

【对照物质编号】610017

【名称】银杏叶总内酯对照提取物

【英文名】Ginkgo leaf total lactones Reference Extract

【用途】供《中国药典》2020 年版一部银杏叶提取物、银杏叶片、银杏叶胶囊、银杏叶滴丸项下萜类内酯含量测定及鉴别用。

【性状】本品为白色粉末，味苦，有引湿性。本品在甲醇、丙酮及乙酸乙酯中易溶。

【鉴别】（1）取本品约 25mg，另取银杏内酯 A 对照品、银杏内酯 B 对照品、银杏内酯 C 对照品及白果内酯对照品，加丙酮制成每 1mL 各含银杏内酯 A 0.5mg、银杏内酯 B 0.5mg、银杏内酯 C 0.5mg、白果内酯 1mg 的混合溶液，作为对照品溶液。照薄层色谱法（附录Ⅵ B）试验，吸取上述两种溶液各 5μL，分别点于同一以含 4% 醋酸钠的羧甲基纤维素钠溶液为黏合剂制备的硅胶 G 薄层板上，以甲苯 – 乙酸乙酯 – 丙酮 – 甲醇（10∶5∶5∶0.6）为展开剂，在 15℃以下展开，取出，晾干，在醋酐蒸气中熏 15 分钟，在 140 ~ 160℃中加热 30 分钟，置紫外光灯（365nm）下检视。供试品色谱中，在与对照品色谱相应的位置上，显相同颜色的荧光斑点。

（2）取本品，照【含量测定】项下的方法试验。供试品色谱中应呈现与银杏内酯 A、银杏内酯 B、银杏内酯 C 和白果内酯对照品色谱峰保留时间相同的色谱峰。

【检查】水分不得过 5.0%（中国药典 2020 年版四部通则 0832 第一法）。

【含量测定】照高效液相色谱法（中国药典 2020 年版四部通则 0512）测定。

色谱条件和系统适应性试验以十八烷基硅烷键合硅胶为填充剂；以正丙醇 – 四氢呋喃 – 水（1∶15∶84）为流动相；检测波长为 218nm；流速为每分钟 1.0mL；理论板数按白果内酯计算应不低于 4000。

对照品溶液的制备取银杏内酯 A 对照品、银杏内酯 B 对照品、银杏内酯 C 对照品和白果内酯对照品适量，精密称定，加 50% 甲醇制成每 1mL 各含银杏内酯 A 0.3mg、银杏内酯 B 0.2mg、银杏内酯 C 0.2mg 和白果内酯 0.4mg 的混合溶液。

供试品溶液的制备取本品 10mg，精密称定，置 10mL 量瓶中，加 50% 甲醇超声使溶解，并稀释至刻度，摇匀，滤过，取续滤液，即得。

测定法分别精密吸取对照品溶液与供试品溶液各 10μL，注入液相色谱仪，测定，即得。

本品含银杏内酯 A（$C_{20}H_{24}O_9$）为 24% ~ 36%，含银杏内酯 B（$C_{20}H_{24}O_{10}$）为 13% ~ 20%，含银杏内酯 C（$C_{20}H_{24}O_{11}$）为 10% ~ 15%，含白果内酯（$C_{15}H_{18}O_8$）为 33% ~ 49%。

【均匀性和稳定性】应符合要求。

【包装及装量】棕色安瓿瓶，约 80mg/支。

【保存条件】密闭，冷处避光保存。

第四节 均匀性及稳定性考察

一、均匀性评估

为了判定中药多组分标准物质最小包装单元间特性量值的均匀性，保证特性量值的变动在一定范围内，特制订中药多组分标准物质均匀性评估规范。

均匀性检验应在标准物质分装成最终形式之后进行。通常原料均匀性直接影响最终产品的均匀性，但在某些情况下（如候选标准物质不易均匀或标准物质原料为多个包装时），应先对标准物质将要定值的特性量进行均匀性初检后，再送标准物质所登记、分装。

无论首批研制或换批制备的中药多组分标准物质，分装成最小包装单元后均需进行均匀性检验。

中药多组分标准物质可用于定性、定量或指纹图谱测定，由于用途不同，对于均匀性考察方法应进行区分。

（一）定量及指纹图谱用中药多组分标准物质均匀性评估

定量用中药多组分标准物质一般具有多种特性值，其特性值必须是均匀的。原则上应就每一个待测特性都进行均匀性评估。对具有多种特性的标准物质，当难于做到对所有特性的均匀性都进行评估时，应选择在化学和物理基础上有代表性和不易均匀的特性做均匀性评估，但必须保证未检特性的均匀性处于同样的受控状态。

1. 抽样方式和数目

原则上按在分装过程匀速逐步抽取，照时间顺序编号、标记并记录。

通常对外观形状为粉末、性能稳定的中药多组分标准物质，分装后均匀性检验可采取随机取样的方式，使用随机数表决定抽取样品的号码。当批量较大，无法进行随机抽样时，可将总体分成均衡的几个部分，然后按照预先定出的规则，从每一部分抽取一定支数，进行抽样。对具有引湿性的标准物质或溶液类多组分对照物质，应分别在分装过程中的不同时间点（前、中、后至少三段）分别取样。

对冻干品需在不同位点分别抽样，取样点的分布对于总体样品应有足够的代表性。

对其他性状的中药多组分标准物质，可根据上述原则另行制定抽样方式。

均匀性好的定量用中药多组分标准物质，当制备数 ≤500 个最小包装单元时，抽样数一般不少于 10 个最小包装单元，当制备数 >500 个最小包装单元时，抽样数不少于 15 个最小包装单元。特殊情况另行规定。

2. 均匀性检验

检验方法选择，应优先选用药品标准检验方法，或经验证的检验方法。一般应选择不低于定值方法精密度、具有足够灵敏度且能够溯源的测量方法，在重复性条件下做均匀性评估。推荐以随机次序进行测定，以防止测量系统的时间变差（测量过程的漂移）干扰均匀性评估。一般情况下，每个抽取单元应独立取样重复测量不少于两次。对于瓶内均匀性好的样品，可以只对一个抽取单元进行重复取样，测量，其他抽取单元只进行一次取样测量，将单元间（组间）的方差与同一单元内重复取样、测量（一般不少于 10 次）得到的单元内（组内）方差相比较，评价标准物质的瓶间均匀性。对于某些标准物质，要求一次使用整个单元，因此不可能在单元内进行重复测定，这种情况下，应将单元间的方差和估计的测量方法精密度相比较，评价标准物质的瓶间均匀性。

最小取样量的确定，当通过均匀性检查，可将均匀性检查时的最小称样量作为该批标准物质的最小取样量。

结果判断，一般采用单因素方差分析法进行均匀性评估。在某些情况下，比如方法重复性差，不能在重复性条件下进行测量时，也采用双因素方法分析法。[参考中华人民共和国国家计量技术规范，JJF1343 – 2012 标准物质定值的通用原则及统计学原理中，附录 B 及附录 C]。

举例单因素方差分析法如下：

（1）若每个单元可以抽取子样，则从标准物质整体单元中抽取 m 个单元，每个单元独立取样 n 次，转化后，测试。

（2）若每个单元不可以抽取子样，则从标准物质整体单元中抽取 m 个单元，每个按要求转化后，重复测试 n 次。

计算组间方差，组内方差，F 值，根据给定的显著性水平 α，可由 F 分布临界值表查得临界的 F_α 值。若按公式算得的 F 值满足 $F < F_\alpha$，则认为数据组间无明显差异。

（二）定性用中药多组分标准物质均匀性评估

若对照物质用途为定性用，则可以根据用途展开相应实验，进行均匀性分析。建议前中后三段分别取样三只，进行以上分析。

二、稳定性评估

为了判定中药多组分标准物质是否会因运输条件恶劣、放置条件变化、贮藏时间延长等因素发生质量不稳定的情况，保证特性量值的变动在一定范围内，特制订中药多组分标准物质稳定性评估规范。

只有均匀性检验合格以后，才可以开展稳定性评估检验。

（一）短期稳定性及长期稳定性

1. 运输稳定性

标准物质在制备时，其原料的运输条件恶劣或放置方式有可能导致标准物质质量发生改变，在销售时，也可能因为快递运输条件恶劣发生质量改变。因此，应通过模拟运输及恶劣条件下的温度、放置方式等考察标准物质在特定条件下的短期稳定性。标准物质库若需要搬迁，也应进行短期稳定性考察。

短期稳定性通常在不同温度条件下进行，考察温度的影响。依据样品包装和运输的形式，选择短期稳定性评估的温度。运输条件应尽量优化，以保证标准物质在运输过程中的不稳定性不会超过保存时的不稳定性。当运输条件对标准物质的稳定性影响超过保存条件的影响时，应考虑短期稳定性对不确定度的贡献。

2. 贮藏稳定性

在规定的贮藏条件下，在一定周期内定期地进行标准物质待定特性值的稳定性评估，考察标准物质特性值保持在规定范围内的能力，为标准物质的长期稳定性。

3. 短期稳定性及长期稳定性评估

在预期有效期内应有多个时间间隔的稳定性评估数据，同时记录稳定性评估期间的环境条件，如光照、湿度、温度等，并以此为依据给出标准物质在特定保存条件下的有效期限。

短期稳定性一般为1~2个月，长期稳定性则一般在6个月以上。

标准物质证书上可以标明不同保存条件下不同的有效期限，若未加短期稳定性声明，则认为有效期包括了短期稳定性及长期稳定性。

（二）定量及限量检查用中药多组分标准物质稳定性评估

定量及限量检查用中药多组分标准物质常有多个特性量，应选择易变的和有代表性的特性量进行稳定性评估。选择不低于定值方法精密度和具有足够灵敏度的测量方法，并注意保持操作和实验条件的一致。

随机抽取的最小单元对于总体样品应有足够的代表性。多数长期稳定性评估要持续 6～24 个月，要求 5 或 6 个取样时间点，对于短期稳定性评估，通常涉及 3～5 个时间点。每个时间点可以多瓶取样（3 个以上），减少不均匀性的影响。

1. 设计方案

稳定性评估有两种基本的设计方案：经典稳定性评估和同步稳定性评估。经典的稳定性评估是将同时制备的多个样品，在相同条件下随着时间的延续进行测量。在这种情形下，由于测量系统的不稳定性也包括在内，因此评估是在复现性条件（实验室内）进行的，将导致相对较高的不确定度。同步稳定性评估是将所有样品保存在同样的参考条件下，（不必是预期保存条件）且假设此条件下可以不考虑不稳定性的影响。然后定期将样品放置在稳定性评估所要求的环境条件保存，最后将所有取出的样品在重复性条件下完成测试；根据样品被放置入稳定性评估环境条件和最终测试的时间间隔来定义稳定性评估的时间点；"同步"即测量在同一时间进行。

同步评估方案减少了各时间点测量的离散性，因此，同经典稳定性评估相比，同步稳定性评估通常会引入更小的不确定度，它取决于重复性与测量复现性之间的差异。这种同步方案适用于批量定值，对单个样品独立定值不能使用。两种方案都适用于长期合作短期稳定性评估，可根据实际情况选择。

2. 数据结果判断方法

若按时间顺序进行测量的结果在测量方法的精密度范围内波动，则认为该特性值在此时间间隔内稳定。该时间间隔可作为标准物质的有效期，据此给出有效期限；并可根据稳定性监测的持续进行随时延长有效期。

若测量结果在监测时间内有单方向变化趋势，则应通过回归曲线方法来进行稳定性监测结果判断。在潜在动力学机理未知的情况下，推荐采用线性模型，对于不稳定性的机理非常明确的情况，则不推荐采用线性模型。线性模型基本公式：$Y = \beta 0 + \beta 1 X$，其中 $\beta 0$、$\beta 1$ 为回归系数，X 为时间，Y 为标准物质候选物的特性值。对于稳定的标准物质，β1 的期望值为零。采用 t－检验或 F－检验进行回归分析，对 β1 变化进行显著性判断，若 β1 变化不显著，说明没有观察到不稳定性。

也可以采用方差分析法进行稳定性评估，选择不低于定值方法精密度和灵敏度的测量方法字不同的时间进行 m 次测量，每次测量 n 个数据，计算组间方差，组内方差，F 值，根据给定的显著性水平 α，可由 F 分布临界值表查得临界的 F_α 值。若按公式算得的 F 值满足 $F < F_\alpha$，则认为数据组间无明显差异。

3. 定性用中药多组分标准物质稳定性评估

定性用中药多组分标准物质不需赋予特性量值，一般根据用途展开实验，进行稳定性说明。

（三）稳定性评估形式（首批制备、换批制备）

1. 首批制备时需进行的稳定性考察

首批制备的多组分标准物质应进行运输稳定性考察，若制备期超过 6 个月，可进行长期稳定性考察，并在标准物质发放期间，不断累积稳定性数据，以延长有效期。

2. 换批制备时需进行的稳定性考察

若标准物质在发放期间，其间核查结果稳定，需要换批制备时，新换批的标准物质，如果储存运输条件没有改变，无须进行短期稳定性考察以及上一批发放时段内的长期稳定性考察。按照长期稳定考察的时间要求，延续第一批长期稳定考察数据。

若标准物质因质量不稳定需要换批时，应找到上一次质量稳定的时间节点，调整标准物质的有效期。新换批标准物质，可根据新的长期稳定性考察结果，调整标准物质有效期。

第五节　标定应注意的其他事项

一、中药对照提取物的引湿性研究

中药对照提取物应按标识的规定进行使用，定量用对照提取物一般可根据引湿性大小采用以下使用方法。（1）无须处理：引湿性较小（引湿性 <

2%），可无须处理，直接使用。（2）使用前干燥：引湿性＞2%，使用前需要干燥，需向用户提供干燥方法。由于引湿性可能影响用户称量并造成较大试验误差，因此引湿性较大的对照提取物不宜作为定量用对照提取物。

二、中药对照提取物稳定性期间核查

稳定性监测是一个长期的过程。稳定性期间核查主要是按照中药对照提取物标准，对正在发放的品种进行必要的检验工作，然后作出该品种能否继续使用的结论。特别是对于一些化学成分不稳定的、易氧化、分解、变质、易挥发品种，要定期进行稳定性考察。

监测的目的是为了给出该标准物质确切的有效期。随着监测积累数据的增多，有效期可能会有所变化。国家药品标准物质的稳定性以定期稳定性期间核查为主。核查原则包括：稳定性检验的时间间隔可以按先密后疏的原则安排。在使用期间内应有多个时间间隔的监测数据。稳定性考察所用样品应从分装成最小包装单元的样品中随机抽取，抽取的样品数对于总体样品有足够的代表性（6支以上）。按时间顺序进行的测量结果在测量方法的随机不确定度范围内波动，则该特性量值在试验的时间间隔内是稳定的。该试验间隔可作为药品标准物质的有效期。在药品标准物质发放期间要不断积累稳定性数据，以延长有效期。稳定性监测中产生新的杂质或纯度的改变损害了该批标准物质的一致性时，应立即公示并停止使用该批标准物质。对于发放时间较长的标准物质品种，定量用监测周期为三年，定性用监测周期为五年。

三、中药对照提取物的供应过程

（一）包装

对照提取物应根据其量值特性及用途选择适宜的包装，一般应特别考虑水分及光照对量值和稳定性的影响。鉴别用对照提取物多为可供多次使用，最小包装单元容器应考虑用户使用的方便性。

在对照提取物的处置、供应和使用等所有环节，必须保证、保护和保持其内外包装的完整性。

（二）贮存

应规定适宜的贮藏条件和效期，以保证质量稳定。

（三）运输条件

根据运输稳定性研究结果确定适宜的运输条件。

（四）标签与说明书

对照提取物的标签应包括对照提取物的名称、编号、批号、装量、用途、使用方法、储存条件和提供单位等信息。供含量测定用的对照提取物还应在标签上标明其含量信息。含量测定用对照提取物的说明书除提供标签所标明的信息外，还应提供指标性成分的 CAS 编号、分子式、分子量等信息，必要时应提供对照图谱并注明需检测的成分。如对照提取物用于 HPLC 或 GC 进行多成分的鉴别，则应提供其代表性图谱。

（五）使用期限

为了避免将满足使用要求的对照提取物废弃，发放机构可能需要实施对照提取物总体质量控制的机制。如果发放机构根据经验，对其制备的对照提取物实行了稳定性考察和监测程序，就应能保证用户所获得的对照提取物符合质量要求并满足使用。

当需要对对照提取物进行换批时，只要可行，发放机构应允许用户有一个过渡期。如果没有过渡期，需要规定一个有效使用的期限或者再检测的日期，这些信息应在随对照提取物提供的标签或其他文件中给出。应保存完整的运输记录，以便保证能与对照提取物的购买者就召回或其他通告等事宜进行及时的联系。

按照提供的方法对未打开包装的对照提取物进行正确的贮存和保管，是保证对照提取物满足使用的组成部分。为避免对打开包装后的对照提取物的完整性产生潜在的疑义，建议用户只订购满足自己短时间内所需数量的对照品，所用的对照品为新货（在受控和已知条件下处置）。应避免将打开包装后的对照提取物进行长时间的贮存。同样地，在多次从同一个包装中（小瓶）取用对照提取物时，应努力避免可能的降解、污染和（或）对照提取物吸水。

第三章　决明子萘并吡喃酮对照提取物研究

第一节　制备工艺

一、提取工艺

（一）含量测定方法

1. 试药　对照品决明子苷 B_2、红镰霉素 $-O-\beta-D-$龙胆二糖苷及决明子苷 C 为自制，经 ${}^{1}H-NMR$、${}^{13}C-NMR$ 鉴定结构，HPLC 检测，峰面积归一化法计算，纯度均大于98%。

2. 方法与结果

（1）色谱条件　色谱柱：SunFire C_{18}色谱柱（4.6×250mm，5μm）；流动相 A 相：甲醇与乙腈（2:1）混合溶液，B 相：水；梯度洗脱（0~35min，31%A~31%A；35~45min，31%A~37%A；45~50min，37%A~42% A）；流速：1mL/min；检测波长：278nm；柱温：35℃。

（2）对照品溶液制备　精密称取决明子苷 B_2、红镰霉素 $-6-O-\beta-D-$龙胆二糖苷、决明子苷 C 对照品适量，分别制得含有 0.1784mg/mL 决明子苷 B_2、0.2652mg/mL 红镰霉素 $-6-O-\beta-D-$龙胆二糖苷、0.2328mg/mL 决明子苷 C 的母液；精密吸取 3 种母液适量，置 10mL 容量瓶内，加甲醇稀释至刻度，摇匀，制成每 1mL 含 0.05352mg 决明子苷 B_2、0.07956mg 红镰霉素 $-6-O-\beta-D-$龙胆二糖苷、0.06984mg 决明子苷 C 的混合对照品溶液 1。

（3）供试品溶液制备　取决明子粉末（20 目）60mg，精密称定，置锥形瓶中，精密加入甲醇25mL，称重，超声提取（100kHz，30min），放冷，称重，用甲醇补足减失的重量，摇匀，0.45μm 微孔滤膜滤过，取续滤液作为供试品溶液。

（4）方法学考察

1）空白实验　依上述色谱条件，精密吸取对照品混合溶液和供试品溶液各 10μL，分别进样。在对照品溶液和供试品溶液色谱图相应位置上，有相同保留时间的色谱峰，且样品中 3 个指标成分与其他成分分离良好，无干扰。结果见图 3 - 1。

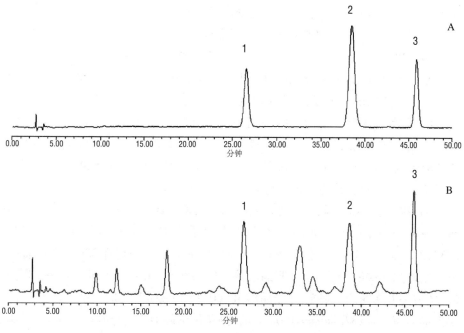

图 3 - 1　对照品（A）及供试品（B）HPLC 色谱图

1. 决明子苷 B₂；2. 红镰霉素龙胆二糖苷；3. 决明子苷 C

2）线性关系考察　精密吸取 3mL 混合对照品溶液 1，置 10mL 容量瓶中，加甲醇稀释至刻度，摇匀，得混合对照品溶液 2；精密吸取 3mL 混合对照品溶液 2，置 10mL 容量瓶中，加甲醇稀释至刻度，摇匀，得混合对照品溶液 3；重复以上步骤直至制得混合对照品溶液 5。将混合对照品溶液 1 ~ 5 经 0.45μm 微孔滤膜滤过，取续滤液 10μL 注入液相色谱仪，测定色谱峰峰面积。以色谱峰峰面积（Y）为纵坐标，以对照品进样量（X）为横坐标，进行线性回归。结果表明决明子苷 B_2、红镰霉素 - 6 - O - β - D - 龙胆二糖苷、决明子苷 C 分别在 0.004335 ~ 0.5352、0.006444 ~ 0.7956、0.005657 ~ 0.6984μg 范围内线性关系良好。按以上条件，以信噪比（S/N = 10）测得决明子苷 B_2、红镰霉素 - 6 - O - β - D - 龙胆二糖苷、决明子苷 C 定量限分别为 0.002617、0.003891、0.003416μg，以信噪比（S/N = 3）测得决明子苷 B_2、红镰霉素 - 6 - O - β - D - 龙胆二糖苷、决明子苷 C 检测限分别为 0.0007852、

0.001167、0.001025μg。

3）精密度考察　取决明子粉末（20 目）60mg，精密称定，制得供试品溶液，每次吸取 10μL 进样，每天测 6 次，连测 3 天，以色谱峰峰面积计算 RSD，RSD 均小于 3%，表明日内精密度及日间精密度良好。

4）稳定性考察　取制决明子供试品溶液，分别于制备 0、2、4、6、8、12、24、48、72h 后进样，测定决明子苷 B_2、红镰霉素 $-6-O-\beta-D-$龙胆二糖苷、决明子苷 C 色谱峰峰面积，计算 RSD 分别为 0.52%、1.22% 和 1.19%，表明供试品溶液在 72 小时内基本稳定。

5）重复性考察　取同一批决明子粉末（20 目）6 份，每份 60mg，精密称定，制备供试品溶液，测定色谱峰峰面积，计算含量。平均含量分别为 0.4085%（RSD = 1.83%）、0.3250%（RSD = 1.71%）、0.6341%（RSD = 1.12%）。表明该方法重复性良好。

6）准确度考察　取已知含量的决明子粉末（20 目）（决明子苷 B_2、红镰霉素 $-6-O-\beta-D-$龙胆二糖苷、决明子苷 C 的含量分别为 0.4085%、0.3250%、0.6341%）6 份，每份 30mg，精密称定，分别置 25mL 锥形瓶中，分别精密加入决明子苷 B_2 对照品溶液（0.1784mg/mL）0.6mL、红镰霉素 $-6-O-\beta-D-$龙胆二糖苷对照品溶液（0.2652mg/mL）0.4mL、决明子苷 C 对照品溶液（0.2328mg/mL）0.8mL，制备供试品溶液，分别精密吸取 10μL，注入液相色谱仪，测定色谱峰峰面积。计算决明子苷 B_2、红镰霉素 $-6-O-\beta-D-$龙胆二糖苷、决明子苷 C 回收率及 RSD，RSD 均小于 3%，表明该方法回收率良好。

（5）小结与讨论　通过对决明子药材提取方式（超声提取法、回流提取法、连续回流提取法）进行考察，发现三种方法无显著性差异；在此基础上进一步考察甲醇、70% 甲醇、50% 甲醇对提取结果的影响，结果表明甲醇提取物色谱图杂质干扰较少，且提取率较高，故选择甲醇超声提取，并对提取时间（20、30、40min）进行了考察，确定提取时间为 30min。此外，还考察了不同流动相的分离效果，比较了甲醇 - 水溶液、甲醇 - 0.1% 甲酸水溶液、乙腈 - 水溶液、甲醇 - 乙腈 - 水溶液 4 个溶剂系统，结果表明：甲醇 - 乙腈（2∶1）混合溶液 - 水系统对 3 个萘并吡喃酮类化合物的分离和峰形最好，故选用甲醇 - 乙腈（2∶1）混合溶液 - 水系统为流动相。

（二）提取方法研究

1. 试药　决明子药材（批号：400250894）购于同仁堂（望京店）；对照

品决明子苷 B_2、红镰霉素 $-6-O-\beta-D-$ 龙胆二糖苷及决明子苷 C 为自制，经 ^1H-NMR、$^{13}C-NMR$ 鉴定结构，HPLC 检测，峰面积归一化法计算，纯度均大于 98%。

2. 正交试验设计　采用 $L_9(3^4)$ 正交实验，以决明子苷 B_2、红镰霉素 $-6-O-\beta-D-$ 龙胆二糖苷、决明子苷 C 的提取量为考察指标，对提取过程中乙醇浓度、提取次数、提取时间、溶剂用量进行考察，因素水平表见表 3-1。

表 3-1　因素水平表

水平	因素			
	乙醇浓度/%（A）	提取次数（B）	提取时间（C）	溶剂用量（D）
1	30	1	1.0	8
2	50	2	1.5	10
3	70	3	2.0	12

3. 样品制备　称取决明子药材 18 份（分为 9 组，每组 2 份），每份约 20g，精密称定，按 $L_9(3^4)$ 正交试验表制备相应提取物。

4. 含量测定方法　按本节"一、（一）2. 方法与结果"项下方法测定。

5. 正交试验结果

（1）以决明子苷 B_2 提取量为指标测定结果　取本节"一、（二）3. 样品制备"项下各提取物约 10mg，精密称定，置 25mL 容量瓶中，加 50% 甲醇超声溶解，加 50% 甲醇稀释至刻度，摇匀，0.45μm 微孔滤膜滤过，精密吸取 10μL 进样，测定提取物中决明子苷 B_2 的含量，计算提取量，结果见表 3-2。

表 3-2　正交实验结果（以决明子苷 B_2 提取量为指标）

实验号	浸膏重/g	决明子苷 B_2		
		含量/%	提取量/mg	提取率/%
1	1.6013	1.19	19.04	23.39
	1.6035	1.23	19.66	24.14
2	3.6612	1.57	57.32	70.14
	3.7069	1.52	56.28	68.88
3	4.3448	1.68	73.06	89.55
	4.312	1.65	71.09	87.08
4	1.2171	1.54	18.69	22.88
	1.3997	1.42	19.94	24.41
5	2.7167	1.73	46.89	57.40
	2.6866	1.79	48.07	58.84
6	2.5001	1.73	43.16	52.83

续表

实验号	浸膏重/g	决明子苷 B₂		
		含量/%	提取量/mg	提取率/%
	2.5392	1.69	43.03	52.65
7	0.1524	0.60	0.92	1.13
	0.1372	0.67	0.92	1.13
8	0.2438	0.77	1.87	2.28
	0.2747	0.73	2.01	2.45
9	0.4929	0.92	4.53	5.53
	0.5127	0.96	4.90	5.99

以决明子苷 B_2 提取量为指标，用 SPSS 统计软件进行分析，比较各因素中各水平间的差异，因素 A（乙醇浓度）、因素 B（溶剂用量）、因素 C（提取时间）和因素 D（提取次数）均有显著性差异，结果见图 3-2。可知因素 A 中各水平之间 $A_1 > A_2 > A_3$，因素 B 中各水平之间 $B_3 > B_2 > B_1$，因素 C 中各水平之间 $C_3 > C_2 > C_1$，因素 D 中各水平之间 $D_2 > D_3 > D_1$。

主体间效应的检验

因变量：决明子苷 B2

源	Ⅲ型平方和	df	均方	F	Siq.
校正模型	675.135[a]	8	84.392	426.054	.000
截距	1127.492	1	1127.492	5692.167	.000
乙醇浓度	430.192	2	215.096	1085.916	.000
提取次数	183.641	2	91.820	463.557	.000
提取时间	50.362	2	25.181	127.127	.000
溶剂用量	10.941	2	5.471	27.618	.000
误差	1.783	9	.198		
总计	1804.410	18			
校正的总计	676.918	17			

a. R 方 = .997（调整 R 方 = .995）

图 3-2　正交试验结果（以决明子苷 B_2 提取量为指标）

（2）以红镰霉素 $-6-O-\beta-D-$ 龙胆二糖苷提取量为指标测定结果　取本节"一、（二）3. 样品制备"项下各提取物约 10mg，精密称定，置 25mL 容量瓶中，加 50% 甲醇超声溶解，加 50% 甲醇稀释至刻度，摇匀，0.45μm 微孔滤膜滤过，精密吸取 10μL 进样，测定提取物中红镰霉素 $-6-O-\beta-D-$ 龙胆二糖苷的含量，计算提取量，结果见表 3-3。

表3-3　正交实验结果（以红镰霉素 $-6-O-\beta-D-$ 龙胆二糖苷提取量为指标）

实验号	浸膏重/g	红镰霉素 $-6-O-\beta-D-$ 龙胆二糖苷		
		含量/%	提取量/mg	提取率/%
1	1.6013	1.07	17.06	26.34
	1.6035	1.08	17.39	26.83
2	3.6612	1.43	52.23	80.33
	3.7069	1.42	52.74	81.13
3	4.3448	1.42	61.84	95.28
	4.312	1.42	61.44	94.60
4	1.2171	1.24	15.06	23.18
	1.3997	1.13	15.88	24.43
5	2.7167	1.37	37.15	57.16
	2.6866	1.38	37.17	57.18
6	2.5001	1.45	36.30	55.85
	2.5392	1.44	36.60	56.30
7	0.1524	0.71	1.08	1.67
	0.1372	0.78	1.07	1.65
8	0.2438	1.08	2.64	4.06
	0.2747	1.03	2.84	4.35
9	0.4929	1.25	6.15	9.44
	0.5127	1.24	6.36	9.77

以红镰霉素 $-6-O-\beta-D-$ 龙胆二糖苷提取量为指标，用 SPSS 统计软件进行分析，比较各因素中各水平间的差异，因素 A（乙醇浓度）、因素 B（溶剂用量）、因素 C（提取时间）和因素 D（提取次数）均有显著性差异，结果见图 3-3。可知因素 A 中各水平之间 $A_1 > A_2 > A_3$，因素 B 中各水平之间 $B_3 > B_2 > B_1$，因素 C 中各水平之间 $C_3 > C_2 > C_1$，因素 D 中各水平之间 $D_2 \approx D_3 > D_1$。

主体间效应的检验

因变量：红镰霉素龙胆二糖苷

源	III型平方和	df	均方	F	Siq.
校正模型	503.687[a]	8	62.961	521.312	.000
截距	854.113	1	854.113	7071.989	.000
乙醇浓度	297.054	2	148.527	1229.792	.000
提取次数	155.102	2	77.551	642.117	.000
提取时间	48.295	2	24.148	199.940	.000
溶剂用量	3.236	2	1.618	13.397	.002
误差	1.087	9	.121		
总计	1358.887	18			
校正的总计	504.774	17			

a. R 方 = .998（调整 R 方 = .996）

图3-3　正交试验结果（以红镰霉素 $-6-O-\beta-D-$ 龙胆二糖苷提取量为指标）

实验结果表明，以红镰霉素 $-6-O-\beta-D-$ 龙胆二糖苷提取量为考察指标，结合生产成本综合考虑，决明子的最佳提取工艺为：$A_1B_3C_3D_2$，即决明子药材30%乙醇提取3次，每次2h，溶剂用量为10倍量。

（3）以决明子苷 C 提取量为指标测定结果　取本节"一、（二）3. 样品制备"项下提取物各约10mg，精密称定，置25mL 容量瓶中，加50%甲醇超声溶解，加50%甲醇稀释至刻度，摇匀，0.45μm 微孔滤膜滤过，精密吸取10μL 进样，测定提取物中决明子苷 C 的含量，计算提取量，结果见表3-4。

表3-4　正交实验结果（以决明子苷 C 提取量为指标）

实验号	浸膏重/g	决明子苷 C		
		含量/%	提取量/mg	提取率/%
1	1.6013	2.02	32.33	25.59
	1.6035	2.11	33.78	26.72
2	3.6612	2.77	101.50	80.02
	3.7069	2.77	102.66	80.93
3	4.3448	2.74	118.88	93.87
	4.3120	2.76	119.17	94.05
4	1.2171	2.64	32.13	25.34
	1.3997	2.40	33.57	26.47
5	2.7167	2.61	70.97	55.96
	2.6866	2.73	73.37	57.86
6	2.5001	2.73	68.21	53.78
	2.5392	2.67	67.92	53.55
7	0.1524	1.52	2.31	1.83
	0.1372	1.59	2.18	1.73
8	0.2438	2.33	5.67	4.46
	0.2747	2.19	6.02	4.72
9	0.4929	2.59	12.76	10.04
	0.5127	2.69	13.80	10.87

以决明子苷 C 提取量为指标，用 SPSS 统计软件进行分析，比较各因素中各水平间的差异，因素 A（乙醇浓度）、因素 B（溶剂用量）、因素 C（提取时间）和因素 D（提取次数）均有显著性差异，结果见图3-4。可知因素 A 中各水平之间 $A_1 > A_2 > A_3$，因素 B 中各水平之间 $B_3 > B_2 > B_1$，因素 C 中各水平之间 $C_3 > C_2 > C_1$，因素 D 中各水平之间 $D_2 \approx D_3 > D_1$。

实验结果表明，以决明子苷 C 提取量为考察指标，结合生产成本综合考虑，决明子的最佳提取工艺为：$A_1B_3C_3D_2$，即决明子药材30%乙醇提取3次，每次2h，溶剂用量为10倍量。

主体间效应的检验

因变量：红镰霉素龙胆二糖苷

源	Ⅲ型平方和	df	均方	F	Siq.
校正模型	503. 687ᵃ	8	62. 961	521. 312	. 000
截距	854. 113	1	854. 113	7071. 989	. 000
乙醇浓度	297. 054	2	148. 527	1229. 792	. 000
提取次数	155. 102	2	77. 551	642. 117	. 000
提取时间	48. 295	2	24. 148	199. 940	. 000
溶剂用量	3. 236	2	1. 618	13. 397	. 002
误差	1. 087	9	. 121		
总计	1358. 887	18			
校正的总计	504. 774	17			

a. R 方 = . 998（调整 R 方 = . 996）

图 3 - 4　正交试验结果（以决明子苷 C 提取量为指标）

6. 最佳提取工艺确定　以决明子苷 B_2、红镰霉素 $-6-O-\beta-D-$龙胆二糖苷及决明子苷 C 的提取量为考察指标，确定决明子萘并吡喃酮类对照提取物最佳提取工艺为：$A_1B_3C_3D_2$，即决明子药材 30% 乙醇提取 3 次，每次 2h，溶剂用量为 10 倍量。

7. 最佳提取工艺验证　取决明子药材共 3 份，每份 20g，按最佳工艺提取，提取物得率分别为 21.69%、21.64%、21.52%。取提取物约 10mg，精密称定，置 25mL 容量瓶中，加 50% 甲醇超声溶解，加 50% 甲醇稀释至刻度，摇匀，0.45μm 微孔滤膜滤过，精密吸取 10μL 进样，测定决明子苷 B_2、红镰霉素 $-6-O-\beta-D-$龙胆二糖苷及决明子苷 C 含量，结果见表 3-5。通过最佳提取工艺制备所得 3 批样品，含量基本稳定，表明决明子对照提取物的最佳提取工艺稳定可靠。

表 3 - 5　最佳提取工艺验证试验结果

编号	提取率/%			含量/%			总含量/%
	决明子苷 B_2	红镰霉素 $-6-O-\beta-D-$龙胆二糖苷	决明子苷 C	决明子苷 B_2	红镰霉素 $-6-O-\beta-D-$龙胆二糖苷	决明子苷 C	
1	84. 36	92. 75	91. 42	1. 59	1. 39	2. 67	5. 66
2	84. 62	93. 25	92. 00	1. 60	1. 40	2. 70	5. 70
3	84. 40	93. 49	91. 83	1. 60	1. 41	2. 71	5. 73

二、纯化工艺

(一) 试药

10 批决明子药材：S1（批号：16082002；产地：安徽），S2（批号：61931004；产地：安徽），S3（批号：070611；产地：安徽），S4（批号：20170724；产地：广西），S5（批号：20130602；产地：广西），S6（批号：1608001；产地：河北），S7（批号：160601；产地：安徽），S8（批号：A170303；产地：河北），S9（批号：170901；产地：河南），S10（批号：170215；产地：河北）。对照品决明子苷 B_2、决明子苷 C_2、红镰霉素 $-6-O-\beta-D-$ 龙胆二糖苷及决明子苷 C 为自制，经 ^1H-NMR、$^{13}C-NMR$ 鉴定结构，HPLC 检测，峰面积归一化法计算，纯度均大于 98%。

(二) 分离纯化工艺

1. 色谱条件　色谱柱：Agilent ZORBAX SB – C_{18} 色谱柱（250mm × 4.6mm，5μm）；流动相 A 相：甲醇与乙腈（5∶4）混合溶液，B 相：1% 乙酸水，等度洗脱（0 ~ 30min，19% A）；流速：1mL/min；检测波长：278nm；柱温：35℃。

2. 决明子萘并吡喃酮类半制备组分 I 的纯化

(1) 沉淀法　对照提取物的 4 个主成分均是苷类成分，极性较大，应较易溶于水或者甲醇等极性大的有机溶剂，故拟采用水溶解分散，有机溶剂沉淀的方法对 4 个成分进行富集纯化，具体方法如下：

称取 30% 乙醇提取物 6 份，每份 1g，加水 20mL 水分散，2 份分别加入 80mL 甲醇沉淀，2 份分别加入 80mL 95% 乙醇沉淀、2 份分别加入 80mL 丙酮沉淀。离心，得上清液和沉淀，分别回收溶剂，真空干燥。精密称定两部分样品各 2mg，置 10mL 容量瓶中，加 30% 甲醇超声溶解，加 30% 甲醇稀释至刻度，摇匀，0.45μm 微孔滤膜滤过，取续滤液作为供试品溶液。进样分析，结果上清液和沉淀中均含有 4 个成分，且含量差别不大，故舍弃此方法。

(2) 萃取法　对照提取物的 4 个主成分均是苷类成分，故拟采用水饱和正丁醇萃取的方法对 4 个成分进行富集纯化，具体方法如下：

称取 30% 乙醇提取物 2 份，每份 1g，加水 20mL 水分散，加入水饱和正丁醇进行萃取。放置分层，得水饱和正丁醇层和水层，反复萃取 5 次，合并相同的部分，回收溶剂，真空干燥，得水层和正丁醇层。精密称定两部分样品各 2mg，置 10mL 容量瓶中，加 30% 甲醇超声溶解，加 30% 甲醇稀释至刻度，摇匀，0.45μm 微孔滤膜滤过，取续滤液作为供试品溶液。进样分析。结果表明水饱和正丁醇萃取法不能将 4 个成分萃取完全，且正丁醇的沸点较高，回收溶剂相对困难，故舍弃该方法。

（3）大孔吸附树脂色谱法　决明子对照提取物原制备工艺中，大孔吸附树脂的方法能够有效地富集这 4 个成分，且前期决明子萘并吡喃酮类化合物的制备分离也验证了此方法的有效性，故在决明子对照提取物的制备中采用大孔吸附树脂柱纯化方法。

称取决明子 30% 乙醇提取物 1g，加水分散制得浓度为 0.05g/mL 的上样液（以提取物计算），上样于体积为 50mL，径高比 1∶8 的大孔 AB-8 吸附树脂柱，分别以 20% 乙醇（3BV）、50% 乙醇（6BV）洗脱，收集 50% 乙醇液，回收溶剂，减压干燥，得决明子萘并吡喃酮类半制备组分 I（按提取物计算得率为 22.44%），其中决明子苷 B_2、决明子苷 C_2、红镰霉素 $-6-O-\beta-D-$ 龙胆二糖苷、决明子苷 C 的含量分别为 4.78%、3.91%、6.16%、12.52%，总含量约 27.37%。

3. 决明子萘并吡喃酮类半制备组分 II 的纯化

（1）聚酰胺柱色谱法　对照提取物的 4 个主成分的化学结构中均含有酚羟基，能与聚酰胺发生氢键吸附，故采用聚酰胺柱色谱法对其进行进一步纯化制备。

取决明子半制备组分 I 与聚酰胺按 1∶2 的比例拌样，选用内径 2cm 的色谱柱，按径高比为 1∶15 干法装柱，以氯仿-甲醇-水（6∶3.5∶0.6）洗脱，待色带前沿到达色谱柱底部时，将色谱柱自柱头向底部平均切割成 20 份，用甲醇洗脱，通过薄层色谱法检识，合并含有指标成分的洗脱液，蒸干，将所得产物进行含量测定，决明子苷 B_2、决明子苷 C_2、红镰霉素 $-6-O-\beta-D-$ 龙胆二糖苷、决明子苷 C 的含量分别为 6.84%、6.32%、8.12%、16.58%。结果表明聚酰胺柱色谱除杂的能力比较低，无法明显提高对照提取物中 4 个主成分的含量，故舍弃该方法。

（2）活性炭柱色谱法　对照提取物的 4 个主成分均是极性较大的苷类，且具有苯环，故拟采用活性炭柱色谱法对其进一步富集纯化。

取决明子半制备组分 I 1g，加水分散制得浓度为 0.05g/mL 的上样液，选用内径 2cm 的色谱柱，按径高比为 1∶12 装柱，以水（2BV）、20% 乙醇

（3BV）、50%乙醇（3BV）、70%乙醇（3BV）梯度洗脱，收集各个洗脱部位，回收溶剂，减压干燥，薄层色谱检识，结果只在上样流出液中检测到了4个成分，旋干，真空干燥，测得4个成分的含量分别4.92%、4.17%、6.81%、12.69%，与原成分基本无差异，故舍弃活性炭柱色谱法。

（3）氧化铝柱色谱法　取决明子半制备组分Ⅰ1g，加4mL 50%甲醇溶解，选用内径1cm的色谱柱，按径高比为1∶10装柱，以50%甲醇（2BV）、30%甲醇（3BV）、水（5BV）梯度洗脱，收集各个洗脱部位，回收溶剂，减压干燥，薄层色谱检识，各个部位均未检测到4个主成分，氧化铝对萘并吡喃酮类成分吸附能力太强，以至于无法洗脱，故舍弃此方法。

（4）制备高效液相色谱法　用多种成本低的柱色谱方法均不能有效地对4个主成分进行富集之后，拟采用制备高效液相色谱法进行纯化制备，具体参数如下：流动相A相：甲醇，B相：水，等度洗脱（0～30min，50%A）。检测波长：278nm；流速：3.0mL/min；柱温：30℃；每次进样量：2mL。由对照品图谱可知，5个成分集中于11～21min，收集11～21 min流份，减压回收溶剂，真空干燥，即得制备物粉末。结果见图3-5。

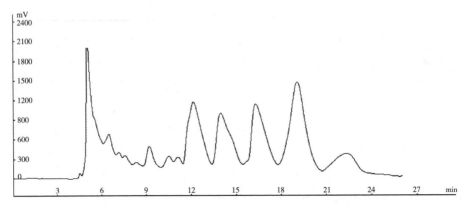

图3-5　决明子萘并吡喃酮类半制备组分制备高效液相色谱图

称取适量决明子萘并吡喃酮类半制备组分Ⅰ3份，加入50%甲醇，制备浓度为5 mg/mL的溶液，按上述制备液相方法制备样品。精密称取制得的样品粉末适量，制备样品溶液，外标一点法测得决明子苷B_2、决明子苷C_2、红链霉素-6-O-β-D-龙胆二糖苷、决明子苷C的含量结果见表3-6。

表 3 - 6 制备高效液相色谱法制备对照提取物结果

批次	含量/%				总含量
	决明子苷 B_2	决明子苷 C_2	红镰霉素 $-6-O-\beta-D-$ 龙胆二糖苷	决明子苷 C	
第 1 批	10.49	9.89	13.92	26.99	61.29
第 2 批	10.54	9.72	13.62	27.17	61.05
第 3 批	10.64	9.97	13.78	26.94	61.33

考虑到制备高效液相色谱法制备对照提取物效率低，制备成本稍高，耗时长，继续考察其他方法富集纯化。

（5）硅胶柱色谱法

1）减压柱层析法 取决明子萘并吡喃酮类半制备组分 I 3g，与硅胶按 1:1 的比例拌样，选用直径为 5cm 的色谱柱，分别按照径高比为 1:5 干法装柱，以氯仿 - 甲醇减压梯度洗脱，收集各梯度洗脱液，回收溶剂，蒸干，减压干燥，得制备物粉末，测得各个成分的含量及得率。结果表明，洗脱剂氯仿:甲醇 = 7:3 时，4 个总成分含量能够达到 60%，但是得率较低，故舍弃该方法。

2）硅胶干柱法 在前期决明子萘并吡喃酮类成分的分离制备过程中，采用了硅胶柱分离纯化方法，因此，在对照提取物制备优化工艺的建立过程中，计划在前期方法之上进行系统优化，色谱柱各项参数的优化过程如下：

①洗脱剂确定：在干柱色谱法纯化制备方法中，要求目标成分与其他成分尽可能地分离，且目标成分尽可能处于色谱柱两端的位置，从而提高目标成分的回收率及方便将目标硅胶段合并。取决明子萘并吡喃酮类半制备组分 I 适量，加甲醇溶解，点样于硅胶 G 薄层板上，以不同的展开剂展开，当采用氯仿 - 甲醇 - 水（6.5:3.5:0.6）为展开剂时，决明子苷 B_2、决明子苷 C_2 的 R_f 值为 0.4，红镰霉素 $-6-O-\beta-D-$ 龙胆二糖苷及决明子苷 C 的 R_f 值为 0.7，与前后相邻组分分离度良好，故选取氯仿 - 甲醇 - 水（6.5:3.5:0.6）混合溶液为硅胶柱色谱法的洗脱剂。

②色谱柱径高比考察：称取决明子萘并吡喃酮类半制备组分 I 适量，共 3 份，分别加入 50% 乙醇溶解，与硅胶（200～300 目）按 1:2 的比例进行拌样，得 3 份拌样硅胶。选用直径为 3cm 的色谱柱，分别按照径高比为 1:13、1:15、1:17 干法装柱，以氯仿 - 甲醇 - 水（6.5:3.5:0.6）洗脱，待色带前沿到达色谱柱底部时，停止洗脱，置阴凉避光处挥干洗脱剂。将 3 根色谱柱自柱头向底部平均切割成 20 份，以甲醇洗脱，每根色谱柱的 20 份洗脱液用

薄层色谱检识，合并含有目标成分的洗脱液，蒸干，真空干燥，得 3 份浸膏粉末。同时，将 3 份柱头硅胶也分别用甲醇洗脱，蒸干，真空干燥，得 3 份柱头浸膏粉末。将 3 份浸膏粉末与 3 份柱头浸膏粉末进行含量测定，结果见表 3 - 7。

表 3 - 7　色谱柱径高比考察结果

径高比	含量/%				总含量/%	柱头决明子苷 B_2 残留量/%	柱头决明子苷 C_2 残留量/%
	决明子苷 B_2	决明子苷 C_2	红镰霉素 - 6 - O - β - D - 龙胆二糖苷	决明子苷 C			
1:13	5.05	5.97	16.56	28.43	56.01	20.58	16.24
1:15	8.46	8.82	16.02	28.17	61.47	10.10	9.19
1:17	8.61	8.93	16.38	28.20	62.12	8.31	7.45

在 4 个目标成分中，决明子苷 B_2、决明子苷 C_2 的极性强，极易吸附在柱头，本实验收集柱头洗脱物进行含量测定，主要是为了检测决明子苷 B_2、决明子苷 C_2 在硅胶柱柱头中残留量，保证其具有较高的回收率。

由表 3 - 7 数据可以看出，当色谱柱径高比为 1:13 时，柱头中决明子苷 B_2、决明子苷 C_2 的残留量过大，应该排除；当色谱柱径高比为 1:15 与 1:17 相比，指标成分的总含量稍低，柱头中决明子苷 B_2、决明子苷 C_2 的残留量均较低；但色谱柱径高比为 1:17 时，柱头中决明子苷 B_2、决明子苷 C_2 的残留量略有降低，但是下降幅度较小，易造成硅胶使用量增大。综合考虑目标成分总含量、柱头中决明子苷 B_2、决明子苷 C_2 残留量及硅胶用量等因素，最终确定色谱柱径高比为 1:15。

③洗脱体积的考察：在径高比确定后，采用增加洗脱体积的方法降低柱头中决明子苷 B_2、决明子苷 C_2 的残留量。取决明子萘并吡喃酮类半制备组分 I 适量，共 3 份，分别加入 50% 乙醇溶解，与硅胶（200~300 目）按 1:2 的比例拌样，得 3 份拌样硅胶。选用内径 3cm 的色谱柱，按径高比为 1:15 干法装柱，分别以氯仿 - 甲醇 - 水（6.5:3.5:0.6）洗脱 1BV、1.3BV、1.5BV 时，停止洗脱，置阴凉避光处挥干洗脱剂。将 3 根色谱柱自柱头向底部平均切割成 20 份，以甲醇洗脱，将每根色谱柱的 20 份洗脱液用薄层色谱检识，合并含有指标成分的洗脱液，蒸干，得 3 份产物。将 3 根色谱柱的柱头硅胶分别收集，以甲醇洗脱，蒸干，得 3 份柱头洗脱物。将产物与柱头洗脱物进行含量测定，结果见表 3 - 8，硅胶干柱示意图见图 3 - 6（书后彩插）。

表3-8 洗脱剂洗脱体积考察结果

洗脱体积	含量/%				含量/%	柱头决明子苷 B₂ 残留量/%	柱头决明子苷 C₂ 残留量/%
	决明子苷 B₂	决明子苷 C₂	红镰霉素-6-O-β-D-龙胆二糖苷	决明子苷 C			
1BV	8.79	8.97	16.13	28.20	62.09	10.12	8.86
1.3BV	11.23	11.76	16.28	28.31	67.58	0.81	未检出
1.5BV	10.47	10.72	15.09	25.55	61.83	未检出	未检出

由表3-8数据可以看出，当洗脱体积为1.3BV和1.5BV时，硅胶柱柱头中决明子苷 B₂ 基本无残留，其中，当洗脱体积为1.5BV时，指标成分中的红镰霉素龙胆二糖苷和决明子苷 C 有一部分从柱尾流失，说明1.5BV的洗脱体积过大，故最终确定洗脱体积为1.3BV。

通过对硅胶色谱柱的洗脱剂、径高比、洗脱体积等条件进行考察后，最终确定硅胶柱纯化方法为：取决明子萘并吡喃酮类半制备组分Ⅰ加少量50%乙醇溶解，与硅胶（200~300目）按1:2的比例拌样，得拌样硅胶；取内径为3cm色谱柱，另将硅胶（200~300目）按径高比为1:15干法装柱，使硅胶柱填装均匀紧实，加入拌样硅胶，压实；再以氯仿-甲醇-水（6.5:3.5:0.6）洗脱，洗脱体积1.3BV；洗脱结束后，将色谱柱自柱头向底部平均切割成20份，薄层色谱检测，合并有指标成分的硅胶部分，加甲醇洗脱，回收溶剂，减压干燥，得决明子萘并吡喃酮类对照提取物干燥粉末（按决明子萘并吡喃酮类半制备组分Ⅰ计算得率为30.16%），其中决明子苷 B₂、决明子苷 C₂、红镰霉素-6-O-β-D-龙胆二糖苷及决明子苷 C 的含量分别为11.23%、11.76%、16.28%、28.31%，对照提取物的总含量为67.58%。

（三）工艺验证

1. 同一批次药材制备决明子对照提取物的验证实验 为验证决明子萘并吡喃酮类对照提取物制备工艺的重现性，取同一批次的决明子药材，采用上述最佳制备工艺分别制备3批决明子对照提取物样品，按药材计算对照提取物得率分别为1.49%、1.56%、1.54%。精密称取各批次样品12mg，置50mL容量瓶中，加30%甲醇超声溶解，稀释至刻度，摇匀，0.45μm微孔滤膜滤过，精密吸取10μL进样，进行含量测定，并比较样品间各成分的含量差异，结果表明不同样品间含量基本稳定，制备方法稳定可靠，结果见表3-9。

表 3 - 9　同一批次药材制备决明子对照提取物的工艺验证

编号	含量/%				总含量/%	得率/%
	决明子苷 B_2	决明子苷 C_2	红镰霉素 - 6 - O - β - D - 龙胆二糖苷	决明子苷 C		
1	11.73	11.23	16.21	28.89	68.06	1.49
2	11.30	11.92	16.07	28.54	67.83	1.56
3	11.84	11.19	16.50	28.16	67.69	1.54

2. 不同批次药材制备决明子对照提取物的验证实验　为验证决明子萘并吡喃酮类对照提取物制备工艺的适用性，取 S1 – S10 不同产地批次的决明子药材，采用上述最佳制备工艺分别制备 10 批决明子对照提取物样品，按药材计算对照提取物得率。取每批次样品适量进行含量测定，并比较样品间差异，结果见表 3 – 10。

表 3 - 10　不同批次药材制备决明子对照提取物的工艺验证

编号	含量/%				总含量/%	得率/%
	决明子苷 B_2	决明子苷 C_2	红镰霉素 - 6 - O - β - D - 龙胆二糖苷	决明子苷 C		
S1	10.27	8.22	24.24	21.88	64.61	1.49
S2	9.22	6.35	24.48	22.14	62.19	1.56
S3	11.22	12.62	12.04	26.48	62.36	1.57
S4	11.07	12.70	12.36	25.52	61.65	1.62
S5	11.32	11.84	21.88	28.50	73.54	1.44
S6	11.52	8.68	32.77	22.73	75.70	1.41
S7	6.67	5.73	30.51	23.32	66.23	1.58
S8	12.10	13.17	16.13	32.99	74.39	1.40
S9	11.22	7.56	32.20	21.22	72.20	1.55
S10	12.66	9.84	20.92	27.12	70.54	1.54

实验结果表明，以不同批次的决明子药材为原料制备的对照提取物有明显差异，但对照提取物的 4 个指标成分总含量均达到 60% 以上，说明此制备工艺稳定可行，可用于不同批次药材进行决明子对照提取物的制备工作。

3. 制备工艺放大验证　为验证决明子萘并吡喃酮类对照提取物制备工艺的是否能用于大量制备生产，取 34kg 决明子药材，按照上述制备工艺制备决明子对照提取物，得到对照提取物 508.95g，决明子苷 B_2、决明子苷 C_2、红镰霉素 $-6-O-\beta-D-$ 龙胆二糖苷及决明子苷 C 的含量分别为 10.81%、11.14%、14.33%、28.29%，总含量为 64.57%。结果表明优化后的工艺能够用于大批量制备生产。

三、小结与讨论

（一）决明子对照提取物制备

通过对决明子对照提取物的提取工艺验证及制备方法优化研究，确定决明子萘并吡喃酮类对照提取物的制备路线如图 3-7 所示，该制备方法较为可

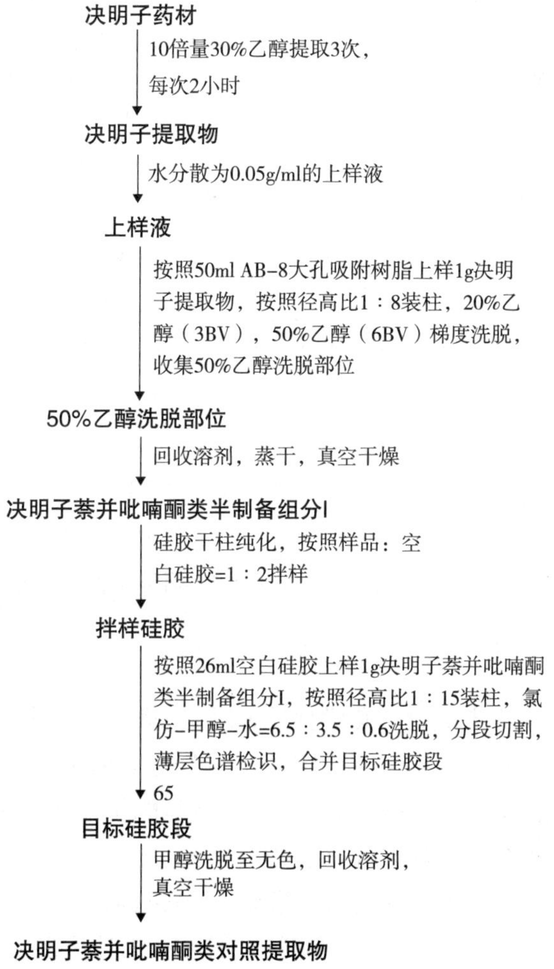

决明子药材

↓ 10倍量30%乙醇提取3次，每次2小时

决明子提取物

↓ 水分散为0.05g/ml的上样液

上样液

↓ 按照50ml AB-8大孔吸附树脂上样1g决明子提取物，按照径高比1:8装柱，20%乙醇（3BV），50%乙醇（6BV）梯度洗脱，收集50%乙醇洗脱部位

50%乙醇洗脱部位

↓ 回收溶剂，蒸干，真空干燥

决明子萘并吡喃酮类半制备组分I

↓ 硅胶干柱纯化，按照样品:空白硅胶=1:2拌样

拌样硅胶

↓ 按照26ml空白硅胶上样1g决明子萘并吡喃酮类半制备组分I，按照径高比1:15装柱，氯仿-甲醇-水=6.5:3.5:0.6洗脱，分段切割，薄层色谱检识，合并目标硅胶段

目标硅胶段

↓ 甲醇洗脱至无色，回收溶剂，真空干燥

决明子萘并吡喃酮类对照提取物

图3-7　决明子萘并吡喃酮类对照提取物的制备路线图

行，操作简单，节约了生产成本，而且该方法稳定可靠，具有良好的重现性，为后续决明子对照提取物的相关研究及标定定值提供了物质基础，并为中药对照提取物的开发提供了方法模式。

（二）关于制备高效液相纯化方法

在纯化中期过程中，考察了多种色谱方法，均不能对有效地富集4个苷类成分，考虑到4个苷类成分极性比较强，故拟采纳制备高效液相色谱的方法对其富集。对制备液相色谱条件进行了优化，最终选择流动相为甲醇（A）－水（B），等度洗脱（0～30min，50% A）的色谱条件，通过对照品对照，高效液相检测，收集11～21min段流份，回收溶剂，减压干燥得到的制备提取物4个指标性成分总含量大于60%，满足作为对照提取物基本条件。但此方法制备速度慢，生产效率低，溶剂消耗量大，成本高，且无法成批快速制备，且制备过程中发现有残留物容易吸附在制备柱柱头，导致分离度变差，故弃用此方法。

（三）关于大孔吸附树脂柱纯化方法

由于决明子萘并吡喃酮类对照提取物中4个指标成分均为极性较大的苷类化合物，故本实验初曾尝试采用沉淀法和正丁醇萃取法进行纯化，但实验过程中，发现沉淀法中沉淀和上清液中均含有目标成分，而正丁醇萃取法则不能将决明子苷 B_2、决明子苷 C_2 萃取完全，且正丁醇沸点较高，溶剂回收困难，所以弃用沉淀法和正丁醇萃取法。

根据前期决明子萘并吡喃酮类对照提取物制备工艺，最后采用了大孔吸附树脂柱纯化方法，分别以20%乙醇（3BV）、50%乙醇（6BV）洗脱，收集50%乙醇液，浓缩干燥，作为决明子萘并吡喃酮类半制备组分Ⅰ。

（四）关于硅胶柱色谱纯化方法

根据萘并吡喃酮类成分的化学性质，对聚酰胺、氧化铝及活性炭等不同填料的富集效果进行了考察，实验结果表明上述几种填料的富集效果均不理想，而前期采用的硅胶柱色谱对决明子萘并吡喃酮类化学成分分离效果较好，故对硅胶柱色谱的各个参数进行了考察优化。

在通过对硅胶干柱各参数进行考察后，确定硅胶柱纯化方法为：将50%乙醇大孔洗脱部位与硅胶（200～300目）按1:2的比例拌样，采用径高比为1:15的色谱柱，以氯仿－甲醇－水（6.5:3.5:0.6）洗脱，洗脱体积1.3BV；

洗脱结束后，将色谱柱自柱头向底部平均切割成 20 份，薄层色谱检识，合并含有 4 个指标性成分的硅胶，加甲醇洗脱，回收溶剂，减压干燥，即得深黄色对照提取物粉末。

（五）关于其他方法

在使用硅胶柱色谱对决明子萘并吡喃酮类化学成分分离制备过程中，发现氯仿 – 甲醇 – 水（6.5∶3.5∶0.6）为洗脱剂时，能够有效地对几个成分进行初步分离，故考虑氯仿 – 甲醇 – 水（6.5∶3.5∶0.6）为溶剂时能够针对性地对这类成分溶解，故试用溶剂溶解法对这 4 个成分进行富集。结果表明氯仿 – 甲醇 – 水（6.5∶3.5∶0.6）能够富集这几个成分，但随着样品量的增大，溶剂对样品的溶解性降低，富集效果变差，且需要数次反复溶解，故舍弃此方法。

第二节　化学表征

一、化学成分分析

通过对决明子对照提取物进行定性研究，采用 UPLC – MSn 法对对照提取物中的主成分进行了指认和定性鉴别，确定决明子对照提取物中含有的 4 个主要成分决明子苷 B_2、决明子苷 C_2、红镰霉素 – 6 – O – β – D – 龙胆二糖苷、决明子苷 C，以及鉴定了其他 3 个成分去甲红链霉素 – 6 – O – β – D – 龙胆二糖苷、去甲红链霉素 – 6 – O – β – D – 葡萄糖苷及橙黄决明素 – 6 – O – β – D – 吡喃葡萄糖苷，为决明子萘并吡喃酮类对照提取物后续研究提供了依据。

（一）试药

对照品决明子苷 B_2、决明子苷 C_2、红镰霉素 – 6 – O – β – D – 龙胆二糖苷及决明子苷 C 为自制，经 ^1H – NMR、^{13}C – NMR 鉴定结构，HPLC 检测，峰面积归一化法计算，纯度均大于 98%。

（二）方法与结果

1. 定性分析

（1）样品溶液制备　精密称取对照提取物 10mg，置 50mL 容量瓶中，加

30%甲醇超声溶解，加30%甲醇稀释至刻度，摇匀，0.45μm微孔滤膜滤过，得样品溶液。

（2）对照品溶液制备 精密称取决明子苷B$_2$、决明子苷C$_2$、红镰霉素－6－O－β－D－龙胆二糖苷、决明子苷C对照品适量，置50mL容量瓶中，加甲醇制得含有决明子苷B$_2$浓度为0.055mg/mL、决明子苷C$_2$浓度为0.047mg/mL、红镰霉素－6－O－β－D－龙胆二糖苷浓度为0.0946mg/mL、决明子苷C浓度为0.1592mg/mL的混合对照品溶液A。

（3）色谱条件 色谱柱：Waters ACQUITY UPLC HSS T3 柱（2.1 × 100mm，1.8μm）；流动相A相：甲醇溶液，B相：0.1%甲酸水，梯度洗脱（0～15min，40% A；15～20min，40% A→55% A）；流速：0.2mL/min；检测波长：278nm；柱温：25℃；进样量：2μL。

（4）质谱条件 电喷雾电离：正离子模式喷雾电压4.5kV，负离子模式喷雾电压－3.5kV。加热模块（BH）温度200℃；曲形脱溶剂管（CDL）温度200℃。使用自动采集模式，采集范围m/z 100～2000，每一级质谱自动选择基峰离子作为下一级质谱的母离子进一步裂解。

数据分析由UPLC－MSn solution工作站完成，结合分子式预测软件对多级质谱碎片作综合分析，得到化合物的分子式及碎片信息。

（5）质谱分析结果

分析测定得决明子对照品总离子流图（如图3－8）及对照提取物总离子流图（如图3－9）。由多级质谱图可知，决明子对照提取物中的4个主要成分在ESI正离子模式下均有良好的信号，故以正离子模式图谱为依据，对对照品中4个成分的裂解过程进行研究，并与对照提取物中成分的裂解碎片进行对比，以此对决明子对照提取物进行定性鉴别。

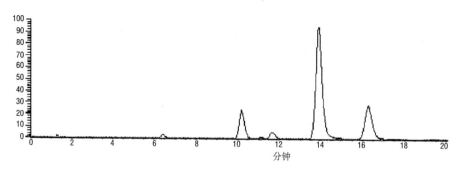

图3－8 对照品总离子流图

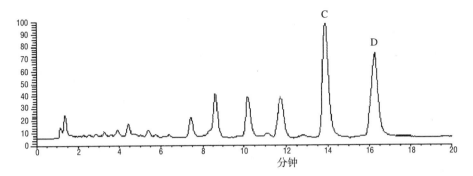

图 3 - 9　对照提取物总离子流图

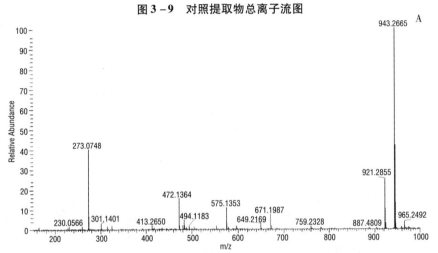

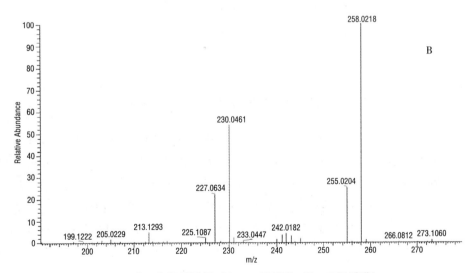

图 3 - 10　峰 2 多级质谱图（A：一级质谱、B：二级质谱）

1）主成分解析

①决明子苷 B_2 质谱解析：对照品中峰 2 为化合物决明子苷 B_2，其保留时间为 10.15min，在正离子模式下，ESI - MS 谱（图 3 - 10）中出现准分子离子峰 m/z 943 [M + Na]$^+$、921 [M + H]$^+$ 及主要碎片离子 m/z 273、258、255、242、230、213、199，推测裂解过程如图 3 - 11 所示。对照提取物谱图中峰 2 与对照品决明子苷 B_2 的裂解碎片及保留时间基本一致，故说明对照提取物中峰 2 为决明子苷 B_2。

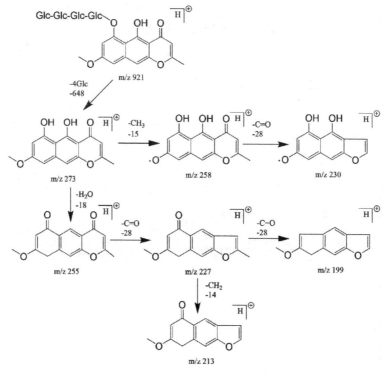

图 3 - 11   决明子苷 B_2 裂解过程示意图

②决明子苷 C_2 质谱解析：对照品中峰 3 为化合物决明子苷 C_2，其保留时间为 11.68min，在正离子模式下，ESI - MS 谱（图 3 - 12）中出现准分子离子峰 m/z 943 [M + Na]$^+$、921 [M + H]$^+$ 及主要碎片离子 m/z 597、255、245、217、213、199，推测裂解过程如图 3 - 13 所示。对照提取物谱图中峰 3 与对照品决明子苷 B_2 的裂解碎片及保留时间基本一致，故说明对照提取物中峰 3 为决明子苷 C_2。

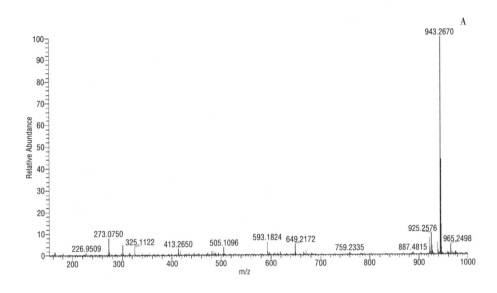

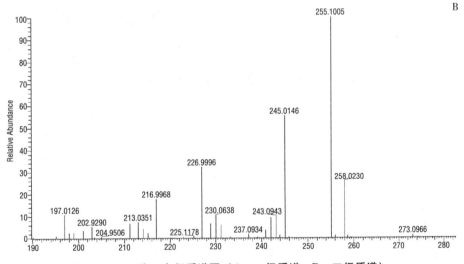

图 3-12　峰 B 多级质谱图（A：一级质谱，B：二级质谱）

③红镰霉素 -6 - O - β - D - 龙胆二糖苷质谱解析：对照品中峰 5 为化合物红镰霉素 -6 - O - β - D - 龙胆二糖苷，其保留时间为 13.90min，在负离子模式下，ESI - MS 谱（图 3-14）中出现准分子离子峰 m/z 597 [M + H]$^+$ 和 m/z 619 [M + Na]$^+$ 及主要碎片离子 m/z 273、258、255、242、230、227，推测裂解过程如图 3-15 所示。对照提取物谱图中峰 5 与对照品红镰霉素 -6 - O - β - D - 龙胆二糖苷的裂解碎片及保留时间基本一致，故说明对照提取物

中峰 5 为红镰霉素 – 6 – O – β – D – 龙胆二糖苷。

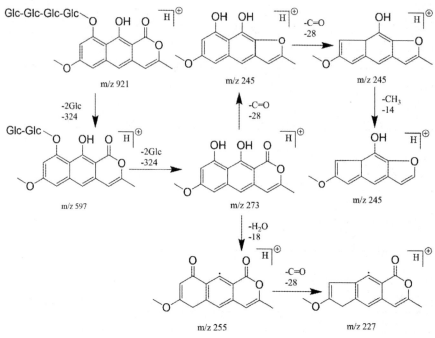

图 3 – 13　决明子苷 C_2 裂解过程示意图

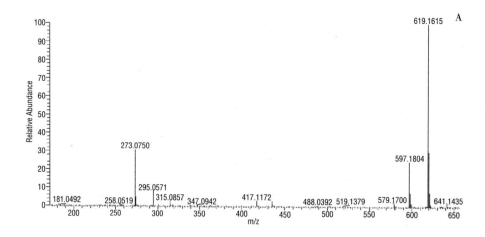

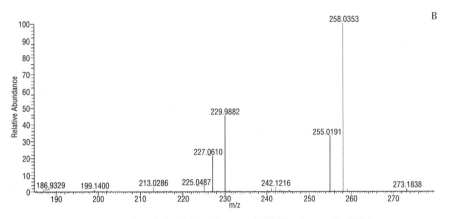

图 3 - 14 峰 5 多级质谱图（A：一级质谱，B：二级质谱）

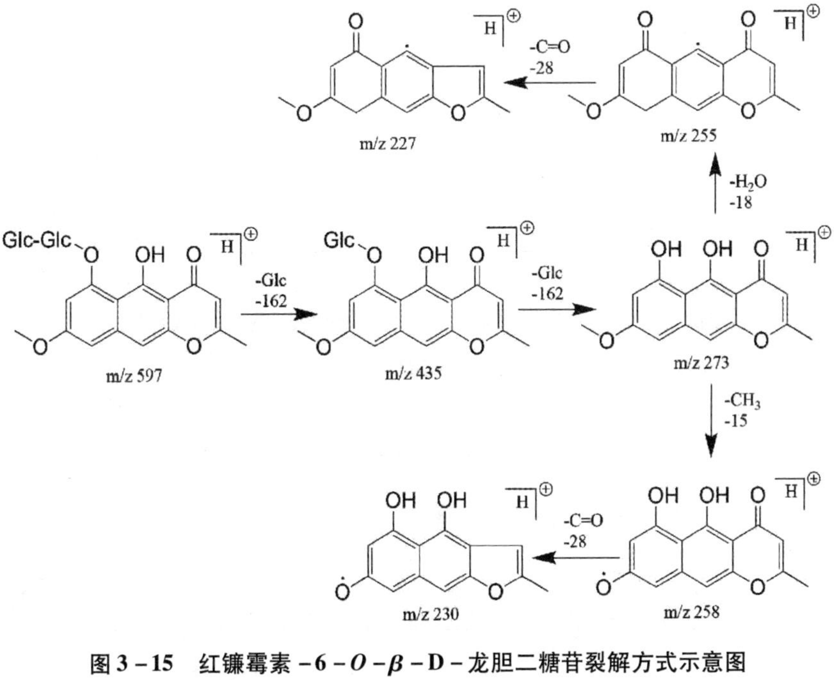

图 3 - 15 红镰霉素 - 6 - O - β - D - 龙胆二糖苷裂解方式示意图

④决明子苷 C 质谱解析：对照品中峰 6 为化合物决明子苷 C，其保留时间为 16.25min，在负离子模式下，ESI - MS 谱（图 3 - 16）中出现准分子离子峰 m/z 597［M＋H］⁺和 m/z 619［M＋Na］⁺，主要碎片离子 m/z 273、255、227，推测裂解过程如图 3 - 17 所示。对照提取物谱图中峰 6 与对照品决明子苷 C 的裂解碎片及保留时间基本一致，故说明对照提取物中峰 6 为决明子苷 C。

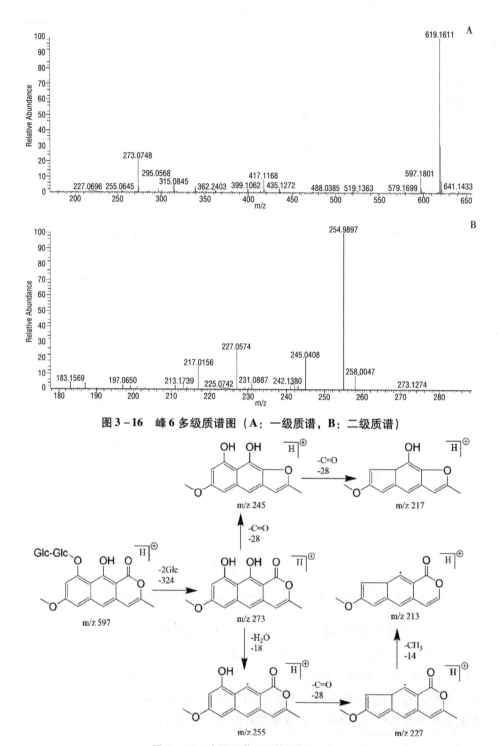

图 3 – 16　峰 6 多级质谱图（A：一级质谱，B：二级质谱）

图 3 – 17　决明子苷 C 裂解过程示意图

2）其他成分解析

①去甲红镰霉素 – 6 – O – β – D – 龙胆二糖苷质谱解析：化合物 1 的保留时间为 7.47min，正离子模式下，其准分子离子峰 m/z 583 ［M + H］⁺ 及 m/z 605 ［M + Na］⁺ 表明化合物 1 相对分子质量为 582。准分子离子峰 m/z 583 ［M + H］⁺ 相继失去两分子 162（葡萄糖，glc）中性碎片分别得到 m/z 441 及苷元碎片 m/z 259。对苷元碎片离子进行二级质谱分析，母离子 m/z 259 失去一分子 H_2O 及一分子 – C = O 得到 m/z 213 碎片离子。以上裂解过程（如图 3 – 19）符合去甲红镰霉素苷元特征，故推测化合物 1 可能为去甲红镰霉素 – 6 – O – β – D – 龙胆二糖苷。

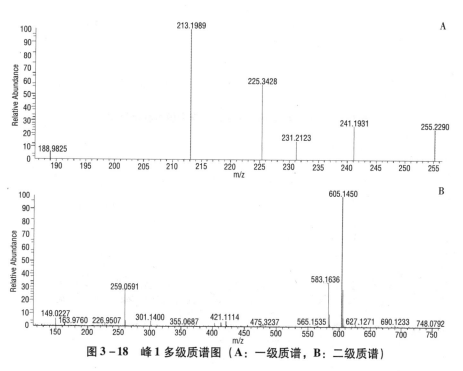

图 3 – 18　峰 1 多级质谱图（A：一级质谱，B：二级质谱）

②去甲红镰霉素 – 6 – O – β – D – 葡萄糖苷质谱解析：化合物 4 的保留时间为 12.85min，正离子模式下，其准分子离子峰 m/z 421 ［M + H］⁺ 及 m/z 443 ［M + Na］⁺ 表明化合物 4 相对分子质量为 420。准分子离子峰 m/z 421 ［M + H］⁺ 直接失去 162（葡萄糖，glc）中性碎片得到苷元碎片 m/z 259。对苷元碎片离子进行二级质谱分析，母离子 m/z 259 相继失去一分子 H_2O 和 – CH₃ 得到 m/z 241 和 m/z 227 离子；以上裂解过程（如图 3 – 21 所示）符合去甲红镰霉素苷元特征，故推测化合物 4 可能为去甲红镰霉素 – 6 – O – β – D – 葡萄糖苷。

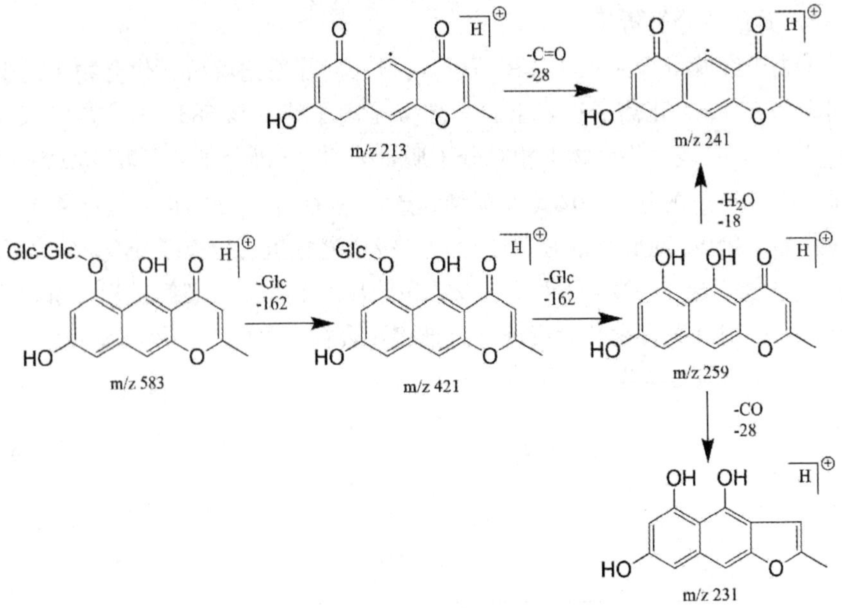

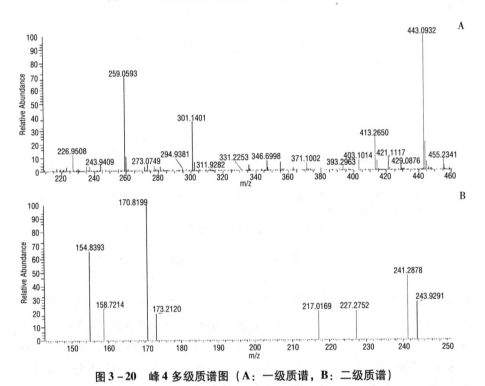

图 3 - 19　去甲红链霉素龙胆二糖苷裂解过程示意图

图 3 - 20　峰 4 多级质谱图 （A：一级质谱，B：二级质谱）

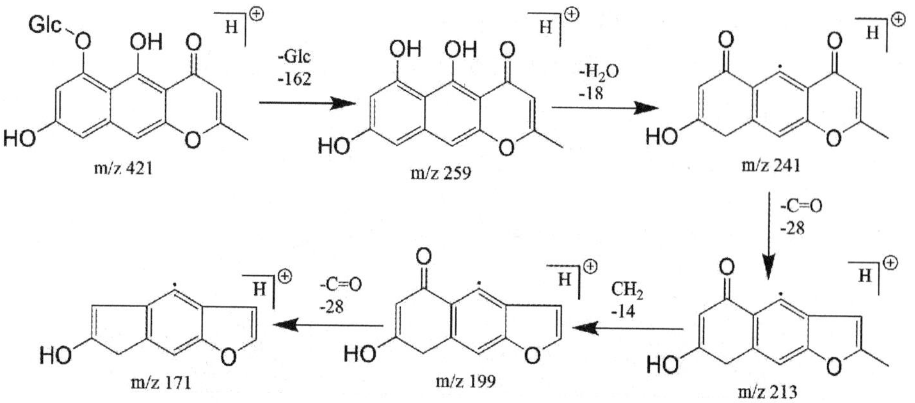

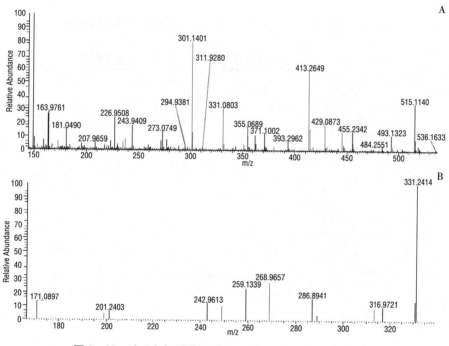

图 3-21　去甲红镰霉素 -6-O-β-D-葡萄糖苷裂解过程示意图

图 3-22　峰 7 多级质谱图（A：一级质谱，B：二级质谱）

③橙黄决明素 -6-O-β-D-吡喃葡萄糖苷质谱解析：化合物 7 的保留时间为 17.89min，正离子模式下，其准分子离子峰 m/z 493 [M+H]⁺ 及 m/z 515 [M+Na]⁺ 表明化合物 7 相对分子质量为 492。其准分子离子峰 m/z 493 [M+H]⁺ 直接失去 162（葡萄糖，glc）中性碎片得到苷元碎片 m/z 331。对苷元碎片离子进行二级质谱分析，母离子 m/z 331 失去 -CH₂ 得到 m/z 317 离

子；随后以 m/z 317 为母离子失去 - 失去一分子 H_2O 可得到 m/z 299 离子。由以上裂解过程（如图 3 - 23 所示）推测化合物 7 可能为橙黄决明素 - 6 - O - β - D - 吡喃葡萄糖苷。

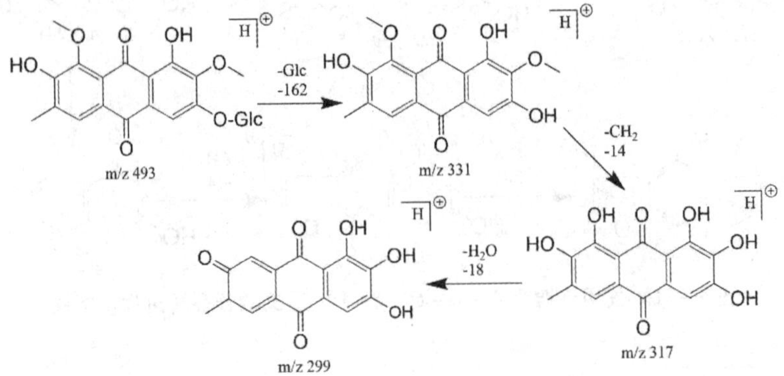

图 3 - 23　橙黄决明素 - 6 - O - β - D - 吡喃葡萄糖苷裂解过程示意图

表 3 - 11　决明子萘并吡喃酮类对照提取物化学成分鉴定结果

峰号	保留时间（min）	成分鉴定	分子式	准分子离子峰（m/z）		误差（ppm）	二级质谱数据（m/z）	参考文献
				实际值	理论值			
1	7.47	去甲红镰霉素 - 6 - O - β - D - 龙胆二糖苷	$C_{26}H_{30}O_{15}$	583.1636	583.1657	-3.6	441,259,213	[1]
2	9.99	决明子苷 B_2	$C_{39}H_{52}O_{25}$	921.2855	921.2870	-1.7	273,258,242,230	[2]
3	11.87	决明子苷 C_2	$C_{39}H_{52}O_{25}$	921.2857	921.2870	-1.2	597,255,245,217,213	[3]
4	12.85	去甲红镰霉素 - 6 - O - β - D - 葡萄糖苷	$C_{20}H_{20}O_{10}$	420.5631	421.1129	-2.9	259,241,217	[3]
5	13.90	红镰霉素 - 6 - O - β - D - 龙胆二糖苷	$C_{27}H_{32}O_{15}$	597.1804	597.1814	-1.6	273,258,255,242,230	[4]
6	16.25	决明子苷 C	$C_{27}H_{32}O_{15}$	597.1801	597.1814	-2.1	273,255,227	[4]
7	17.89	橙黄决明素 - 6 - O - β - D - 吡喃葡萄糖苷	$C_{23}H_{24}O_{12}$	493.1323	493.1340	-3.5	331,317,299	[3]

二、定量分析

（一）试药

10 批决明子药材：S1（批号：16082002；产地：安徽），S2（批号：61931004；产地：安徽），S3（批号：070611；产地：070611），S4（批号：20170724；产地：广西），S5（批号：20130602；产地：广西），S6（批号：1608001；产地：河北），S7（批号：160601；产地：安徽），S8（批号：A170303；产地：河北），S9（批号：170901；产地：河南），S10（批号：

170215；产地：河北）。对照品决明子苷 B_2、决明子苷 C_2、红镰霉素 $-6-$
$O-\beta-D-$龙胆二糖苷及决明子苷 C 为自制，经 ^1H-NMR、$^{13}C-NMR$ 鉴定
结构，HPLC 检测，峰面积归一化法计算，纯度均大于 98%。

（二）方法与结果

1. 色谱条件　色谱柱：Agilent ZORBAX SB $-C_{18}$色谱柱（$250mm \times 4.6mm$，
$5\mu m$）；流动相 A 相：甲醇与乙腈（5:4）混合溶液，B 相：1%乙酸水，等度洗
脱（$0 \sim 30min$，19% A）；流速：1mL/min；检测波长：278nm；柱温：35℃。

2. 对照品溶液制备　按本节"一、（二）1.（2）对照品溶液制备"项下
方法进行对照品溶液制备。

3. 供试品溶液制备　取决明子萘并吡喃酮类对照提取物 12mg，精密称
定，置 50mL 容量瓶中，加 30%甲醇超声溶解，静置，加 30%甲醇稀释至刻
度，摇匀，$0.45\mu m$ 微孔滤膜滤过，取续滤液作为供试品溶液。

4. 方法学考察

（1）专属性考察　依上述色谱条件，精密吸取对照品、决明子供试品溶
液各 $10\mu L$，分别进样。在对照品溶液和决明子供试品溶液色谱图相应位置
上，有相同保留时间的色谱峰，且样品中 4 个指标成分与其他成分分离良好，
无干扰。结果见图 3 - 24。

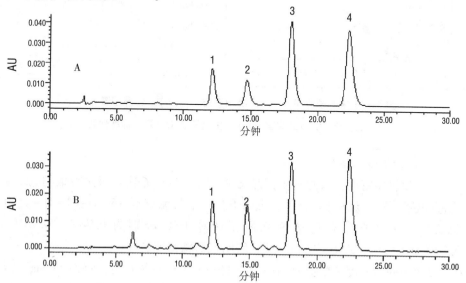

1. 决明子苷 B_2；2. 决明子苷 C_2；3. 红镰霉素龙胆二糖苷；4. 决明子苷 C

图 3 - 24　对照品（A）及供试品（B）HPLC 色谱图

（2）线性关系考察　精密吸取3mL混合对照品溶液A于10mL容量瓶中，加甲醇稀释至刻度，得混合对照品溶液B；精密吸取3mL混合对照品溶液B于10mL容量瓶中，加甲醇稀释至刻度，得混合对照品溶液C；重复以上步骤直至制得混合对照品溶液E。将混合对照品溶液A～E经0.45μm微孔滤膜滤过，取续滤液10μL注入液相色谱仪，测定色谱峰峰面积，结果如图3-25所示。表明决明子苷B_2、决明子苷C_2、红镰霉素-6-O-β-D-龙胆二糖苷、决明子苷C分别在0.004455～0.55、0.003807～0.47、0.0076626～0.946、0.012895～1.592μg范围内线性关系良好。

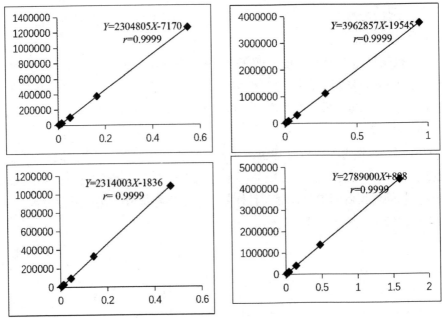

图3-25　决明子苷B_2（A）、决明子苷C_2（B）、红镰霉素-6-

O-β-D-**龙胆二糖苷（C）、决明子苷C（D）标准曲线**

（3）精密度考察

1）仪器精密度：取同一供试品溶液，连续进样6次，每次吸取10μL注入液相色谱仪，以决明子苷B_2、决明子苷C_2、红镰霉素-6-O-β-D-龙胆二糖苷、决明子苷C色谱峰峰面积计算RSD分别为0.74%、0.93%、0.80%、0.95%，RSD均小于3%，表明仪器精密度良好。

2）中间精密度考察：取同一批决明子对照提取物6份，每份12 mg，精密称定，制备决明子样品溶液，在不同的时间，由不同的分析人员，分别采用Waters 1525-2998-2707和Waters 1525-2489高效液相色谱仪进行测定决

明子苷 B_2、决明子苷 C_2、红镰霉素 $-6-O-\beta-D-$ 龙胆二糖苷及决明子苷 C 色谱峰峰面积，计算含量及 RSD，RSD 均小于 3%，结果表明该方法中间精密度良好。

（4）稳定性考察　取本节"二、（二）3. 供试品溶液制备"项下供试品溶液，分别于制备后 0、2、4、8、16、24h 进样，测定决明子苷 B_2、决明子苷 C_2、红镰霉素龙胆二糖苷、决明子苷 C 色谱峰峰面积，计算 RSD 分别为1.03%、0.94%、1.25% 和 1.49%，表明供试品溶液在 24h 内基本稳定。

（5）重复性考察　取决明子对照提取物 12mg，精密称定，平行制备 6 份样品溶液，分别进样，测定峰面积，计算各成分含量及其 RSD。RSD 均小于 3%，表明该方法重复性较好。

（6）准确度考察　取同一批次决明子对照提取物 6 mg，精密称定，平行6 份，加入一定量的对照品溶液，制备样品溶液，测定并计算各成分的平均加样回收率及 RSD 值。结果决明子苷 B_2、决明子苷 C_2、红镰霉素 $-6-O-\beta-$ D − 龙胆二糖苷、决明子苷 C 的加样回收率分别为 100.11%、98.87%、99.22%、100.47%，RSD 值分别为 1.77%、1.14%、1.26%、1.96%，表明该方法准确度良好。

（7）耐用性考察　制备供试品溶液，分别用 Sunfire C_{18}，Zorbax extend − C_{18} 和 Zorbax SB − C_{18} 色谱柱测定各成分含量，结果表明，方法耐用性良好。

5. 样品分析　取制备所得 10 批决明子萘并吡喃酮类对照提取物各 2 份，每份约 12mg，精密称定，制备样品溶液，测定并计算各样品中 3 个成分含量，取平均值，结果见表 3 – 12。

表 3 – 12　样品分析结果（$n = 2$）

编号	含量/%				总含量/%
	决明子苷 B_2	决明子苷 C_2	红镰霉素 $-6-O-\beta-D-$ 龙胆二糖苷	决明子苷 C	
1	10.27	8.22	24.24	21.88	64.61
2	9.22	6.35	24.48	22.14	62.19
3	11.22	12.62	12.04	26.48	62.36
4	11.07	12.70	12.36	25.52	61.65
5	11.32	11.84	21.88	28.50	73.54
6	11.52	8.68	32.77	22.73	75.70
7	6.67	5.73	30.51	23.32	66.23

续表

| 编号 | 含量/% | | | | 总含量/% |
	决明子苷 B_2	决明子苷 C_2	红镰霉素 $-6-O-\beta-D-$ 龙胆二糖苷	决明子苷 C	
8	12.10	13.17	16.13	32.99	74.39
9	11.22	7.56	32.20	21.22	72.20
10	12.66	9.84	20.92	27.12	70.54

（三）小结与讨论

采用 HPLC 含量测定方法对决明子萘并吡喃酮类对照提取物中 4 个指标成分进行分析，并进行了方法学考察，结果表明，该方法重复性良好，回收率合格，对于不同的色谱柱仍具有良好的耐用性，为决明子对照提取物的定值及不确定度研究提供了方法及依据。

三、特征图谱

（一）试药

10 批决明子药材：S1 （批号：16082002；产地：安徽），S2 （批号：61931004；产地：安徽），S3 （批号：070611；产地：070611），S4 （批号：20170724；产地：广西），S5 （批号：20130602；产地：广西），S6 （批号：1608001；产地：河北），S7 （批号：160601；产地：安徽），S8 （批号：A170303；产地：河北），S9 （批号：170901；产地：河南），S10 （批号：170215；产地：河北）。对照品决明子苷 B_2、决明子苷 C_2、红镰霉素 $-6-O-\beta-D-$ 龙胆二糖苷及决明子苷 C 为自制，经 ^{1}H - NMR、^{13}C - NMR 鉴定结构，HPLC 检测，峰面积归一化法计算，纯度均大于 98%。

（二）方法与结果

1. 色谱条件　色谱柱：Agilent ZORBAX SB - C_{18} 色谱柱 （250mm × 4mm，5μm）；流动相 A 相：甲醇与乙腈 （5:4） 混合溶液，B 相：1% 乙酸水，等度洗脱 （0 ~ 30min，19% A）；流速：1mL/min；检测波长：270nm；柱温：35℃。

2. 供试品溶液制备　称取对照提取物适量，置具塞烧瓶中，精密加入甲醇 20mL，称重，加热回流提取 90min。取出，放冷，称重，用甲醇补足减失的重量，摇匀，0.45μm 微孔滤膜滤过，取续滤液作为供试品溶液。

3. 检测波长　参照文献，对决明子对照提取物的检测波长进行了筛选，选取 270nm、278nm 作为检测波长进行测定（图 3 - 26），以图谱提供的色谱峰的信息量和峰面积为考察指标，在 270nm 波长下，色谱峰信息量最大，且基线平稳，因此，选择 270nm 为检测波长。

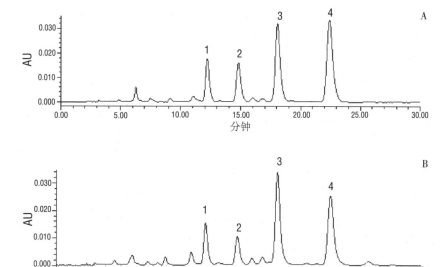

图 3 - 26　不同检测波长特征图谱（A：278nm，B：270nm）

4. 方法学考察

（1）精密度考察　取同一供试品溶液，连续进样 6 次，测定 HPLC 图谱，采用《中药色谱指纹图谱相似度评价系统（2004A）》软件进行数据分析，以红镰霉素 - 6 - O - β - D - 龙胆二糖苷（$t_R = 19.2min$）为参照物，计算相似度和 RSD。相似度大于 90%，4 个共有峰相对保留时间 RSD 为 0.02% ~ 0.04%，相对峰面积 RSD 为 0.58% ~ 0.84%，表明该方法精密度良好，见图 3 - 27（书后彩插）。

（2）稳定性考察　取同一供试品溶液，分别于制备后 0、2、4、8、16、24h 进样，测定 HPLC 图谱，采用《中药色谱指纹图谱相似度评价系统（2004A）》软件进行数据分析，以红镰霉素 - 6 - O - β - D - 龙胆二糖苷（$t_R = 19.2min$）为参照物，计算相似度和 RSD。相似度大于 90%，3 个共有峰相对保留时间 RSD 为 0.02% ~ 0.03%，相对峰面积 RSD 为 0.35% ~ 0.63%，表明样品在 24h 内基本稳定，见图 3 - 28（书后彩插）。

（3）重复性考察　取同一批次决明子对照提取物共 6 份，按本节"三、（二）2. 供试品溶液制备"项下方法制备样品溶液，测定 HPLC 图谱，采用《中药色谱指纹图谱相似度评价系统（2004A）》软件进行数据分析，以红镰霉素 $-6-O-\beta-D-$ 龙胆二糖苷（$t_R=19.2min$）为参照物，计算相似度和 RSD。相似度大于 90%，3 个共有峰相对保留时间 RSD 为 0.01% ~ 0.19%，相对峰面积 RSD 为 0.59% ~ 2.54%，表明该方法重复性良好，见图 3 - 29（书后彩插）。

5. 特征图谱建立

（1）特征图谱及各项技术参数　按本节"三、（二）1. 色谱条件"项下条件对 10 批决明子对照提取物进行分析检测，采用国家药典委员会《中药色谱指纹图谱相似度评价系统（2004A）》，对 10 批对照提取物的 HPLC 图谱进行分析，分别进行时间窗的设定、谱峰匹配，共标定了 4 个共有峰，以红镰霉素 $-6-O-\beta-D-$ 龙胆二糖苷（3 号峰）作为参照峰，采用"平均数"法生成对照图谱。结果显示，10 批对照提取物特征图谱相似度为 90% 以上，生成特征图谱，结果见图 3 - 30、3 - 31（书后彩插）。

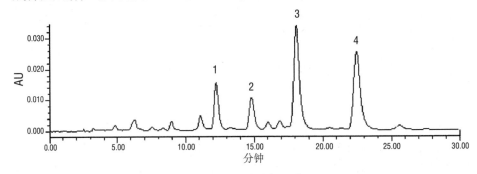

图 3 - 30　对照特征图谱

（2）特征图谱相似度计算　将 10 批特征图谱的数据文件导入国家药典委员会《中药色谱指纹图谱相似度评价系统（2004A）》，计算各样品特征图谱与生成的对照图谱的相似度，结果见表 3 - 13。

表 3-13　相似度结果

	S1	S2	S3	S4	S5	S6	S7	S8	S9	S10	对照指纹图谱
S1	1.000	0.999	0.891	0.908	0.990	0.995	0.991	0.919	0.992	0.982	0.996
S2	0.999	1.000	0.882	0.898	0.992	0.995	0.995	0.912	0.993	0.978	0.994
S3	0.891	0.882	1.000	0.995	0.881	0.845	0.838	0.993	0.830	0.958	0.929
S4	0.908	0.898	0.995	1.000	0.886	0.865	0.856	0.998	0.850	0.969	0.941
S5	0.990	0.992	0.881	0.886	1.000	0.987	0.988	0.901	0.985	0.969	0.987
S6	0.995	0.995	0.845	0.865	0.987	1.000	0.995	0.877	0.999	0.959	0.982
S7	0.991	0.995	0.838	0.856	0.988	0.995	1.000	0.874	0.995	0.954	0.979
S8	0.919	0.912	0.993	0.998	0.901	0.877	0.874	1.000	0.864	0.976	0.951
S9	0.992	0.993	0.830	0.850	0.985	0.999	0.995	0.864	1.000	0.951	0.977
S10	0.982	0.978	0.958	0.969	0.969	0.959	0.954	0.976	0.951	1.000	0.995
对照指纹图谱	0.996	0.994	0.929	0.987	0.987	0.982	0.979	0.951	0.977	0.995	1.000

按照《中药色谱指纹图谱相似度评价系统》对 10 批决明子萘并吡喃酮类对照提取物的实验数据进行"数据匹配",标定了 4 个共有峰。特征图谱中单峰面积大于 15% 的峰有 4 个,其他的峰单峰面积均小于 10%。特征图谱的分析数据显示 10 批决明子对照提取物的相似度均在 90% 以上,表明不同批次间决明子对照提取物存在较大的相似度。

(三) 小结与讨论

采用 UPLC 对决明子萘并吡喃酮类对照提取物进行分析,发现决明子苷 C 之后基本无其他成分,如图 3-32 所示。故选用该色谱条件对决明子对照提取物进行特征图谱分析。

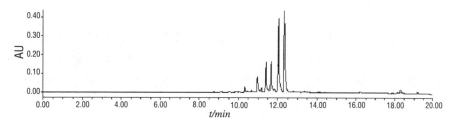

图 3-32　决明子萘并吡喃酮类对照提取物色谱图

UPLC 条件如下，色谱柱：ACQUITY UPLC HSS T3 柱（2.1 × 100mm，1.8μm，美国 Waters 公司），流动相 A 相：甲醇，B 相：1%甲酸水，梯度洗脱（0 ~ 20min，5% A→95% A），流速：0.2mL/min；检测波长：278nm；柱温：25℃。

特征图谱显示 10 批决明子对照提取物存在 4 个共有峰，且这 4 个峰为对照提取物中的主要成分，根据决明子对照提取物 UPLC - MS 法定性鉴别结果，可确定这 4 个共有峰按出峰时间依次为决明子苷 B_2、决明子苷 C_2、红镰霉素 - 6 - O - β - D - 龙胆二糖苷、决明子苷 C。

不同批次决明子对照提取物的特征图谱相似度均在 90% 以上，表明决明子对照提取物的组分比例相对固定，换批间具有良好的稳定性，决明子对照提取物的制备方法较为可靠，同时也表明该色谱方法既可用于含量测定及特征图谱测定，也可用于决明子萘并吡喃酮类对照提取物质量的综合评价。

四、均匀性考察

（一）色谱条件

色谱柱：Agilent ZORBAX SB - C_{18} 色谱柱（250mm × 4.6mm，5μm）；流动相 A 相：甲醇与乙腈（5∶4）混合溶液，B 相：1%乙酸水，等度洗脱（0 ~ 30min，19% A）；流速：1mL/min；检测波长：278nm；柱温：35℃。

（二）对照品溶液制备

按本节"一、（二）1.（2）对照品溶液制备"项下方法进行对照品溶液制备。

（三）供试品溶液制备

根据《标准物质定值的通用原则及统计学原理》[5]，随机取原料 10 支，每支称取 3 份，每份精密称取决明子对照提取物 1mg，置 50mL 容量瓶中，加 30%甲醇超声溶解，静置，加 30%甲醇稀释至刻度，摇匀，0.45μm 微孔滤膜滤过，取续滤液作为供试品溶液。

（四）测定结果

取对照品溶液和供试品溶液，分别注入高效液相色谱仪，采用本节"四、

（一）色谱条件"项下条件进行分析，测定样品中决明子苷 B_2、决明子苷 C_2、红镰霉素 $-6-O-\beta-D-$ 龙胆二糖苷、决明子苷 C 的含量，结果见表 3 – 14。

表 3 – 14　均匀性试验结果（%）

瓶号	决明子苷 B_2			决明子苷 C_2			红镰霉素 $-6-O-$$\beta-D-$龙胆二糖苷			决明子苷 C		
	1	2	3	1	2	3	1	2	3	1	2	3
1	11.51	11.16	11.56	11.78	11.73	11.62	16.34	16.30	16.29	28.40	27.74	28.14
2	11.20	11.68	10.94	11.42	11.80	11.37	16.15	15.88	16.20	28.49	28.25	27.94
3	11.29	11.04	11.56	11.61	11.48	11.71	15.22	16.26	16.23	27.86	28.32	28.29
4	11.27	11.30	11.66	11.25	11.51	11.86	16.40	15.91	16.02	28.32	28.11	27.65
5	11.62	11.07	11.19	11.99	11.79	11.56	15.91	16.36	16.45	28.49	28.01	28.38
6	11.42	11.66	11.45	11.53	11.92	11.42	16.46	15.90	16.32	28.19	28.34	28.15
7	10.97	11.13	11.64	11.56	12.05	11.48	15.82	16.23	16.47	27.99	28.25	27.75
8	11.50	11.16	10.91	11.42	11.84	11.56	16.46	16.26	16.02	28.20	28.31	28.18
9	11.20	11.06	11.74	11.67	11.7	11.43	16.49	16.16	15.99	28.16	27.98	28.38
10	11.29	11.04	11.56	11.53	11.64	11.21	16.39	15.88	15.83	28.31	28.36	28.27

采用 SPSS 22.0 统计软件进行数据分析，采用单因素方差分析（ANOVA）对均匀度进行检验，结果决明子苷 B_2 的 P 值为 0.32，决明子苷 C_2 的 P 值为 0.54，红镰霉素 $-6-O-\beta-D-$ 龙胆二糖苷的 P 值为 0.47，决明子苷 C 的 P 值为 0.62，均小于 $F_{0.05(9,20)}$，表明决明子对照提取物均匀度良好，结果见表 3 – 15。

表 3 – 15　单因素方差分析结果

化合物	变差源	总方差	自由度	均方差	F	$F_{0.05(9,20)}$
决明子苷 B_2	瓶内	0.235	9	0.026	0.32	0.9577
	瓶间	1.621	20	0.081		
	总数据	1.856	29			
决明子苷 C_2	瓶内	0.241	9	0.027	0.54	0.8287
	瓶间	0.992	20	0.050		
	总数据	1.233	29			
红镰霉素 $-6-O-\beta-D-$龙胆二糖苷	瓶内	0.398	9	0.044	0.47	0.8763
	瓶间	1.874	20	0.094		
	总数据	2.272	29			
决明子苷 C	瓶内	0.307	9	0.034	0.62	0.7692
	瓶间	1.106	20	0.055		
	总数据	1.413	29			

五、稳定性考察

(一) 色谱条件

色谱柱：Agilent ZORBAX SB – C$_{18}$色谱柱（250mm × 4.6mm，5μm）；流动相 A 相：甲醇与乙腈（5∶4）混合溶液，B 相：1%乙酸水，等度洗脱（0 ~ 30分钟，19% A）；流速：1mL/min；检测波长：278nm；柱温：35℃。

(二) 对照品溶液制备

按本节"一、（二）1.（2）对照品溶液制备"项下方法进行对照品溶液制备。

(三) 取样和供试品溶液制备

采用所建立的 HPLC 含量测定方法考察对照提取物的稳定性，在对照提取物制备后，分别于第 0、5、15、30、60、90 天抽样检测，分析样品中决明子苷 B$_2$、决明子苷 C$_2$、红镰霉素 – 6 – O – β – D – 龙胆二糖苷、决明子苷 C含量，每次取 3 个包装，每个包装取 1 个子样，每个子样测 2 次，取平均值，测定结果见表 3 – 16 至 3 – 19。

表 3 – 16　稳定性考察结果 – 决明子苷 B$_2$

编号	含量/%					
	0d	5d	15d	30d	60d	90d
1	11.57	11.33	11.65	11.16	11.37	11.09
2	11.08	11.49	11.30	11.47	11.05	11.16
3	11.40	11.35	11.13	11.51	11.29	11.58
平均值	11.35	11.39	11.36	11.38	11.24	11.28
RSD/%	2.19	0.77	2.33	1.68	1.48	2.35
$\dfrac{\lvert \bar{X}_i - \bar{X} \rvert}{S/\sqrt{n}}$	0.21	1.39	0.26	0.54	0.83	0.26

表 3 - 17　稳定性考察结果 - 决明子苷 C_2

编号	含量/%					
	0d	5d	15d	30d	60d	90d
1	11.86	11.90	11.39	12.05	11.79	11.39
2	11.37	12.03	11.71	11.45	11.80	11.86
3	11.96	11.54	12.01	11.96	11.97	11.67
平均值	11.73	11.82	11.70	11.82	11.85	11.64
RSD/%	1.82	1.47	1.79	1.87	0.58	1.37
$\dfrac{\mid \bar{X}_i - \bar{X} \mid}{S/\sqrt{n}}$	0.33	0.41	0.34	0.32	1.54	0.88

表 3 - 18　稳定性检验结果 - 红镰霉素 - 6 - O - β - D - 龙胆二糖苷

编号	含量/%					
	0d	5d	15d	30d	60d	90d
1	16.57	16.26	16.01	16.09	16.13	16.37
2	16.20	16.38	16.11	16.47	16.36	16.42
3	16.25	16.14	16.40	16.13	16.47	16.14
平均值	16.34	16.26	16.17	16.23	16.32	16.31
RSD/%	1.23	0.74	1.25	1.29	1.06	0.92
$\dfrac{\mid \bar{X}_i - \bar{X} \mid}{S/\sqrt{n}}$	0.69	1.44	0.86	0.33	0.50	0.46

表 3 - 19　稳定性检验结果 - 决明子苷 C

编号	含量/%					
	0d	5d	15d	30d	60d	90d
1	29.02	28.64	28.79	29.02	29.25	29.12
2	29.35	29.21	29.33	28.77	29.46	29.45
3	28.86	29.25	28.87	29.37	28.98	28.8
平均值	29.08	29.03	29.00	29.05	29.23	29.12
RSD/%	0.86	1.17	1.00	1.04	0.82	1.12
$\dfrac{\mid \bar{X}_i - \bar{X} \mid}{S/\sqrt{n}}$	0.07	0.30	0.53	0.23	1.01	0.16

　　如上表所示，决明子苷 B_2、决明子苷 C_2、红镰霉素 - 6 - O - β - D - 龙胆

二糖苷、决明子苷 C 的 $t = \dfrac{|\overline{X}_i - \overline{X}|}{S/\sqrt{n}}$，结果均小于 t（0.05，2）值 4.303[6]，表明决明子萘并吡喃酮类对照提取物在 90 天内具有良好的稳定性，达到了长期储存的要求。

六、其他测定

（一）仪器与试药

831 KF 库伦法卡式水分测定仪（瑞士 Metrohm 公司）；USP 标准物质二水酒石酸钠（sigma 公司）；饱和氯化铵溶液。

（二）水分测定

取决明子对照提取物 3 份，每份 10mg，精密称定，放入加热瓶中，输入称量质量，设置测定程序：初始漂移≤10，外接炉温度：270℃，搅拌速度：500r/min，根据测定结果计算决明子对照提取物中的含水量，结果见表 3-20。

表 3-20　水分测定结果

编号	样品质量/mg	水分质量（扣除空白）/mg	水分含量/%	平均含量/%
1	10.31	0.224	2.37	
2	10.17	0.242	2.38	2.57
3	10.72	0.318	2.97	

结果显示决明子对照提取物中平均含水量为 2.57%，由于对照提取物尚无具体标准，故参考化学对照品的有关规定[7]，其中要求经冷冻干燥的对照品中含水量不得超过 3%，表明制备所得对照提取物达到了相关标准。

（三）引湿性测定

按照 2020 版《中国药典》Ⅳ部（通则 9103）进行引湿性测定，具体操作如下：取干燥的具塞玻璃称量瓶（外径为 50mm，高为 15mm），于试验前一天置适宜的 25±1℃ 恒温干燥器（下部放置氯化铵饱和溶液），精密称定重量，记为 m_1；取供试品适量，平铺于上述称量瓶中，供试品厚度约为 1mm，精密称定重量，记为 m_2；将称量瓶敞口，并与瓶盖同置上述恒温恒湿条件下

24h。取出盖好称量瓶盖子，精密称定重量，记为m_3，平行制备4份，按照公式（3-1）进行计算，结果见表3-21。

$$增重百分率 = \frac{m_3 - m_2}{m_2 - m_1} \times 100\% \qquad 公式(3-1)$$

表3-21　引湿性测定结果

编号	m_1/g	m_2/g	m_3/g	$(m_3 - m_2)/g$	$(m_2 - m_1)/g$	增重百分率/%
1	30.6699	31.1346	31.1843	0.0497	0.4647	10.70%
2	30.6722	31.0217	31.0544	0.0327	0.3495	9.36%
3	30.0165	30.3928	30.4279	0.0351	0.3763	9.33%
4	27.3093	27.6809	27.7156	0.0347	0.3716	9.34%

结果显示决明子对照提取物中平均含水量为9.68%，由于对照提取物尚无具体标准，故参考药物引湿性规定，引湿增重小于15%但大于2%，表明制备所得对照提取物具有引湿性，应密闭保存。

（四）峰纯度测试

1. 色谱条件　色谱柱：Agilent ZORBAX SB-C$_{18}$色谱柱（250mm×4.6mm，5μm）；流动相A相：甲醇与乙腈（5:4）混合溶液，B相：1%乙酸水，等度洗脱（0-30min，19% A）；流速：1mL/min；检测波长：278nm；柱温：35℃。

2. 供试品溶液制备　取决明子萘并吡喃酮类对照提取物3份，每份12mg，精密称定，分别置50mL容量瓶中，加30%甲醇超声溶解，静置，加30%甲醇稀释至刻度，摇匀，0.45μm微孔滤膜滤过，取续滤液作为供试品溶液。

分别精密吸取上述3份决明子对照提取物供试品溶液10μL，分别注入高效液相色谱仪中。采用色谱工作站进行分析，具体结果如表3-22所示。

表3-22　对照提取物色谱峰的纯度角度及纯度阈值表

色谱峰	纯度	纯度角度			纯度阈值		
		1	2	3	1	2	3
决明子苷 B$_2$	纯峰	0.734	0.594	0.613	0.898	0.7784	0.759
决明子苷 C$_2$	纯峰	0.764	0.494	0.699	0.990	0.835	0.766
红镰霉素龙胆二糖苷	纯峰	0.572	0.388	0.404	0.594	0.498	0.472

续表

色谱峰	纯度	纯度角度			纯度阈值		
		1	2	3	1	2	3
决明子苷 C	纯峰	0.441	0.282	0.294	0.642	0.502	0.460

结果显示在上述 HPLC 色谱条件下，决明子萘并吡喃酮类对照提取物中 4 个主成分的色谱峰纯度阈值均大于纯度角度，表明色谱峰纯度合格，进一步确证了该 HPLC 色谱条件可以准确测定决明子子萘并吡喃酮类对照提取物中 4 个主成分的含量。

（五）小结与讨论

采用了库伦法卡式水分测定仪、2020 版《中国药典》Ⅳ部（通则 9103）引湿性测定方法分别对决明子对照提取物中的水分及引湿性进行了测定，结果显示其平均含水量为 2.57%，满足相关标准要求，平均引湿增重率为 9.68%，表明其具有一定的引湿性，应密闭贮存。同时，采用色谱工作站对决明子对照提取物含量测定的 HPLC 色谱峰进行了峰纯度分析，结果其色谱峰纯度均符合要求，进一步确证了决明子对照提取物含量测定方法的准备性与可靠性。

第三节　定值

一、协作定值

（一）试药

决明子对照提取物为实验室自制；对照品决明子苷 B$_2$、决明子苷 C$_2$、红镰霉素 $-6-O-\beta-D-$ 龙胆二糖苷及决明子苷 C 为自制，经 ^1H-NMR、$^{13}C-NMR$ 鉴定结构，HPLC 检测，峰面积归一化法计算，纯度均大于 98%。

（二）色谱条件

色谱柱：Agilent ZORBAX SB $-$ C$_{18}$ 色谱柱（250mm × 4.6mm，5μm）；流动相 A 相：甲醇与乙腈（5∶4）混合溶液，B 相：1% 乙酸水，等度洗脱（0 ~ 30min，19% A）；流速：1mL/min；检测波长：278nm；柱温：35℃。

（三）对照品溶液制备

按第二节"一、（二）1.（2）对照品溶液制备"项下方法进行对照品溶液制备。

（四）供试品溶液制备

取决明子对照提取物 12mg，精密称定，置 50mL 容量瓶中，加 30% 甲醇超声溶解，静置，加 30% 甲醇稀释至刻度，摇匀，0.45μm 微孔滤膜滤过，取续滤液作为供试品溶液。

（五）测定方法

取对照品溶液和供试品溶液，分别注入色谱仪，外标法定量，测定样品中决明子苷 B_2、决明子苷 C_2、红镰霉素 $-6-O-\beta-D-$龙胆二糖苷、决明子苷 C 的含量。

（六）测定结果

本次协作定值共 4 个实验室 5 台不同仪器参加，测定结果见表 3-23。

表 3-23　协作定值测定结果

化合物	实验室代码	X/%			$\bar{X}$/%	SD/%	RSD/%
决明子苷 B_2	A	11.43	11.39	11.34	11.39	0.06	0.40
	B	11.32	11.31	11.43	11.35	0.24	0.59
	C	11.46	11.47	11.49	11.47	0.10	0.13
	D	11.42	11.35	11.37	11.38	0.08	0.32
	E	11.35	11.39	11.42	11.39	0.06	0.31
决明子苷 C_2	A	11.65	11.56	11.68	11.63	0.26	0.54
	B	11.57	11.46	11.62	11.55	0.14	0.71
	C	11.54	11.73	11.54	11.60	0.27	0.95
	D	11.89	11.82	11.81	11.84	0.08	0.37
	E	11.72	11.89	11.80	11.80	0.07	0.72

续表

化合物	实验室代码	X/%			$\bar{X}$/%	SD/%	RSD/%
红镰霉素－6－ O－β－D－龙胆 二糖苷	A	16.52	16.71	16.79	16.67	0.26	0.83
	B	16.51	16.74	16.53	16.59	0.14	0.77
	C	16.68	16.61	16.47	16.59	0.27	0.64
	D	16.72	16.39	16.45	16.52	0.08	1.06
	E	16.56	16.64	16.65	16.62	0.07	0.30
决明子苷 C	A	28.98	29.06	28.62	28.89	0.02	0.81
	B	28.69	29.10	28.63	28.81	0.11	0.89
	C	29.16	28.58	28.96	28.90	0.14	1.02
	D	28.91	28.55	28.3	28.59	0.04	1.07
	E	28.93	28.79	28.73	28.82	0.06	0.36

按照科克伦准则判断 5 组数据是否等精度。对决明子苷 B_2、红镰霉素－6－O－$β$－D－龙胆二糖苷、决明子苷 C 的测定结果按照公式（3－2）分别计算统计量。结果 C 决明子苷 B_2 =0.4801，C 决明子苷 C_2 =0.3788，C 红镰霉素龙胆二糖苷 =0.3852，C 决明子苷 C =0.3016，均小于 C（0.05，5，3）值 0.5981，表明 5 组测量结果为等精度。

将每个实验室所测数据的平均值视为单次测量值，采用 Grubbs 法和 Dixon 法进行异常值检验，结果两种方法均无异常值检出。因此，计算总平均值和标准偏差，并以总平均值作为标示值，结果决明子对照提取物中决明子苷 B_2 的标示值为 11.40%，决明子苷 C_2 的标示值为 11.68%，红镰霉素－6－O－$β$－D－龙胆二糖苷的标示值为 16.60%，决明子苷 C 的标示值为 28.80%。

$$C = \frac{S_{max}^2}{\sum_{i=1}^{m} s_i^2} \qquad 公式（3－2）$$

二、定值结果的不确定度来源和分析

定值结果的不确定度主要由 4 部分组成：①HPLC 分析方法的不确定度；②协作定值引入的不确定度；③提取物均匀性引入的不确定度；④提取物稳定性引入的不确定度。

（一）HPLC 分析方法的不确定度

HPLC 外标法测定含量的数学模型为：

$$X = \frac{A_s \times V_s \times W_{ref} \times P}{A_{ref} \times V_{ref} \times W_s} \times 100\% \qquad 公式（3 - 3）$$

其中，A_s 表示供试品峰面积，A_{ref} 表示对照品峰面积，V_s 表示供试品溶液稀释倍数，V_{ref} 表示对照品溶液稀释倍数，W_s 表示供试品称样量，W_{ref} 表示对照品称样量，P 表示对照品纯度。

实验中所用对照品未提供纯度的不确定度值，此项忽略不计。协作定值时各实验室均采用"均匀性检验"项下方法，根据操作流程及方法学考察数据，HPLC 分析方法的不确定度主要考虑对照品称量、对照品溶液配制、样品称量、样品溶液配制以及重复性、回收率等因素引入的不确定度。

1. 对照品称量引起的不确定度　根据计量检定证书，所用电子天平（d = 0.01mg）的允许误差为 0.1mg，按正态分布，k = 1.96，按公式（3 - 4）计算称量时所用电子天平的不确定度（u_m），称量对照品的相对标准不确定度（$u_{m, rel}$）按公式（3 - 5）计算：

$$u_m = \frac{\Delta m}{k} \qquad 公式（3 - 4）$$

$$u_{m, rel} = \frac{u_m}{m} \qquad 公式（3 - 5）$$

其不确定度为 0.051mg。不考虑重复性误差时，称量决明子苷 B_2 的相对标准不确定度（$u_{m1, rel}$）按公式（3 - 5）计算为：0.017；称量决明子苷 C_2 的相对标准不确定度（$u_{m2, rel}$）为：0.026；称量红镰霉素 - 6 - O - β - D - 龙胆二糖苷的相对标准不确定度（$u_{m3, rel}$）为：0.010；决明子苷 C 的相对标准不确定度（$u_{m4, rel}$）为：0.006。

2. 对照品溶液制备引入的不确定度　对照品溶液制备的不确定度主要由容量瓶和移液管引入的不确定度，包括校准引入的不确定度、温度效应引入的不确定度。本实验对照品溶液配制过程中使用到 50、10mL A 级量瓶，1mL A 级单标线移液管。不考虑重复性误差时，其不确定度评定如下：

根据《GBT12806 - 2011 - 实验室玻璃仪器单标线容量瓶》，50、10mL A 级量瓶的容量允差（Δv）分别为 ± 0.050mL，± 0.020mL；按正态分布，k = 1.96，按公式（3 - 6）计算容量瓶的校准不确定度，则 50、10mL A 级量瓶的校准不确定度分别为：0.025、0.010。

$$u_{v(1)} = \frac{\Delta V}{k} \qquad 公式（3 - 6）$$

计算溶液的温度与校正时温度不同引入的不确定度，假设差 $\Delta t = 5℃$，水的体积膨胀系数（α_{water}）为2.1×10^{-4}，温度引入的不确定度按公式（3-7）计算分别为：0.027、0.005。

$$u_{v(2)} = \frac{v \times \Delta V \times \alpha_{water}}{k}$$　　　公式（3-7）

由50、10 mL A级量瓶引入的相对标准不确定度按公式（3-8）分别为：7.3×10^{-4}、1.2×10^{-3}。

$$u_{v,rel} = \frac{\sqrt{u_{v(1)}^2 + u_{v(2)}^2}}{v}$$　　　公式（3-8）

根据《实验室玻璃仪器单标线吸量管》，1mL A级单标线吸量管的容量允差（Δv）为± 0.007 mL，按正态分布，k=1.96，则1mL A级单标线吸量管的校准不确定度按公式（3-6）计算为$u_{1(1)} = 0.004$；温度引入的不确定度按公式（3-7）计算为：$u_{1(2)} = 0.0005$；由1mL A级单标线吸量管引入的相对标准不确定度按公式为：$u_{1,rel} = 3.6 \times 10^{-3}$。

因此，配制决明子苷 B_2、配制决明子苷 C_2、红镰霉素-6-O-β-D-龙胆二糖苷、决明子苷 C 对照品溶液的相对标准不确定度按公式（3-9）计算为：$u_{v1,rel} = 3.9 \times 10^{-4}$。

$$u_{v,rel} = \sqrt{u_{50,rel}^2 + u_{10,rel}^2 + u_{1,rel}^2}$$　　　公式（3-9）

3. 供试品称量引入的不确定度　根据计量检定证书，所用电子天平（d=0.01mg）的允许误差 $\Delta m = 0.1$mg，按正态分布，k=1.96，其不确定度（u_m）按公式（3-4）计算为0.051。不考虑重复性误差时，称量样品的相对标准不确定度（$u_{m,rel}$）公式（3-5）计算为：0.004。

4. 供试品溶液制备的不确定度　主要为容量瓶和移液管引入的不确定度。本实验供试品溶液制备过程中使用到50mL A级量瓶，不考虑重复性误差时，配制供试品溶液的相对标准不确定度按公式（3-8）计算为：$u_{v3,rel} = 7.3 \times 10^{-4}$。

5. 结果重复测定引入的不确定度　在重复性条件下，对决明子对照提取物进行6次测定（n=6），决明子苷 B_2、决明子苷 C_2、红镰霉素-6-O-β-D-龙胆二糖苷、决明子苷 C 的平均值（C_0）分别为：11.40%、11.68%、16.60%、28.80%；标准偏差（S）分别为：0.05%、0.13%、0.12%、0.24%。按照 B 类不确定度评定，决明子苷 B_2、决明子苷 C_2、红镰霉素-6-O-β-D-龙胆二糖苷、决明子苷 C 由重复性引入的相对标准不确定度按公式（3-10）计算分别为1.8×10^{-3}、4.5×10^{-3}、2.9×10^{-3}、3.4×10^{-3}。

$$u_{p,rel} = \frac{S}{C_0 \times \sqrt{n}} \qquad 公式(3-10)$$

6. 方法回收率引入的不确定度 在加样回收率试验中，平行测定 6 份样品（n = 6），决明子苷 B_2、决明子苷 C_2、红镰霉素 $-6-O-\beta-D-$ 龙胆二糖苷、决明子苷 C 的平均回收率（R）分别为：100.11%、100.91%、99.22%、100.47%；标准偏差（S）分别为：1.77%、1.15%、1.25%、1.97%。按照 B 类不确定度评定，决明子苷 B_2、决明子苷 C_2、红镰霉素 $-6-O-\beta-D-$ 龙胆二糖苷、决明子苷 C 由方法回收率引入的相对标准不确定度按公式（3-11）计算分别为：7.2×10^{-3}、4.7×10^{-3}、5.1×10^{-3}、8.0×10^{-3}。

$$u_{R,rel} = \frac{S}{R \times \sqrt{n}} \qquad 公式(3-11)$$

7. HPLC 分析方法的合成相对不确定度 综上，决明子苷 B_2、决明子苷 C_2、红镰霉素 $-6-O-\beta-D-$ 龙胆二糖苷、决明子苷 C 由 HPLC 分析方法的合成相对不确定度按公式（3-12）计算分别为：0.019、0.027、0.012、0.011。

$$u_{c,rel} = \sqrt{u_{m,rel}^2 + u_{v1,rel}^2 + u_{v3,rel}^2 + u_{R,rel}^2 + u_{p,rel}^2} \qquad 公式(3-12)$$

（二）协作定值引入的不确定度

协作定值的不确定度根据公式（3-13）计算，式中 s_i 为各组均值的标准偏差，n 为独立测定次数。计算得决明子苷 B_2、决明子苷 C_2、红镰霉素 $-6-O-\beta-D-$ 龙胆二糖苷、决明子苷 C 协作定值的不确定度分别为 0.03%、0.07%、0.03%、0.07%。

$$u_{char} = \frac{s_i}{\sqrt{n}} \qquad 公式(3-13)$$

（三）均匀性引入的不确定

均匀性引入的不确定度按照公式（3-14）计算，其中 Msamong2 为组间方差，Mswithin2 为组内方差，n 为测定次数。计算得决明子苷 B_2、决明子苷 C_2、红镰霉素 $-6-O-\beta-D-$ 龙胆二糖苷、决明子苷 C 均匀性的不确定度分别为 0.04%、0.02%、0.05%、0.02%。

$$u_{bb} = \sqrt{\frac{Ms_{among}^2 - Ms_{within}^2}{n}} \qquad 公式(3-14)$$

（四）稳定性引入的不确定度

稳定性引入的不确定度按照公式（3 - 15），计算得决明子苷 B_2、决明子苷 C_2、红镰霉素 $- 6 - O - \beta - D -$ 龙胆二糖苷、决明子苷 C 稳定性的不确定度分别为 0.02%、0.03%、0.02%、0.02%。

$$u_s = \sqrt{\frac{Ms^2_{among} - Ms^2_{within}}{n}} \qquad 公式（3 - 15）$$

（五）总合成标准不确定度

由 HPLC 分析方法、协作定值、均匀性、稳定性四部分引入的总合成标准不确定度按照公式（3 - 16）计算，其中 X 为各成分的标示含量（%）。计算得决明子苷 B_2、决明子苷 C_2、红镰霉素 $- 6 - O - \beta - D -$ 龙胆二糖苷、决明子苷 C 的总合成标准不确定度分别为 0.22%，0.33%，0.21%，0.33%。

$$u(C) = \sqrt{(u_{c,rel} \times X)^2 + u^2_{char} + u^2_s + u^2_{bb}} \qquad 公式（3 - 16）$$

（六）扩展不确定度

扩展不确定度按照公式（3 - 17）进行计算（置信区间为 P = 95% 时，k = 2），计算得决明子苷 B_2、决明子苷 C_2、红镰霉素 $- 6 - O - \beta - D -$ 龙胆二糖苷、决明子苷 C 的扩展不确定度分别为 0.44%、0.66%、0.42%、0.66%。

$$U = k \times u(C) \qquad 公式（3 - 17）$$

（七）定值结果及不确定度

综上，决明子萘并吡喃酮类对照提取物的标示量值及不确定度分别为：决明子苷 B_2（11.40 ±0.44）%、决明子苷 C_2（11.68 ±0.66）%、红镰霉素 $- 6 - O - \beta - D -$ 龙胆二糖苷（16.60 ±0.42）%、决明子苷 C（28.8 ±0.66）%。

三、小结与讨论

将决明子对照提取物在 4 个不同实验室进行协作定值研究，实验涉及 3 个品牌 4 种不同型号的高效液相色谱仪，将收集得到的 5 组数据采用 Grubbs 法和 Dixon 法进行异常值检验，结果两种方法均显示无异常值检出，表明所制备的对照提取物在不同实验室之间和不同仪器上具有良好的重现性，说明该对照提取物具有推广使用的可行性。

通过综合计算，确定决明子萘并吡喃酮类对照提取物的标示量值及不确定度分别为：决明子苷 B_2（11.40 ± 0.44）%、决明子苷 C_2（11.68 ± 0.66）%、红镰霉素 – 6 – O – β – D – 龙胆二糖苷（16.60 ± 0.42）%、决明子苷 C（28.8 ± 0.66）%，所得不确定度在 0.42 ~ 0.66% 之间。通过查阅文献，有研究者[8]将 17 种 β – 内酰胺类抗生素单体对照品采用 HPLC 外标法进行协作标定，计算得到总合成标准不确定度在 1.01 ~ 1.43 之间，本次协作定值 4 个指标成分的总合成标准不确定度均在 1% 以内，表明其不确定度处于正常水平，定值结果可靠，为建立基于对照提取物的决明子药材含量测定方法提供了良好基础，可保证测定结果的可溯源性和准确性。

第四节　应用

目前决明子多以大黄酚和橙黄决明素为指标对其进行质量控制，然而，蒽醌类化合物并非决明子中专属性化学成分，且需要水解才能测定，操作烦琐，以其为对照品对决明子药材及复方进行控制，难以全面、科学反映其质量；而萘并吡喃酮类成分是决明子中的一类特征性成分，不仅含量高，而且具有生物活性。因此，将决明子对照提取物应用于决明子药材及复方，建立基于对照提取物的药材及复方含量测定方法，能够减少化学对照品的使用、降低成本，能够明确对照提取物在决明子药材及复方质量控制中的适用性和可行性，提升决明子药材及复方质量控制方法的科学性和专属性，同时为建立科学合理的决明子药材及复方质量标准奠定基础。

一、在决明子药材质量控制中的应用

（一）含量测定

1. 试药　20 批决明子药材：S1（批号：61930801；产地：安徽），S2（批号：170526001；产地：广西），S3（批号：20110603；产地：广西），S4（批号：61931004；产地：安徽），S5（批号：150301；产地：安徽），S6（批号：400250800；产地：安徽），S7（批号：15031101；产地：安徽），S8（批号：20141202；产地：安徽），S9（批号：070611；产地：浙江），S10（批号：170221；产地：河北），S11（批号：130705；产地：河北），S12（批号：120401；产地：河北），S13（批号：170228；产地：广西），S14

（批号：17032404；产地：广西），S15（批号：07101；产地：四川），S16（批号：170201；产地：河北），S17（批号：160501；产地：河北），S18（批号：1612001；产地：河北），S19（批号：170907；产地：河南），S20（批号：170702；产地：四川）。对照品决明子苷 B_2、决明子苷 C_2、红镰霉素 - 6 - O - β - D - 龙胆二糖苷及决明子苷 C 为自制，经 ^1H - NMR、^{13}C - NMR 鉴定结构，HPLC 检测，峰面积归一化法计算，纯度均大于98%。

2. 方法与结果

（1）色谱条件　色谱柱：Agilent ZORBAX SB - C_{18} 色谱柱（250mm × 4.6mm，5μm）；流动相A相：甲醇与乙腈（5∶4）混合溶液，B相：1%乙酸水，等度洗脱（0～30min，19% A）；流速：1mL/min；检测波长：278nm；柱温：35℃。

（2）对照提取物溶液制备　精密称取已标定含量的决明子萘并吡喃酮类对照提取物 12.88mg，置25mL容量瓶中，加30%甲醇超声溶解，静置，加30%甲醇稀释至刻度，摇匀，制得每 1mL 含 0.058 mg 决明子苷 B_2、0.0610mg 决明子苷 C_2、0.0827 mg 红镰霉素龙胆二糖苷、0.1468mg 决明子苷 C 的对照提取物溶液 A。

（3）供试品溶液制备　取决明子药材粉末（过4号筛）0.2g，精密称定，置具塞烧瓶中，精密加入甲醇20mL，称重，加热回流提取90min。取出，放冷，称重，用甲醇补足减失的重量，摇匀，0.45μm 过微孔滤膜滤过，取续滤液作为供试品溶液。

（4）方法学考察

1）专属性考察　精密吸取对照提取物溶液和供试品溶液各10μL，分别进样。在对照提取物溶液和供试品溶液色谱图相应位置上，有相同保留时间的色谱峰，且样品中4种成分与其他成分分离良好，无干扰，结果见图3-33。

2）线性关系考察　精密吸取3mL对照提取物溶液A于10mL容量瓶中，加甲醇稀释至刻度，得对照提取物溶液B；精密吸取3mL对照提取物溶液B于10mL容量瓶中，加甲醇稀释至刻度，得对照提取物溶液C；重复以上步骤直至制得对照提取物溶液E。将混合对照品溶液A～E经 0.45μm 微孔滤膜滤过，取续滤液10μL注入液相色谱仪，测定色谱峰峰面积。以对照品进样量（X）为横坐标，色谱峰峰面积（Y）为纵坐标，进行线性回归，结果见图3-34。表明决明子苷 B_2、决明子苷 C_2、红镰霉素 - 6 - O - β - D - 龙胆二糖苷、

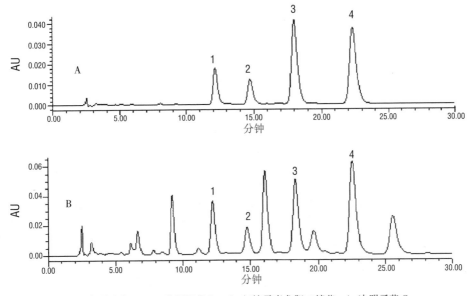

1. 决明子苷 B_2；2. 决明子苷 C_2；3. 红镰霉素龙胆二糖苷；4. 决明子苷 C

图 3 - 33　对照提取物（A）及供试品（B）HPLC 色谱图

决明子苷 C 分别在 0.00472 ~ 0.583、0.004941 ~ 0.610、0.0066987 ~ 0.827、0118908 ~ 1.468μg 范围内线性关系良好，决明子苷 B_2、决明子苷 C_2、红镰霉素 - 6 - O - β - D - 龙胆二糖苷、决明子苷 C 标准曲线方程分别为 $y = 2315150x - 3028$、$y = 2292813x - 869$、$y = 3972399x + 3336$、$y = 2812543x + 10692$。

3）精密度考察

①仪器精密度考察：取决明子药材粉末（24 目）0.2g，精密称定，制得供试品溶液，连续进样 6 次，每次 10μL，以色谱峰峰面积计算 RSD 为 0.62%、0.87%、0.64%、0.80%，RSD 均小于 3%，表明仪器精密度良好。

②中间精密度考察：取同一批决明子粉末（2 号筛）6 份，每份 0.2g，精密称定，由不同的分析人员在不同的时间制备决明子样品溶液，分别采用 Waters 1525 - 2998 - 2707 和 Waters 1525 - 2489 高效液相色谱仪进行测定决明子苷 B_2、决明子苷 C_2、红镰霉素 - 6 - O - β - D - 龙胆二糖苷及决明子苷 C 色谱峰峰面积，计算含量及 RSD，RSD 均小于 3%，表明该方法中间精密度良好。

4）稳定性考察　取本节"一、（一）2.（3）供试品溶液制备"项下所制备的决明子供试品溶液，分别于制备 0、2、4、8、16、24 h 后进样，测定·决明子苷 B_2、决明子苷 C_2、红镰霉素 - 6 - O - β - D - 龙胆二糖苷、决明子苷

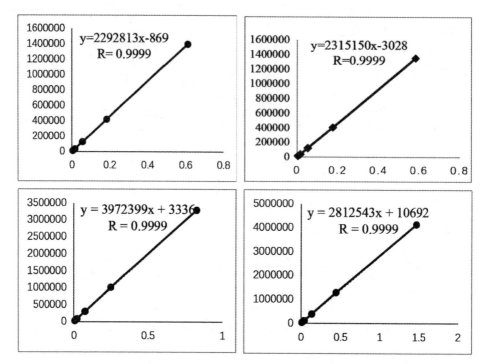

图 3-34　决明子苷 B$_2$（A）、决明子苷 C$_2$（B）、红镰霉素 -6-O-β-D-龙胆二糖苷（C）、决明子苷 C（D）标准曲线

C 色谱峰峰面积，计算 RSD 分别为 0.96%、0.79%、1.08% 和 1.18%。表明供试品溶液在 24 h 内基本稳定。

　　5）重复性考察　取同一批决明子粉末（24 目）6 份，每份 0.2g，精密称定，制备供试品溶液，测定色谱峰峰面积，计算含量。决明子苷 B$_2$、决明子苷 C$_2$、红镰霉素 -6-O-β-D-龙胆二糖苷、决明子苷 C 平均含量分别为 0.381%（RSD = 1.33%）、0.168%（RSD = 1.68%）、0.366%（RSD = 1.77%）、0.838%（RSD = 1.61%），表明该方法重复性良好。

　　6）准确度考察　取已知含量的决明子药材粉末（20 目）6 份，每份 0.1g，精密称定，分别置 50mL 具塞烧瓶中，精密加入一定量的对照品溶液，制备供试品溶液，分别精密吸取 10μL，注入液相色谱仪，测定色谱峰峰面积。计算决明子苷 B$_2$、决明子苷 C$_2$、红镰霉素 -6-O-β-D-龙胆二糖苷、决明子苷 C 苷回收率及 RSD，RSD 均小于 3%，表明该方法回收率良好。

（二）样品分析

取 20 批决明子药材粉末（20 目），各 2 份，精密称定，制备样品溶液，分别以决明子对照提取物和单体对照品为对照，测定决明子苷 B_2、决明子苷 C_2、红镰霉素 $-6-O-\beta-D-$ 龙胆二糖苷、决明子苷 C 的含量，结果见表 3 - 24。

表 3 - 24 20 批决明子药材含量测定结果（$n=2$）

编号	含量/%							
	决明子苷 B_2		决明子苷 C_2		红镰霉素 $-6-O-$ $\beta-D-$龙胆二糖苷		决明子苷 C	
	对照品	对照提取物	对照品	对照提取物	对照品	对照提取物	对照品	对照提取物
1	0.3479	0.3487	0.1323	0.1318	0.6357	0.6342	0.5438	0.5390
2	0.3222	0.3230	0.1116	0.1113	0.4831	0.4840	0.5717	0.5766
3	0.2520	0.2526	0.0986	0.0983	0.3162	0.3155	0.3188	0.3260
4	0.2828	0.2835	0.0981	0.0978	0.4638	0.4628	0.5345	0.5298
5	0.3908	0.3918	0.1253	0.1249	0.6310	0.6296	0.5018	0.4974
6	0.5725	0.5689	0.2533	0.2535	0.3548	0.3540	0.5919	0.5966
7	0.2588	0.2594	0.0805	0.0812	0.4962	0.4951	0.4202	0.4165
8	0.4297	0.4307	0.2158	0.2161	0.3645	0.3657	0.8430	0.8355
9	0.2847	0.2853	0.1041	0.1047	0.5710	0.5697	0.5206	0.5160
10	0.4426	0.4387	0.2061	0.2054	0.4112	0.4102	0.8935	0.8956
11	0.3064	0.3071	0.1475	0.1471	0.3323	0.3335	0.7206	0.7142
12	0.3310	0.3318	0.1621	0.1625	0.3482	0.3474	0.7563	0.7497
13	0.4109	0.4119	0.2039	0.2032	0.3384	0.3376	0.5512	0.5563
14	0.2992	0.3000	0.1669	0.1663	0.3259	0.3271	0.6793	0.6733
15	0.3521	0.3489	0.1798	0.1792	0.3367	0.3359	0.7504	0.7438
16	0.3235	0.3242	0.1008	0.1014	0.4560	0.4550	0.5320	0.5273
17	0.2934	0.2941	0.0899	0.0896	0.5710	0.5697	0.4924	0.4880
18	0.2222	0.2227	0.0341	0.0340	0.4819	0.4828	0.2270	0.2250
19	0.4469	0.4390	0.1101	0.1097	0.7185	0.7169	0.4671	0.4629
20	0.2683	0.2690	0.1020	0.1017	0.5135	0.5153	0.4777	0.4835

采用配对样本 t 检验法比较两种方法测定结果间的差异，如表 3 - 25 所

示，结果 P 值均大于 0.05，两种方法之间无显著性差异，表明采用对照提取物法与对照品法所得测定结果具有一致性，对照提取物可替代单体对照品进行决明子质量评价。

表 3 - 25 t 检验结果—决明子苷 B_2

对照品法 - 对照提取物法	成对差分					t	df	Sig（双侧）
	均值	标准差	均值的标准误	差分的 95% 置信区间				
				下限	上限			
决明子苷 B_2	0.0003	0.0024	0.0005	−0.0008	0.0014	0.619	19	0.543
决明子苷 C_2	0.0001	0.0004	0.0001014	−0.00005	0.00036	1.528	19	0.143
红镰霉素 $-6-O-$ $\beta-D-$龙胆二糖苷	0.0004	0.0011	0.0002485	−0.000125	0.00091	1.589	19	0.128
决明子苷 C	0.0020	0.0049	0.0011021	−0.000266	0.00435	1.851	19	0.080

1. 含量测定的数据分析　由于对照提取物法与单体对照品法之间不存在显著性差异，因此，以对照提取物法的测定结果为依据，进行数据分析（表 3 - 26），并分别绘制 4 个指标成分的数据分布直方图（图 3 - 35）（书后彩插）。

表 3 - 26   含量测定结果的数据分析

化合物	最小值/%	最大值/%	平均值/%	95% 置信区间	
				下限/%	上限/%
决明子苷 B_2	0.2227	0.5689	0.3416	0.30	0.38
决明子苷 C_2	0.0340	0.2535	0.1360	0.11	0.16
红镰霉素 $-6-O-$ $\beta-D-$龙胆二糖苷	0.3155	0.7169	0.4965	0.45	0.51
决明子苷 C	0.2250	0.8956	0.5676	0.49	0.64

由结果可知，20 批药材中的决明子苷 B_2、决明子苷 C_2、红镰霉素 $-6-O-$ $\beta-D-$龙胆二糖苷、决明子苷 C 含量分别在 0.2227% ~ 0.5689%、0.0340% ~ 0.2353%、0.3155% ~ 0.7169%、0.2250% ~ 0.8956% 范围内呈正态性分布，4 个指标成分 95% 置信区间的下限分别为 0.30%、0.11%、0.45%、0.49%，将 20 批药材测定数据与这 4 条限度进行比较，分别有 13 批、11 批、11 批、15 批的数据超过这 4 条限度，在总批次数中的占有比例均高于 50%，故可将这 4 个限度用于决明子药材质量评价，可规定若决明子药材中决明子苷 B_2 含量超过 0.30%，若决明子药材中决明子苷 C_2 含量超过 0.11%，红镰霉素 $-6-$

$O-\beta-$D$-$龙胆二糖苷含量超过 0.45% ，决明子苷 C 含量超过 0.49% ，则属于优质药材，没有达到规定的决明子药材则属于普通药材。

2. 聚类分析　聚类分析能够根据统计量或规定的分类准则对事物进行分类，量化种群间的差异程度，分析群种间的相似程度。以对照提取物法测定结果的 4 个成分含量之和为聚类指标，对 20 批决明子药材进行聚类分析，结果如图 3 - 36 所示。

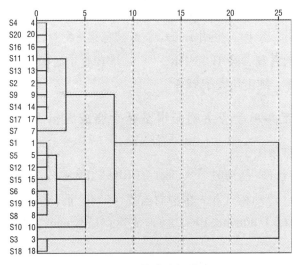

图 3 - 36　聚类分析结果

结果显示，20 批决明子药材被分为三类，其中批次为 S(1、5、12、15、6、19、8、10) 的决明子药材被聚为一类，均属于优质药材；批次为 S3、S18 的决明子被聚为一类，均属于劣质药材。以上分析结果表明市售决明子药材存在着一定程度的差异，可能与决明子药材的植物来源、产地、采收期、贮存时间等因素有关。

3. 小结与讨论　对照提取物在中药质量控制中具有多种优势，一方面，对照提取物与原药材基源相似，与采用单一对照品进行鉴别相比，提高了鉴别的专属性；另一方面，对照提取物本身是一种混标，配制操作简单，溶解于有机溶剂后可直接使用，使中药检测更加简便、快捷。

以对照提取物为参照，采用已建立的含量测定方法对 20 批决明子药材进行测定，并将结果进行数理统计分析，初步制定了决明子萘并吡喃酮类化合物的质量评价限度：若决明子药材中决明子苷 B_2 含量超过 0.30% ，决明子苷 C_2 含量超过 0.11% ，红镰霉素 $-6-O-\beta-$D$-$龙胆二糖苷含量超过 0.45% ，决明子苷 C 含量超过 0.49%，则属于优质药材，低于标准的决明子药材则属于普通药材。但是，由于所测药材的批次数较少，上述质量评价限度能否确立为决明子药材质量标准，仍需要进一步研究。

二、在含决明子的中药复方质量控制中的应用

（一）试药

对照品决明子苷 B_2、决明子苷 C_2、红镰霉素 $-6-O-\beta-D-$龙胆二糖苷及决明子苷 C 为自制，经 ^1H-NMR、$^{13}C-NMR$ 鉴定结构，HPLC 检测，峰面积归一化法计算，纯度均大于 98%。

（二）对照品用于含决明子中药复方脂康颗粒含量测定

1. 方法与结果

（1）色谱条件　色谱柱：Agilent ZORBAX SB $-C_{18}$ 色谱柱（250mm × 4.6mm，5μm）；流动相 A 相：甲醇与乙腈（5∶4）混合溶液，B 相：1% 乙酸水，等度洗脱（0～30min，19% A）；流速：1mL/min；检测波长：278nm；柱温：35℃。

（2）对照品溶液制备　按照第二节"一、（二）（2）对照品溶液制备"项下方法进行对照品溶液制备。

（3）供试品溶液制备　精密称定脂康颗粒 1g，加入 50mL 水溶解，上样于内径为 2cm，高度为 25cm 的大孔吸附树脂，柱体积为 80mL，320mL 20% 乙醇洗脱除杂后，用 480mL 50% 乙醇洗脱，收集洗脱液，回收溶剂至干，残渣加 30% 甲醇溶解，转移至 25mL 容量瓶中，加 30% 甲醇至刻度线，摇匀，即得供试品溶液。

（4）阴性样品溶液制备　取枸杞，桑葚，山楂，红花 4 味药材，按照处方制得阴性样品，制得阴性样品溶液。

（5）方法学考察

1）专属性考察　精密吸取对照提取物溶液、供试品溶液和阴性样品溶液各 10μL，分别进样。在对照提取物溶液和供试品溶液色谱图相应位置上，有相同保留时间的色谱峰，且样品中 4 种成分与其他成分分离良好，无干扰，而阴性样品溶液则无相应的色谱峰，结果见图 3-37。

2）线性关系考察　按第二节"二、（二）4.（2）线性关系考察"项下

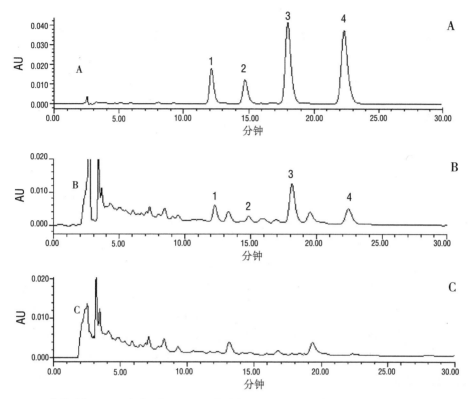

1. 决明子苷 B_2；2. 决明子苷 C_2；3. 红镰霉素 $-6-O-\beta-D-$龙胆二糖苷；4. 决明子苷 C

图 3-37　对照提取物（A）、供试品（B）及阴性样品（C）HPLC 色谱图

方法进行考察，线性关系考察结果为决明子苷 B_2、决明子苷 C_2、红镰霉素 $-6-O-\beta-D-$龙胆二糖苷、决明子苷 C 分别在 0.004455~0.55、0.003807~0.47、0.0076626~0.946、0.012895~1.592μg 范围内线性关系良好，决明子苷 B_2、决明子苷 C_2、红镰霉素 $-6-O-\beta-D-$龙胆二糖苷、决明子苷 C 标准曲线方程分别为 $y=2304805x-7170$、$y=2314003x-1836$、$y=3962857x-19545$、$y=2789000x+898$。

3）精密度考察

①仪器精密度：取脂康颗粒 1g，精密称定，制得供试品溶液，连续进样 6 次，每次 10μL，以色谱峰峰面积计算 RSD 分别为 0.58%、0.87%、0.90%、0.79%，RSD 均小于 3%，表明仪器精密度良好。

②中间精密度：取同一批脂康颗粒 6 份，每份 1g，精密称定，由不同的分析人员在不同的时间制备脂康颗粒样品溶液，分别采用 Waters 1525-2998-

2707 和 Waters 1525 - 2489 高效液相色谱仪进行测定决明子苷 B_2、决明子苷 C_2、红镰霉素 $-6-O-\beta-D-$ 龙胆二糖苷及决明子苷 C 色谱峰峰面积，计算含量及 RSD，RSD 均小于 3%，表明该方法中间精密度良好。

4）稳定性考察　取本节"二、（二）1.（3）供试品溶液制备"项下决明子供试品溶液，分别于制备 0、2、4、8、16、24h 后进样，测定决明子苷 B_2、决明子苷 C_2、红镰霉素 $-6-O-\beta-D-$ 龙胆二糖苷、决明子苷 C 色谱峰峰面积，计算 RSD 分别为 1.01%、0.72%、1.23% 和 0.57%。表明供试品溶液在 24h 内基本稳定。

5）重复性考察　取同一批脂康颗粒粉末 6 份，每份 1 g，精密称定，制备供试品溶液，测定色谱峰峰面积，计算含量决明子苷 B_2、决明子苷 C_2、红镰霉素 $-6-O-\beta-D-$ 龙胆二糖苷、决明子苷 C 的 RSD 均小于 3%，表明该方法重复性良好。

6）准确度考察　取已知含量的脂康颗粒粉末 6 份，每份 0.5g，精密称定，分别加入一定量的对照品，制备供试品溶液，分别精密吸取 10μL，注入液相色谱仪，测定色谱峰峰面积。计算决明子苷 B_2、决明子苷 C_2、红镰霉素 $-6-O-\beta-D-$ 龙胆二糖苷、决明子苷 C 苷回收率及 RSD，RSD 均小于 3%，表明该方法回收率良好。

2. 样品分析

取 3 批脂康颗粒粉末，各 4 份，精密称定，制备样品溶液，分别以单体对照品为对照，测定决明子苷 B_2、决明子苷 C_2、红镰霉素 $-6-O-\beta-D-$ 龙胆二糖苷、决明子苷 C 的含量，结果见表 3 - 27。

表 3 - 27　含量测定结果（以对照品为对照）

测定批次	含量 mg/g			
	决明子苷 B_2	决明子苷 C_2	红镰霉素 $-6-O-\beta-D-$ 龙胆二糖苷	决明子苷 C
1	0.07056	0.01149	0.1317	0.03405
1	0.07055	0.01159	0.1351	0.03497
1	0.07050	0.01109	0.1324	0.03481
2	0.07019	0.01137	0.1352	0.03430
2	0.07894	0.00732	0.1700	0.03520
2	0.07889	0.00703	0.1725	0.03513
2	0.07893	0.00721	0.1730	0.03503

续表

测定批次	含量 mg/g			
	决明子苷 B_2	决明子苷 C_2	红镰霉素 $-6-O-\beta-D-$龙胆二糖苷	决明子苷 C
3	0.07838	0.00737	0.1719	0.03449
3	0.07907	0.01017	0.1505	0.04280
3	0.08010	0.01013	0.1528	0.04326
3	0.07987	0.01019	0.1536	0.04331

（三）对照提取物用于中药复方脂康颗粒质量控制

1. 方法与结果

（1）色谱条件　色谱柱：Agilent ZORBAX SB – C₁₈ 色谱柱（250mm × 4.6mm，5μm）；流动相 A 相：甲醇与乙腈（5∶4）混合溶液，B 相：1% 乙酸水，等度洗脱（0 ~ 30min，19% A）；流速：1mL/min；检测波长：278nm；柱温：35℃。

（2）对照品溶液制备　按第二节"一、（二）1.（2）对照品溶液制备"项下方法进行对照品溶液制备。

（3）供试品溶液制备　精密称定脂康颗粒1g，加入50mL水溶解，上样于内径为2cm，高度为25cm的大孔吸附树脂，柱体积为8mL，320mL 20% 乙醇洗脱除杂后，用480mL 50% 乙醇洗脱，收集洗脱液，回收溶剂至干，残渣加30% 甲醇溶解，转移至25mL 容量瓶中，加30% 甲醇至刻度线，摇匀，即得供试品溶液。

（4）方法学考察

1）专属性考察　精密吸取对照提取物溶液、供试品溶液各10μL，分别进样。在对照提取物溶液和供试品溶液色谱图相应位置上，有相同保留时间的色谱峰，且样品中4种成分与其他成分分离良好，无干扰，而阴性样品溶液则无相应的色谱峰，结果见图3 – 38。

2）线性关系考察　按本节"一、（一）2.（4）2）线性关系考察"项下方法进行考察，线性关系考察结果为决明子苷 B_2、决明子苷 C_2、红镰霉素 $-6-O-\beta-D-$龙胆二糖苷、决明子苷 C 分别在 0.004455 ~ 0.55、0.003807 ~ 0.47、0.0076626 ~ 0.946、0.012895 ~ 1.592μg 范围内线性关系良好，决明子苷 B_2、决明子苷 C_2、红镰霉素 $-6-O-\beta-D-$龙胆二糖苷、决明子苷 C 标准曲线方程分别为 $y = 2632435x + 1312$、$y = 2292813x - 869$、$y = 3972399x +$

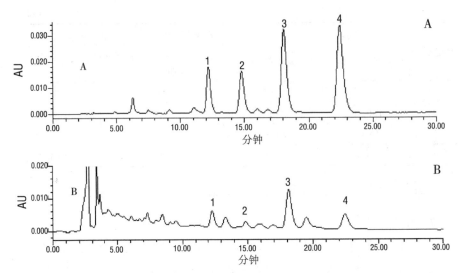

1. 决明子苷 B_2；2. 决明子苷 C_2；3. 红镰霉素 $-6-O-\beta-D-$龙胆二糖苷；4. 决明子苷 C

图 3-38　对照提取物（A）及供试品（B）HPLC 色谱图

3336、 $=2812543x+10692$。

3）精密度考察

①仪器精密度考察　取脂康颗粒粉末 1g，精密称定，加入 50mL 水溶解，上样于内径为 2cm，高度为 25cm 的大孔吸附树脂，柱体积为 8mL，320mL 20% 乙醇洗脱除杂后，用 480mL 50% 乙醇洗脱，收集洗脱液，回收溶剂至干，残渣加 30% 甲醇溶解，转移至 25mL 容量瓶中，加 30% 甲醇至刻度线，摇匀，即得供试品溶液，连续进样 6 次，每次 10μL，以色谱峰峰面积计算 RSD 分别为 0.74%、0.91%、0.85%、1.20%，RSD 均小于 3%，表明仪器精密度良好。

②中间精密度考察　取同一批脂康颗粒 6 份，每份 1g，精密称定，由不同的分析人员在不同的时间制备脂康颗粒样品溶液，分别采用 Waters 1525-2998-2707 和 Waters 1525-2489 高效液相色谱仪进行测定决明子苷 B_2、决明子苷 C_2、红镰霉素 $-6-O-\beta-D-$龙胆二糖苷及决明子苷 C 色谱峰峰面积，计算含量及 RSD，RSD 均小于 3%，表明该方法中间精密度良好。

4）稳定性考察　取本节"二、（三）1.（3）供试品溶液制备"项下复方供试品溶液，分别于制备 0、2、4、8、16、24h 后进样，测定决明子苷 B_2、决明子苷 C_2、红镰霉素 $-6-O-\beta-D-$龙胆二糖苷、决明子苷 C 色谱峰峰面积，计算 RSD 分别为 1.10%、1.43%、0.97% 和 1.24%。表明供试品溶液在

24h 内基本稳定。

5）重复性考察　取同一批脂康颗粒粉末 6 份，每份 0.5g，精密称定，按"（3）供试品溶液制备"项下方法制备供试品溶液，测定色谱峰峰面积，计算含量。结果决明子苷 B_2、决明子苷 C_2、红镰霉素 $-6-O-\beta-D-$ 龙胆二糖苷、决明子苷 C 的 RSD 值均小于 3%，表明该方法重复性良好。

6）准确度考察　取已知含量的脂康颗粒复方粉末 6 份，每份 0.5g，精密称定，分别加入一定量的对照提取物溶液，制备供试品溶液，分别精密吸取 10μL，注入液相色谱仪，测定色谱峰峰面积。计算决明子苷 B_2、红镰霉素 $-6-O-\beta-D-$ 龙胆二糖苷、决明子苷 C 苷回收率及 RSD，RSD 均小于 3%，表明该方法回收率良好。

2. 样品分析　取 3 批脂康颗粒粉末，各 4 份，精密称定，制备样品溶液，以决明子对照提取物为对照，测定决明子苷 B_2、决明子苷 C_2、红镰霉素 $-6-O-\beta-D-$ 龙胆二糖苷、决明子苷 C 的含量，结果见表 3-28。

表 3-28　含量测定结果（以对照提取物为对照）

测定批次	含量 mg/g			
	决明子苷 B_2	决明子苷 C_2	红镰霉素 $-6-O-\beta-D-$ 龙胆二糖苷	决明子苷 C
1	0.07033	0.01165	0.1324	0.03375
1	0.07072	0.01155	0.1348	0.03466
1	0.07037	0.01106	0.1331	0.03499
1	0.07036	0.01163	0.1348	0.03400
2	0.07912	0.00749	0.1696	0.03489
2	0.07908	0.00701	0.1751	0.03551
2	0.07871	0.00759	0.1726	0.03472
1	0.07857	0.00744	0.1715	0.03458
3	0.07926	0.01014	0.1521	0.04242
3	0.08029	0.01009	0.1524	0.04347
3	0.07976	0.01016	0.1533	0.04293
3	0.08008	0.01015	0.1545	0.04357

（四）不同方法结果对比分析

采用配对样本 t 检验法比较两种方法测定结果间的差异，如表 3-29 及 3-30 所示，结果 P 值均大于 0.05，两种方法之间无显著性差异，表明采用对照提取物法与对照品法所得测定结果具有一致性，对照提取物可替代单体对照品进行复方脂康颗粒的质量评价。

表 3 – 29　不同方法测定脂康颗粒含量比对表

编号	含量/%							
	决明子苷 B_2		决明子苷 C_2		红镰霉素 $-6-O-$ $\beta-D-$龙胆二糖苷		决明子苷 C	
	对照品	对照提取物	对照品	对照提取物	对照品	对照提取物	对照品	对照提取物
1	0.07056	0.07033	0.01149	0.01165	0.1317	0.1324	0.03405	0.03375
2	0.07055	0.07072	0.01159	0.01155	0.1351	0.1348	0.03497	0.03466
3	0.07050	0.07037	0.01109	0.01106	0.1324	0.1331	0.03481	0.03499
4	0.07019	0.07036	0.01137	0.01163	0.1352	0.1348	0.03430	0.03400
5	0.07894	0.07912	0.00732	0.00749	0.1700	0.1696	0.03520	0.03489
6	0.07889	0.07908	0.00703	0.00701	0.1725	0.1751	0.03513	0.03551
7	0.07893	0.07871	0.00721	0.00759	0.1730	0.1726	0.03503	0.03472
8	0.07838	0.07857	0.00737	0.00744	0.1719	0.1715	0.03449	0.03458
9	0.07907	0.07926	0.01017	0.01014	0.1505	0.1521	0.04280	0.04242
10	0.08010	0.08029	0.01013	0.01009	0.1528	0.1524	0.04326	0.04347
11	0.07987	0.07976	0.01019	0.01016	0.1536	0.1533	0.04331	0.04293
12	0.07989	0.08008	0.01008	0.01015	0.1502	0.1545	0.04346	0.04357

表 3 – 30　t 检验结果—决明子苷 B_2

对照品法 – 对照提取物法	成对差分					t	df	Sig （双侧）
	均值	标准差	均值的标准误	差分的95%置信区间				
				下限	上限			
决明子苷 B_2	−0.00006	0.0002	0.000515	−0.000178	0.0004	−1.262	11	0.233
决明子苷 C_2	−0.00007	0.00014	0.00004	−0.000165	0.00001	−1.913	11	0.082
红镰霉素 $-6-O-\beta-$ $D-$龙胆二糖苷	−0.00061	0.00152	0.00044	−0.00157	0.00035	−1.389	11	0.192
决明子苷 C	0.00011	0.00028	0.00008039	−0.000669	0.00029	1.368	11	0.198

参考文献

[1] 唐力英, 王祝举, 赫炎, 等. 决明子中苷类化学成分研究 [J]. 中国实验方剂学杂志, 2009, 15 (7): 35—37.

[2] TSUTOMU H, HIROSHI U, HIDEYUKI I. Phenolic constituents of Cassia seeds and

antibacterial effect of some naphthalenes and anthraquinones on methicillin – resistant staphylococcus aureus［J］. Chem Pharm Bull, 1999, 47 (8)：1121.

［3］KITANAKA S, NAKAYAMA T, SHIBANO T, et al. Antiallergic agent from natural sources. Structures and inhibitory effect of histamine release of naphthopyrone glycosides from seeds of Cassia obtusifolia L.［J］. Chem Pharm Bull, 1998, 46 (10)：1650.

［4］SUSUMU K, MICHIO T. Naphthopyrone glucosides from the seeds of Cassia tora withinhibitory activity on advanced glycation end products (AGEs) formation［J］. Biomed Chromatogr, 2006, 25 (7)：587.

［5］JJF, 1343—2012, 标准物质定值的通用原则及统计学原理［S］. 北京：国家质量监督检验检疫总局, 2012.

［6］胡晓燕. 标准物质稳定性考察及评价［J］. 冶金分析, 2000 (6)：31—34.

［7］中华人民共和国卫生部药典委员会. 中华人民共和国药典［M］. 北京：化学工业出版社. 2020.

［8］姚尚辰, 常艳, 胡昌勤. HPLC 用 β – 内酰胺类抗生素化学对照品的不确定度分析［J］. 药物分析杂志, 2010 (11)：2104—2110.

第四章 枳实黄酮对照提取物研究

第一节 制备工艺

一、提取工艺

（一）含量测定方法

1. 试药 芸香柚皮苷（批号：MUST - 17030408，纯度 99.20%）、柚皮苷（批号：MUST - 17040102，纯度 98.28%）、新橙皮苷（批号：MUST - 17040707，纯度 98.79%）均购自成都曼斯特生物科技有限公司，橙皮苷（批号：721 - 860110，纯度：98.08%）购自中国食品药品检定研究院。

枳实药材经鉴定为芸香科植物酸橙 *Citrus aurantium* L. 及其栽培变种或甜橙 *Cirtus sinensis* Osbeck 的干燥幼果，枳实药材信息见表 4 - 1。

表 4 - 1 枳实药材信息

编号	产地	批号	编号	产地	批号
S1	四川	180618	S6	江西	171027007
S2	江西	180709	S7	江西	161101
S3	湖南	170239	S8	四川	180503
S4	四川	180403	S9	江西	150401
S5	江西	17033101	S10	江西	180507

2. 方法与结果

（1）色谱条件色谱柱：SunFire C_{18} 色谱柱（250mm × 4.6mm，5μm）；流动相：甲醇 - 水 - 冰醋酸（38：58：4）；流速：1mL/min；检测波长：283nm；柱温 35℃。

（2）对照品溶液制备 精密称取芸香柚皮苷、柚皮苷、橙皮苷、新橙皮苷对照品适量，分别制得每 1mL 含 0.0310mg 芸香柚皮苷、0.0568mg 柚皮苷、

0.1480mg橙皮苷、0.1540mg新橙皮苷的混合对照品溶液。

（3）供试品溶液制备方法考察

1）提取方法考察 取枳实药材粉末（50目）4份，每份约50mg，精密称定，两份置具塞烧瓶中，两份置具塞锥形瓶中，精密加入70%乙醇10mL，称重，分别加热回流提取60min，超声提取（100W，40kHz）30min，取出，放冷，称重，用70%乙醇补足减失的重量，摇匀，0.45μm微孔滤膜滤过，取续滤液作为供试品溶液。分别精密吸取10μL续滤液，注入液相色谱仪，测定色谱峰峰面积，计算含量。结果见表4-2。结果表明，采取超声提取的方法效果较优。

表4-2 提取方法考察（n=2）

提取方法	含量（%）	
	回流	超声处理
芸香柚皮苷	0.42	0.42
柚皮苷	9.30	9.64
橙皮苷	1.06	1.09
新橙皮苷	11.41	11.97

2）药材粉末粒度考察 取50、65、80目的枳实药材粉末各2份，每份约50mg，精密称定，分别置具塞锥形瓶中，精密加入70%乙醇10mL，称重，分别超声处理（100W，40kHz）30min，取出，放冷，称重，用70%乙醇补足减失的重量，摇匀，0.45μm微孔滤膜滤过，取续滤液作为供试品溶液。分别精密吸取10μL续滤液，注入液相色谱仪，测定色谱峰峰面积，计算含量。结果见表4-3。结果显示枳实破碎程度为65目时，效果较优。

表4-3 药材粉末粒度考察（n=3）

药材粉末粒度	含量（%）		
	50目	65目	80目
芸香柚皮苷	0.28	0.28	0.31
柚皮苷	6.75	6.41	7.29
橙皮苷	0.46	1.43	0.57
新橙皮苷	14.26	14.33	11.89

3）提取溶剂考察 取枳实药材粉末（65目）6份，每份约50mg，精密称定，置具塞锥形瓶中，分别精密加入50%，70%，90%乙醇10mL，称重，

分别超声（100W，40kHz）30min，取出，放冷，称重，用相应的溶剂补足减失的重量，摇匀，0.45μm微孔滤膜滤过，取续滤液作为供试品溶液。分别精密吸取续滤液10μL，注入液相色谱仪，测定色谱峰峰面积，计算含量。结果见表4-4。结果显示，采用70%乙醇效果较优。

表4-4　提取溶剂考察（n=3）

提取溶剂考察	含量（%）		
	50%乙醇	70%乙醇	90%乙醇
芸香柚皮苷	0.32	0.40	0.33
柚皮苷	7.31	7.47	7.53
橙皮苷	1.74	1.73	1.10
新橙皮苷	14.26	14.69	14.82

4）提取倍量考察　取枳实药材粉末（65目）6份，每份约50mg，精密称定，置具塞锥形瓶中，分别精密加入70%乙醇10，12.5，15mL，称重，超声处理（100W，40kHz）30min，取出，放冷，称重，70%乙醇补足减失的重量，摇匀，0.45μm微孔滤膜滤过，取续滤液作为供试品溶液。分别精密吸取续滤液10μL，注入液相色谱仪，测定色谱峰峰面积，计算含量。结果见表4-5。结果表明，当溶剂倍量为250倍时，提取效果较优。

表4-5　提取倍量考察（n=3）

提取倍量	含量（%）		
	200	250	300
芸香柚皮苷	0.36	0.35	0.32
柚皮苷	7.41	7.44	7.04
橙皮苷	1.42	1.42	1.34
新橙皮苷	15.69	15.73	14.82

5）提取时间考察　取枳实药材粉末（65目）6份，每份约50mg，精密称定，置具塞锥形瓶中，精密加入70%乙醇12.5mL，称重，分别超声处理（100W，40kHz）30，40，50min，取出，放冷，称重，用70%乙醇补足减失的重量，摇匀，0.45μm微孔滤膜滤过，取续滤液作为供试品溶液。分别精密吸取续滤液10μL，注入液相色谱仪，测定色谱峰峰面积，计算含量。结果见表4-6。结果表明，超声30min效果较优。

表4-6　提取时间考察（n=3）

提取时间考察	含量（%）		
	30 min	40 min	50 min
芸香柚皮苷	0.40	0.34	0.32
柚皮苷	7.58	7.74	7.32
橙皮苷	1.73	1.86	1.58
新橙皮苷	14.77	15.00	14.46

综上所述，供试品溶液制备方法为：枳实粉末（65目）约50mg，精密称定，置具塞锥形瓶中，按液料比250∶1加入70%乙醇，称重，超声处理（100W，40kHz）30min，放冷，称重，用70%乙醇补足减失的重量，摇匀，0.45μm微孔滤膜过滤，取续滤液作为供试品溶液。

（4）方法学考察

1）专属性考察　依上述色谱条件，分别精密吸取对照品溶液和供试品溶液各10μL，注入液相色谱仪。在对照品溶液和供试品溶液色谱图相应位置上，有相同保留时间的色谱峰，且样品中4种成分与其他成分分离良好，无干扰。结果见图4-1。

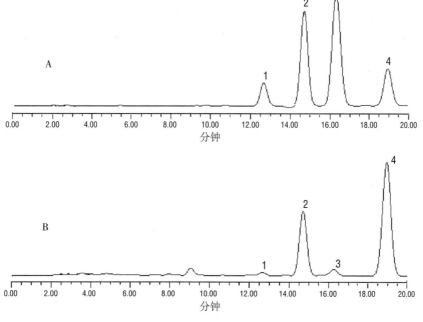

图4-1　对照品溶液（A）及供试品溶液（B）HPLC色谱图

1. 芸香柚皮苷　2. 柚皮苷　3. 橙皮苷　4. 新橙皮苷

2）线性关系考察　精密吸取混合对照品 0.05，0.1，0.2，0.4，0.8mL 置于 2mL 容量瓶中，加甲醇稀释至刻度，摇匀，得混合对照品溶液 1～5。将混合对照品溶液 1～5 经 0.45μm 微孔滤膜过滤，取续滤液 10μL 注入液相色谱仪。以色谱峰峰面积（y）为纵坐标，以对照品浓度（x）为横坐标，进行线性回归。芸香柚皮苷、柚皮苷、橙皮苷、新橙皮苷线性回归方程分别为：$y = 19319095x + 328$（$r^2 = 0.99992$）、$y = 3741069x + 7344$（$r^2 = 0.9994$）、$y = 21618754x + 5043$（$r^2 = 0.9997$），$y = 23050190x + 9839$（$r^2 = 0.9996$），线性范围分别为 0.0078～0.1240μg、0.0142～0.2272μg、0.0370～0.5920μg、0.0385～0.6160μg。

3）精密度考察

①仪器精密度　考察取枳实粉末（65 目）50mg，精密称定，制备供试品溶液，重复进样 6 次，测定芸香柚皮苷、柚皮苷、橙皮苷、新橙皮苷色谱峰峰面积，计算 RSD 值。芸香柚皮苷、柚皮苷、橙皮苷、新橙皮苷色谱峰峰面积的 RSD 值分别为 0.43%、0.35%、0.19%、0.37%，均小于 3%，表明该方法仪器精密度良好。

②中间精密度考察　取枳实药材粉末（65 目）50mg，精密称定，制备供试品溶液，在不同的时间由不同的分析人员，分别采用 Waters 1525 - 2998 - 2707（A）和 Waters 1525 - 2489（B）液相色谱仪测定芸香柚皮苷、柚皮苷、橙皮苷、新橙皮苷色谱峰峰面积，以色谱峰峰面积计算 RSD 值均小于 3%，表明中间精密度良好。

4）稳定性考察　取枳实药材粉末（65 目）50mg，精密称定，制备供试品溶液。分别于制备后 0，2，4，6，8，10，12，24h 进样，测定芸香柚皮苷、柚皮苷、橙皮苷、新橙皮苷色谱峰峰面积，以色谱峰峰面积计算 RSD 值。芸香柚皮苷、柚皮苷、橙皮苷、新橙皮苷 RSD 值分别为 1.21%、1.54%、0.53%、1.09%，RSD 值均小于 3%，表明供试品溶液在 24h 内稳定性良好。

5）重复性考察　取同一批枳实药材粉末（65 目）6 份，每份 50mg，精密称定，制备供试品溶液，测定色谱峰峰面积，计算含量和 RSD。芸香柚皮苷的平均含量为 0.2506%，RSD 值为 0.77%；柚皮苷的平均含量为 6.5109%，RSD 值为 2.48%；橙皮苷的平均含量为 1.3483%，RSD 值为 0.99%；新橙皮苷的平均含量为 16.4345%，RSD 值为 1.94%。表明该方法重复性良好。

6）准确度考察　取已知含量的枳实粉末（65 目）6 份，每份 25mg，精密称定，平行6份，制备供试品溶液。测定并计算各成分的平均加样回收率及 RSD 值，结果芸香柚皮苷、柚皮苷、橙皮苷、新橙皮苷的平均回收率分别为 101.71%、101.16%、100.67%、99.38%，RSD 值 分 别 为 1.35%、1.71%、1.71%、0.67%，均小于3%，表明该方法准确度良好。

（二）提取工艺

黄酮类化合物的提取常采用浸渍法、煎煮法、渗漉法、溶剂回流提取法、超声法等工艺。文献研究表明，枳实、枳壳中的橙皮苷、柚皮苷常采用溶剂回流提取法，芸香柚皮苷与柚皮苷、橙皮苷与新橙皮苷为同分异构体，理化性质相近，故本文以芸香柚皮苷、柚皮苷、橙皮苷、新橙皮苷的总含量以及提取率为评判标准，采用溶剂回流提取法对枳实药材的破碎程度（A）、提取溶剂（B）、提取倍量（C）、提取时间（D）进行考察。

1. 破碎程度的考察　取约 20g 的枳实药材 3 份（破碎程度分别为：稍破碎、绿豆大小、最粗粉），每份加入 14 倍量的 70% 乙醇（含有 0.5% 的氨水），加热回流提取 2 次，每次提取 1.5h。合并提取液，浓缩成浸膏。制备供试品溶液，$0.45\mu m$ 微孔滤膜滤过，分别精密吸取续滤液 $10\mu L$，注入液相色谱仪，测定色谱峰峰面积。计算芸香柚皮苷、柚皮苷、橙皮苷、新橙皮苷的含量及提取率。结果表明枳实药材破碎程度为绿豆大小时，效果更好。结果见表 4-7。

表 4-7　破碎程度的考察（n=3）

破碎程度		芸香柚皮苷	柚皮苷	橙皮苷	新橙皮苷	总含量（%）
稍破碎	提取率（%）	97.50	87.12	52.75	71.88	31.42
	含量（%）	1.02	12.57	1.51	16.32	
绿豆大小	提取率（%）	98.49	99.47	82.80	77.20	39.87
	含量（%）	1.31	17.62	2.05	18.89	
最粗粉	提取率（%）	98.62	92.68	88.09	75.95	36.69
	含量（%）	1.35	14.97	2.76	17.61	

2. 提取溶剂的考察　取约 20g 的枳实药材 3 份，分别加入 14 倍量的 50%，70%，90% 乙醇（含有 0.5% 的氨水），加热回流提取 2 次，每次提取 1.5h。合并提取液，减压浓缩成浸膏（无氨味）。制备供试品溶液，$0.45\mu m$ 微孔滤膜滤过，分别精密吸取续滤液 $10\mu L$，注入液相色谱仪，测定色谱峰峰面积。计算芸香柚皮苷、柚皮苷、橙皮苷、新橙皮苷的含量及提取率。结果

表明70%乙醇（含有0.5%氨水）的提取效果较好。结果见表4-8。

表4-8 提取溶剂的考察（n=3）

提取溶剂		芸香柚皮苷	柚皮苷	橙皮苷	新橙皮苷	总含量（%）
50%乙醇	提取率（%）	75.79	91.21	80.91	74.79	37.42
	含量（%）	1.09	16.81	1.93	17.59	
70%乙醇	提取率（%）	93.97	96.66	83.78	76.45	40.01
	含量（%）	1.17	17.64	2.00	19.20	
90%乙醇	提取率（%）	65.60	65.31	75.48	77.78	35.97
	含量（%）	1.04	14.78	1.80	18.35	

3. 提取溶剂的考察 取约20g的枳实药材3份，分别加入8，10，12倍量的70%乙醇（含有0.5%的氨水），加热回流提取2次，每次提取1.5h。合并提取液，浓缩成浸膏。按本节"一、（一）2.（3）供试品溶液制备"项下方法制备供试品溶液，0.45μm微孔滤膜滤过，分别精密吸取续滤液10μL，注入液相色谱仪，测定色谱峰峰面积。计算芸香柚皮苷、柚皮苷、橙皮苷、新橙皮苷的含量及提取率。由结果可知，8，10，12倍量的提取效果相差不大。结果见表4-9。

表4-9 提取倍量的考察（n=3）

提取倍量		芸香柚皮苷	柚皮苷	橙皮苷	新橙皮苷	总含量（%）
8倍量	提取率（%）	93.11	91.21	79.88	75.20	41.06
	含量（%）	1.05	19.04	1.67	19.30	
10倍量	提取率（%）	95.97	94.81	82.57	77.51	41.46
	含量（%）	1.14	18.82	1.80	19.70	
12倍量	提取率（%）	96.93	84.35	79.49	73.95	41.15
	含量（%）	1.18	18.79	1.95	19.23	

4. 提取时间的考察 取约20g的枳实药材3份，分别加入8倍量的70%乙醇（含有0.5%的氨水），加热回流提取2次，分别每次提取1，1.5，2h，合并提取液，浓缩成浸膏。制备项下方法制备供试品溶液，经0.45μm微孔滤膜滤过，分别精密吸取续滤液10μL，注入液相色谱仪，测定色谱峰峰面积。计算芸香柚皮苷、柚皮苷、橙皮苷、新橙皮苷的含量及提取率。结果表明每次提取1.5h的效果更好。结果见表4-10。

表4-10　提取时间的考察（n=3）

提取时间		芸香柚皮苷	柚皮苷	橙皮苷	新橙皮苷	总含量（%）
1.0 h	提取率（%）	90.86	90.69	79.84	76.25	40.05
	含量（%）	1.13	17.99	1.89	19.04	
1.5 h	提取率（%）	91.17	92.34	83.46	71.76	41.14
	含量（%）	1.39	18.52	2.07	19.16	
2.0 h	提取率（%）	90.90	88.75	80.92	76.86	9.72
	含量（%）	1.14	17.18	1.98	19.42	

5. 最佳工艺验证

取约20g的枳实药材3份，按最佳工艺提取，浓缩，干燥，得浸膏。制备供试品溶液，经0.45μm微孔滤膜滤过，精密吸取10μL注入液相色谱仪，测定芸香柚皮苷、柚皮苷、橙皮苷、新橙皮苷的含量，由结果可知，通过最佳提取工艺制备所得3批样品，含量基本稳定，表明枳实黄酮对照提取物的最佳提取工艺稳定可靠。结果见表4-11。

表4-11　最佳工艺验证结果（n=3）

		第一次	第二次	第三次	RSD（%）
芸香柚皮苷	含量（%）	1.38	1.36	1.34	1.47
	提取率（%）	92.53	90.91	93.12	
柚皮苷	含量（%）	18.22	18.26	18.17	0.25
	提取率（%）	90.62	92.17	90.64	
橙皮苷	含量（%）	2.03	2.02	2.04	0.49
	提取率（%）	81.60	80.64	84.72	
新橙皮苷	含量（%）	19.33	19.53	19.39	0.77
	提取率（%）	73.10	74.88	74.16	

二、纯化工艺

（一）纯化工艺

在枳实黄酮对照提取物制备工艺的研究中，发现70%乙醇提取物浸膏加水分散后存在水不溶物。HPLC法含量测定结果显示水不溶物中柚皮苷、新橙皮苷含量较高。因此，本实验考察了加入不同倍量的水对提取物浸膏分散的影响，结果表明当加入 10 倍量水时，水不溶物中柚皮苷、新橙皮苷的含量最高。针对 70% 乙醇提取物浸膏的水溶部分，本试验选择了 AB - 8 大孔树脂对其黄酮类成分进行富集，结果表明 AB - 8 大孔树脂对黄酮类成分的富集效果较优。故采用 AB - 8 大孔树脂对水溶部分的黄酮类成分进行富集。

1. 水不溶部分工艺考察

（1）提取溶剂倍量的考察 取 10g 提取物浸膏 3 份，分别加入 8，10，12 倍量的水超声分散，离心（3000r/min，30min），获得上清液和水不溶部分，水不溶部分减压浓缩，冷冻干燥，测定水不溶部分中四个指标成分的含量，由含量测定结果可知，当加入 10 倍量的水分散提取物浸膏时，水不溶部分中柚皮苷、新橙皮苷的含量最高，效果更好。结果见表 4 - 12。

表 4 - 12   水不溶部分含量测定结果 （n = 3）

水不溶部分	8 倍量	10 倍量	12 倍量
得率（%）	12.27	10.19	8.52
含量（%）	62.12	66.87	58.94
转移率（%）	24.13	28.45	19.87

（2）水不溶部分的工艺验证 取 60g 提取物浸膏 3 份，分别加入 10 倍量的水超声分散，离心（3000r/min，30min），获得上清液和水不溶部分，测定水不溶部分中四个指标成分的含量。由结果可知，当加入 10 倍量水分散提取物浸膏时，水不溶部分中柚皮苷、新橙皮苷的含量基本稳定。含量测定结果见表 4 - 13。

表 4 - 13   水不溶部分的工艺验证结果 （n = 3）

编号	含量（%）		总含量（%）	水不溶部分得率（%）
	柚皮苷	新橙皮苷		
1	8.33	58.21	66.54	10.97
2	8.24	60.33	68.57	10.85
3	8.37	59.97	68.34	11.03
RSD（%）	0.80	1.91	1.64	0.84

2. 水溶部分纯化工艺考察

（1）大孔树脂类型的选择 根据枳实中黄酮类成分的理化性质和参考文献[1—6]，综合考虑生产成本，选择 AB - 8 大孔树脂作为考察对象。

（2）大孔树脂的预处理 AB - 8 大孔树脂 95% 乙醇浸泡 12h 后，湿法装柱，用95%乙醇4BV动态清洗，再用水洗至无醇味；依次用5%盐酸（浸泡3h后，3BV清洗，水洗至中性）和5%NaOH（浸泡3h后，3BV清洗，然后水洗至中性）处理；最后用95%乙醇清洗至乙醇洗脱液与水混合（1∶5）不呈白色混浊为止；用水洗至无醇味为止，备用。

（3）上清液的制备　枳实提取物加10倍量水分散溶解，离心（3000r/min，30min），取上清液备用。

（4）考察指标　以乙醇洗脱部位中芸香柚皮苷、柚皮苷、橙皮苷、新橙皮苷的总含量作为考察指标，优化枳实黄酮的大孔树脂制备工艺。

（5）洗脱溶剂的考察　取约10g提取物浸膏加入10倍量水，超声分散，离心（3000r/min，30min），获得上清液。

AB－8大孔树脂装柱（径高比为1∶20，$V_{大孔树脂}$∶$V_{上清液}$为6∶1），上清液以0.5BV/h的吸附流速通过AB－8大孔吸附树脂柱，以1BV/h的洗脱流速，分别水洗脱5BV除杂，再20%，40%，60%，80%，95%乙醇各洗脱4BV，收集洗脱液，回收溶剂，减压干燥，称重，测定浸膏中芸香柚皮苷、柚皮苷、橙皮苷、新橙皮苷的含量。洗脱溶剂为20%、40%、60%、80%、95%乙醇时，芸香柚皮苷、柚皮苷、橙皮苷、新橙皮苷的含量分别为0.25%、66.34%、39.19%、12.43%、7.52%。由结果可知，芸香柚皮苷、柚皮苷、橙皮苷、新橙皮苷主要集中在40%乙醇部位，故将洗脱溶剂定为40%乙醇。结果见表4－14。

表4－14　洗脱溶剂考察（n=5）

洗脱溶剂	20%乙醇	40%乙醇	60%乙醇	80%乙醇	95%乙醇
得率（%）	17.96	15.43	4.41	0.65	0.47
含量（%）	0.25	66.34	39.19	12.43	7.52
转移率（%）	20.19	63.15	66.28	68.34	72.23

（6）径高比的考察　结合生产情况，将径高比由1∶20降为1∶7，以洗脱部位中芸香柚皮苷、柚皮苷、橙皮苷、新橙皮苷的含量及转移率为指标，考察径高比降为1∶7的可行性。

取约10g浸膏加入10倍量水，超声分散溶解，离心，获得上清液。AB－8大孔树脂装柱（径高比为1∶7，$V_{大孔树脂}$∶$V_{上样液}$=6∶1），上清液以0.5BV/h的吸附流速通过AB－8大孔吸附树脂柱，以1BV/h的洗脱流速洗脱，分别水洗5BV除杂，40%乙醇洗脱4BV，减压浓缩，冷冻干燥，并测定其含量，结果表明将径高比由1∶20降为1∶7具有可行性。对40%乙醇部位进行含量测定，结果 40% 乙醇部位得率为 18.28%，含量为 72.61%，转移率为 64.87%。

（7）最大上样量考察　由于 $V_{大孔树脂}$ ：$V_{上样液}$ = 6 : 1 过大，大孔树脂用量过多，为了降低大孔树脂用量，节约生产成本，故考察最大上样量。

取 AB - 8 大孔树脂装于柱中（径高比为 1 : 7，d = 3.5cm），用 95% 乙醇以 2BV/h 的流速通过树脂层，洗至流出液与水（1 : 5）无混浊为止。再用水洗至无醇味。取约 60g 提取物浸膏置锥形瓶中，加入 10 倍量水，超声提取 30min，离心（3000r/min，30min），获得上清液和水不溶部分。水不溶部分冷冻干燥，贮存。上清液以 0.5BV/h 的流出速度通过 AB - 8 大孔树脂柱，用小锥形瓶收集过柱流出液，每 50mL 一份，每份流出液取 20μL 点样于硅胶 G 板中，当柱子出现泄漏时，停止上样，静置吸附 6h。以 1BV/h 的洗脱流速，依次采用水洗脱 5BV，40% 乙醇洗脱 4BV，收集 40% 乙醇洗脱液，浓缩成浸膏。测定水不溶部分与 40% 乙醇部位的含量。结果表明第 8 流分出现泄漏，故将最大上样体积定为 400mL，此时，$V_{大孔树脂}$ ：$V_{上样液}$ = 1.7 : 1。对 40% 乙醇部位进行含量测定，结果 40% 乙醇部位的得率为 20.17%，含量为 72.75%，转移率为 62.20%。

综上，将 AB - 8 大孔树脂工艺固定为：枳实提取物加入 10 倍量水超声分散，离心（3000 r/min，30min），获得上清液，以 0.5BV/h 的流出速度上样于 AB - 8 大孔树脂柱（$V_{大孔树脂}$ ：$V_{上样液}$ = 1.7 : 1，径高比 = 1 : 7），上样结束后，静置吸附 6h，以 1BV/h 的洗脱流速，依次采用水洗脱 5BV，40% 乙醇洗脱 4BV，减压浓缩，冷冻干燥，获得 40% 乙醇部位。

（8）AB - 8 大孔树脂工艺验证　取约 60g 枳实提取物浸膏 3 份，分别加入 10 倍量的水超声分散，离心，获得上清液，以 0.5BV/h 的流出速度上样于 AB - 8 大孔树脂柱（$V_{大孔树脂}$ ：$V_{上样液}$ = 1.7 : 1，径高比 = 1 : 7），上样结束后，静置吸附 6h，以 1BV/h 的洗脱流速，依次采用水洗脱 5BV，40% 乙醇洗脱 4BV，减压浓缩，冷冻干燥，获得 40% 乙醇部位，测定 40% 乙醇部位中四个指标成分的含量。40% 乙醇部位得率分别为 20.01%，19.37%，19.68%（相对于原药材）。结果表明此大孔树脂工艺稳定可行。含量测定结果见表 4 - 15。

表 4 - 15　AB - 8 大孔树脂工艺验证结果（n = 3）

编号	含量（%）				总含量（%）	得率（%）
	芸香柚皮苷	柚皮苷	橙皮苷	新橙皮苷		
1	2.56	43.19	3.57	19.64	68.96	20.01
2	2.50	42.39	3.44	19.02	67.35	19.37

续表

编号	含量（%）				总含量（%）	得率（%）
	芸香柚皮苷	柚皮苷	橙皮苷	新橙皮苷		
3	2.53	42.87	3.47	19.67	68.54	19.68
RSD（%）	1.19	0.94	1.95	1.89	1.22	1.63

（二）工艺验证

由枳实黄酮提取物水溶部分与水不溶部分的纯化工艺考察，可确定枳实黄酮对照提取物的制备工艺如下：①枳实药材（破碎程度为绿豆大小）加入8倍量70%乙醇（含有0.5%的氨水），加热回流提取2次，每次提取1.5h，合并提取液，减压浓缩，减压干燥，获得枳实提取物浸膏；②10倍量水超声分散枳实提取物浸膏，离心（3000r/min，30min），获得上清液与水不溶部分；③水不溶部分冷冻干燥，测定其含量，含量范围为65%~68%；④上清液以0.5BV/h的流速上样于AB-8大孔树脂柱（$V_{大孔树脂} : V_{上样液} = 1.7 : 1$，径高比=1:7），上样结束后，静置吸附6h，以1BV/h的流速水洗脱5BV，40%乙醇洗脱4BV，减压浓缩，冷冻干燥，获得40%乙醇部位，测定其含量，含量范围为65%~70%；⑤水不溶部分与40%乙醇部位合并即得枳实黄酮对照提取物。

1. 同一批次枳实药材制备枳实黄酮对照提取物的验证实验　分别取同一批次枳实药材（批号：171220，产地：四川）3份，采用上述最佳制备工艺分别制备3批枳实黄酮对照提取物样品，按照药材计算对照提取物得率分别为30.52%、30.38%、30.62%，精密称定各批次枳实黄酮对照提取物15mg，置25mL容量瓶中，加甲醇稀释至刻度，摇匀，0.45μm微孔滤膜滤过，精密吸取10μL注入液相色谱仪，测定含量，并比较样品间各成分的含量差异，结果表明不同样品间含量基本稳定，结果见表4-16。

表4-16　同一批次枳实药材制备枳实黄酮对照提取物的验证实验结果（n=3）

编号	含量（%）				总含量（%）	得率（%）
	芸香柚皮苷	柚皮苷	橙皮苷	新橙皮苷		
1	1.65	31.17	2.44	33.63	68.89	30.52
2	1.71	31.34	2.38	33.64	69.07	30.38
3	1.68	31.54	2.35	33.89	69.46	30.62
RSD（%）	1.79	0.59	1.92	0.44	0.42	0.40

2. 不同批次枳实药材制备枳实黄酮对照提取物的验证实验　取 10 批枳实药材采用上述最佳制备工艺分别制备 10 批枳实黄酮对照提取物样品，精密称定各批次枳实黄酮对照提取物 15mg，置 25mL 量瓶中，加甲醇稀释至刻度，摇匀，0.45μm 微孔滤膜滤过，精密吸取 10μL 注入液相色谱仪，测定含量，并比较样品间各成分的含量差异，含量测定结果见表 4-17。

表 4-17　不同批次枳实药材制备枳实黄酮对照提取物的验证实验结果（n=10）

批号	含量（%）				总含量（%）	得率（%）
	芸香柚皮苷	柚皮苷	橙皮苷	新橙皮苷		
180618	0.82	22.34	2.16	44.65	69.97	30.22
180709	2.48	34.13	2.52	27.56	66.69	29.98
170239	2.10	23.11	2.04	38.32	65.57	30.13
180403	0.89	23.18	1.79	46.53	72.39	31.22
17033101	0.42	26.37	1.53	42.68	71.00	30.89
171027007	3.16	30.94	2.14	24.14	60.38	30.67
161101	2.50	27.90	4.00	28.18	62.58	31.10
180503	2.45	33.13	2.13	27.56	65.27	29.67
150401	1.12	42.15	1.76	19.53	64.56	30.15
180507	0.77	14.83	5.34	42.46	63.40	29.87

　　实验结果表明，以不同批次的枳实药材为原料制备的对照提取物有明显差异，但对照提取物的 4 个指标成分含量均达到 60% 以上，说明此次制备工艺稳定可行，可用于不同批次药材进行枳实黄酮对照提取物的制备工作。

　　由实验结果可知，10 批对照提取物之间存在差异，因此猜想是由于原料药材之间存在差异而引起的，故本实验研究了原料药材及其对应对照提取物中成分含量的相关性。对 10 批药材进行含量测定，并与其相应对照提取物中 4 个成分的含量制成相关图（见图 4-2 至图 4-5）（书后彩插），由图可知，4 种黄酮类成分含量在枳实原料药材和对照提取物中相关性较强，当所用原料药材中指标成分含量较高时，制备所得对照提取物中指标成分的含量相对较高。

　　3. 制备工艺放大验证　为验证枳实黄酮对照提取物制备工艺是否能用于大量制备生产，取 1kg 枳实药材，按照上述制备工艺制备枳实黄酮对照提取物，得到对照提取物 306.72g，芸香柚皮苷、柚皮苷、橙皮苷、新橙皮苷的含量分别为 1.88%、30.46%、2.16%、33.11%。结果表明枳实黄酮对照提取物制备工艺能够用于大批量制备生产。

（三）小结与讨论

1. 关于水不溶物纯化方法　在枳实黄酮对照提取物制备工艺的研究中，发现枳实提取物加水分散后存在水不溶物。通过 HPLC 含量测定，水不溶物中柚皮苷、新橙皮苷含量较高。由于柚皮苷、新橙皮苷为二氢黄酮类成分、具有弱酸性，且有文献报道采用碱溶酸沉法富集二氢黄酮类成分具有可行性。故考虑采用碱溶酸沉法对水不溶物进行进一步的富集纯化。采用单因素考察的方式对提取工艺（NaOH 浓度、pH 值、超声时间）、结晶工艺（酸沉 pH 值、搅拌速度、搅拌温度、搅拌时间、过滤次数）进行考察，最终确定碱溶酸沉的最佳工艺为：10 倍量水超声分散枳实提取物，离心（3000r/min，30min），获得水不溶物，0.5% NaOH 溶液将其 pH 值调至 11.45 左右，超声处理溶解，离心，获得碱溶性水溶液。再采用稀盐酸将其 pH 值调至 4.5 左右，于磁力搅拌器上（50℃条件下），以 200r/min 的速度搅拌 45min。冷却过夜后，将其取出，常温静置一段时间，离心，获得沉淀，测定沉淀中柚皮苷、新橙皮苷的含量。

结果表明沉淀中柚皮苷、新橙皮苷的总含量可达到 87.15%，但得率仅为 2.29%（相对于原药材），由于得率较低且成本较高，故将碱溶酸沉法舍弃，直接采用 10 倍量水超声分散枳实提取物浸膏，离心获得水不溶物。

2. 关于水溶部分纯化方法　通过查阅文献，采用 AB - 8 大孔吸附树脂对水溶部分中的黄酮类成分进行富集。依次考察了洗脱溶剂、径高比、最大上样量等因素，确定 AB - 8 大孔吸附树脂的纯化方法为：10 倍量水超声分散枳实提取物，离心，获得上清液，上清液以 0.5BV/h 的流速上样于 AB - 8 大孔树脂柱（$V_{大孔树脂}$：$V_{上样液}$ = 1.7：1，径高比 = 1：7），上样结束后，静置吸附 6h，以 1BV/h 的洗脱流速依次水洗脱 5BV，40% 乙醇洗脱 4BV，减压浓缩，冷冻干燥，获得枳实 40% 乙醇提取物。

3. 枳实黄酮对照提取物制备　通过对枳实黄酮对照提取物的提取工艺及制备方法研究，确定枳实黄酮对照提取物的制备路线如图 4 - 6 所示，该制备方法较为可行，操作简单，节约了生产成本，而且该方法稳定可靠，具有良好的重现性。

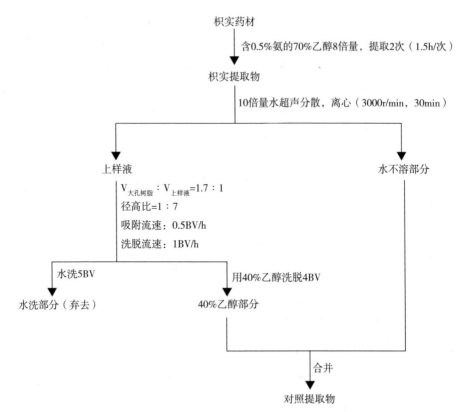

图 4-6　枳实黄酮对照提取物的制备路线图

第二节　化学表征

一、化学成分分析

(一) 试药

芸香柚皮苷 (批号: MUST-17030408, 纯度 99.20%)、柚皮苷 (批号: MUST-17040102, 纯度 98.28%)、新橙皮苷 (批号: MUST-17040707, 纯度 98.79%) 均购自成都曼斯特生物科技有限公司, 橙皮苷 (批号: 721-860110, 纯度: 98.08%) 购自中国食品药品检定研究院。

(二) 定性分析

1. 色谱条件　色谱柱: Waters ACQUITY UPLC C_{18} 柱 (2.1mm × 100mm,

1.7μm）；流动相：乙腈－0.5%甲酸水溶液，梯度洗脱（0～1min，10% A～21% A；1～8min，21% A～23% A；8～9min，23% A～30% A）；流速：0.2mL/min；检测波长：283nm；柱温：30℃；进样量：3μL。

2. 对照品溶液制备 精密称取对照提取物15mg，置25mL量瓶中，加甲醇稀释至刻度，摇匀，0.45μm微孔滤膜滤过，即得样品溶液。

3. 供试品溶液制备 精密称取芸香柚皮苷、柚皮苷、橙皮苷、新橙皮苷对照品适量，置50mL容量瓶中，加甲醇稀释至刻度，摇匀，制得每1mL含芸香柚皮苷0.0688mg、柚皮苷0.0644mg、橙皮苷0.0568mg、新橙皮苷0.0880mg的溶液。

4. 质谱条件 电喷雾电离：正离子模式喷雾电压4.5kV，负离子模式喷雾电压－3.5kV。加热模块（BH）温度200℃；曲形脱溶剂管（CDL）温度200℃，使用自动采集模式，采集范围m/z 100～1200，每一级质谱自动选择基峰离子作为下一级质谱的母离子进一步裂解。数据分析由UPLC－MSn solution工作站完成，结合分子式预测软件对多级质谱碎片作综合分析，得到化合物的分子式及碎片信息。

5. 质谱分析结果 采用本节"一、（二）1. 色谱条件"项的分析条件，分别得到枳实对照品总离子流图及对照提取物总离子流图（如图4-7）。由

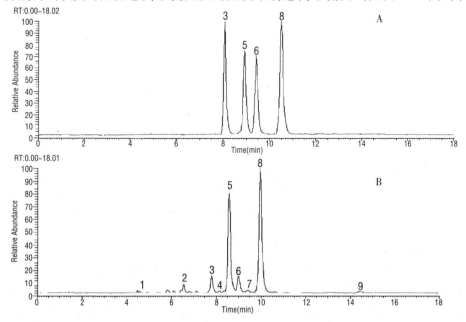

图4-7 枳实对照品（A）及对照提取物（B）总离子流图

多级质谱图可知，枳实对照提取物中的四个主要成分在 ESI 负离子模式下均有良好的信号，故以负离子模式图谱为依据，对对照品中四个成分的裂解过程进行研究，并与对照提取物中成分的裂解碎片进行对比，以此对枳实黄酮对照提取物进行定性鉴别。枳实黄酮对照提取物化学成分鉴定结果见表 4 - 18。

（1）主成分解析

1）芸香柚皮苷（Narirutin）：对照品中峰 3 为化合物芸香柚皮苷，其保留时间为 7.79min，在负离子模式下，ESI - MS 谱（图 4 - 8）中出现准分子离子峰 m/z 579 [M - H]⁻，表明其相对分子质量为 580。二级碎片离子主要有 m/z 271、176、459、313，根据对照品比对，可以确定峰 3 为芸香柚皮苷，推测裂解过程如图 4 - 9 所示。

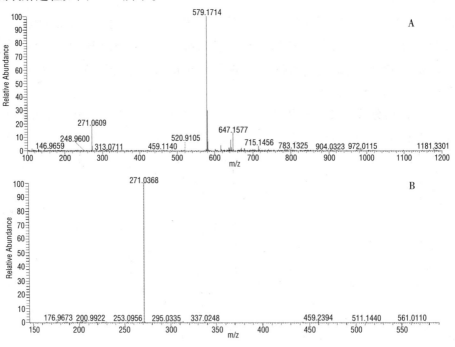

图 4 - 8　芸香柚皮苷质谱图

A. 一级质谱图 B. 二级质谱图

2）柚皮苷（Naringin）：对照品中峰 5 为化合物柚皮苷，其保留时间为 8.58min，在负离子模式下，ESI - MS 谱（图 4 - 10）中出现准分子离子峰 m/z 579 [M - H]⁻，表明其相对分子质量为 580。二级碎片离子主要有 m/z 459、271、313，根据对照品比对，可以确定峰 5 为柚皮苷，推测裂解过程如图 4 - 11 所示。

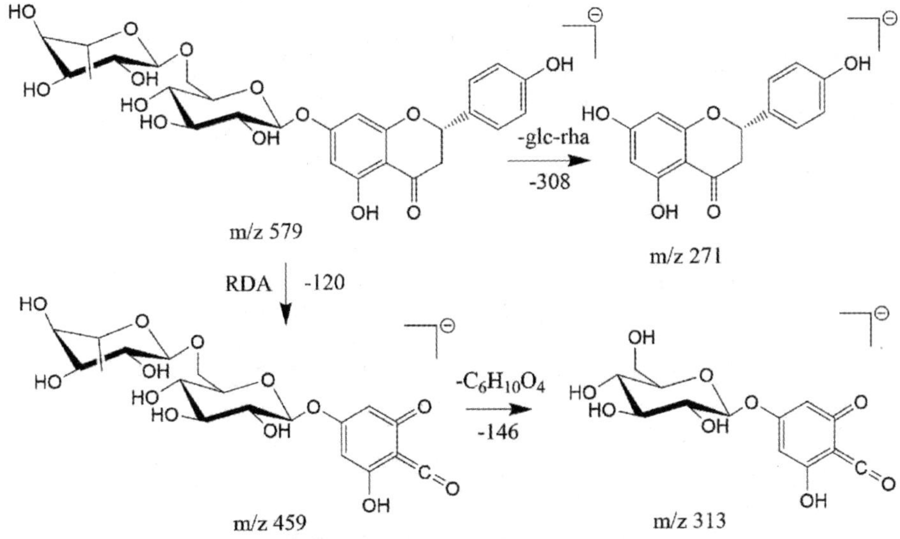

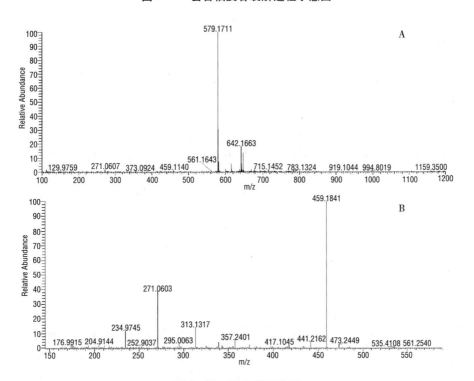

图 4 - 9　芸香柚皮苷裂解过程示意图

图 4 - 10　柚皮苷质谱图

A. 一级质谱图　B. 二级质谱图

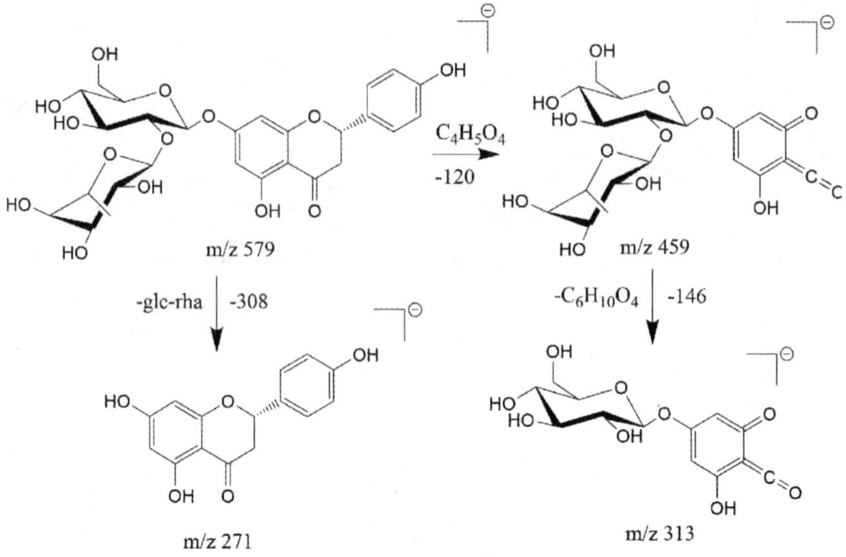

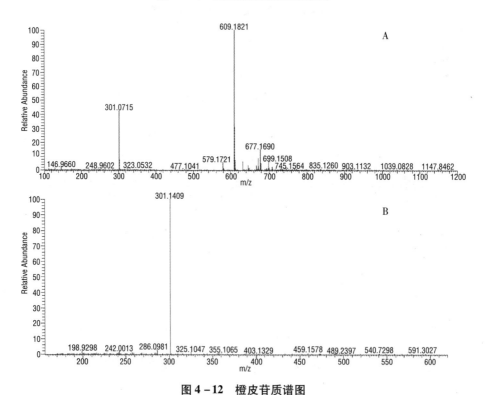

图 4 - 11　柚皮苷裂解过程示意图

图 4 - 12　橙皮苷质谱图

A. 一级质谱图　B. 二级质谱图

3）橙皮苷（Hesperidin）：对照品中峰6为化合物橙皮苷，其保留时间为9.00min，在负离子模式下，ESI - MS谱（图4 - 12）中出现准分子离子峰m/z 609［M - H］⁻，表明其相对分子质量为610。二级碎片离子主要有m/z 301、286、258，与对照品比对，可以确定峰6为橙皮苷，推测裂解过程如图4 - 13所示。

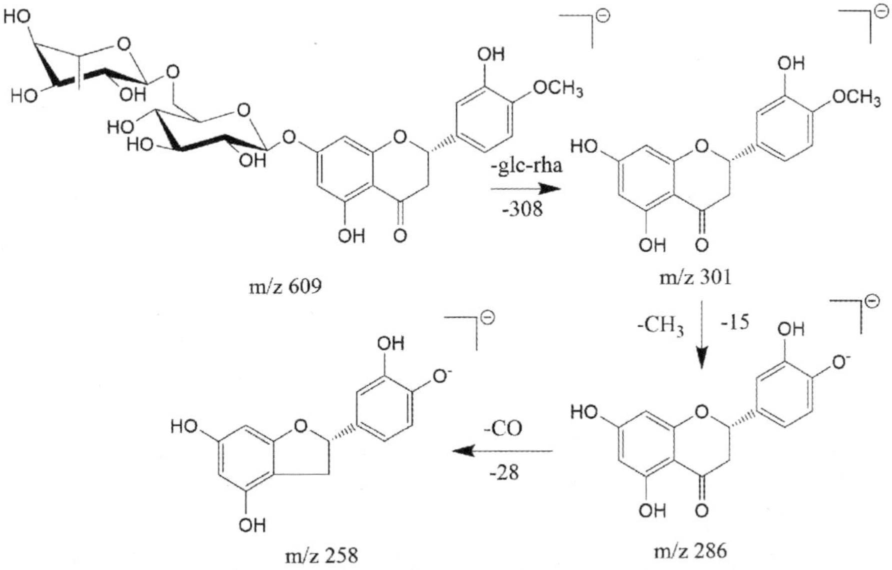

图4 - 13　橙皮苷裂解示意图

4）新橙皮苷（Neohesperidin）：对照品中峰8为化合物新橙皮苷，其保留时间为9.95min，在负离子模式下，ESI - MS谱（图4 - 14）中出现准分子离子峰m/z 609［M - H］⁻，表明其相对分子质量为610。二级碎片离子主要有m/z 301、343、489、286，根据对照品比对，可以确定峰8为新橙皮苷，推测裂解过程如图4 - 15所示。

（2）其他成分解析

1）香蜂草苷（Didymin）：对照提取物中峰9为化合物香蜂草苷，其保留时间为14.41min，在负离子模式下，ESI - MS谱（图4 - 16）中出现准分子离子峰m/z 593［M - H］⁻，表明其相对分子质量为594。准分子离子峰m/z 593［M - H］⁻直接失去308（ - glc - rha）中性碎片得到苷元碎片离子m/z 285，对苷元碎片离子进行二级质谱分析，母离子m/z 285失去 - CH₃得到m/z 270；准分子离子峰m/z 593［M - H］⁻ RDA裂解后得到m/z 473。准分子离

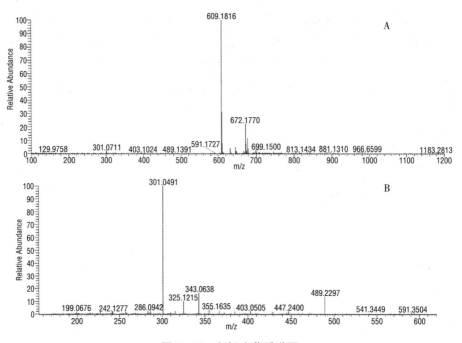

图 4 - 14　新橙皮苷质谱图

A. 一级质谱图　B. 二级质谱图

子峰 m/z 593 ［M－H］⁻ 直接失去 162 （－glc）中性碎片得到苷元碎片离子 m/z 431。准分子离子 m/z 593 ［M－H］⁻ 直接失去 284 （－$C_{16}H_{12}O_5$）中性碎片得到苷元碎片离子 m/z 309；以上裂解过程（如图 4 - 17 所示）符合香蜂草苷特征，故推测峰 9 可能为香蜂草苷。

　　2）忍冬苷（Lonicerin）：对照提取物中峰 1 为化合物忍冬苷，其保留时间为 4.51min，在负离子模式下，ESI - MS 谱（图 4 - 18）中出现准分子离子峰 m/z 593 ［M－H］⁻，表明其相对分子质量为 594。准分子离子峰 m/z 593 ［M－H］⁻ 失去 120 （－$C_4H_5O_4$）中性碎片得到碎片离子 m/z 473，对碎片离子 m/z 473 进行二级质谱分析，母离子 m/z 473 继续失去 120 （－$C_4H_5O_4$）中性碎片得到碎片离子 m/z 353；母离子 m/z 473 失去 90 （－$C_3H_6O_3$）后得到碎片离子 m/z 383。准分子离子峰 m/z 593 ［M－H］⁻ 失去 90 （－$C_3H_6O_3$）后得到碎片离子 m/z 503，碎片离子峰 m/z 503 直接失去 18 （－H_2O）中性碎片得到苷元碎片离子 m/z 485。准分子离子峰 m/z 593 ［M－H］⁻ 直接失去 18 （－H_2O）中性碎片得到苷元碎片离子 m/z 575；以上裂解过程（如图 4 - 19 所示）符合忍冬苷特征，故推测峰 1 可能为忍冬苷。

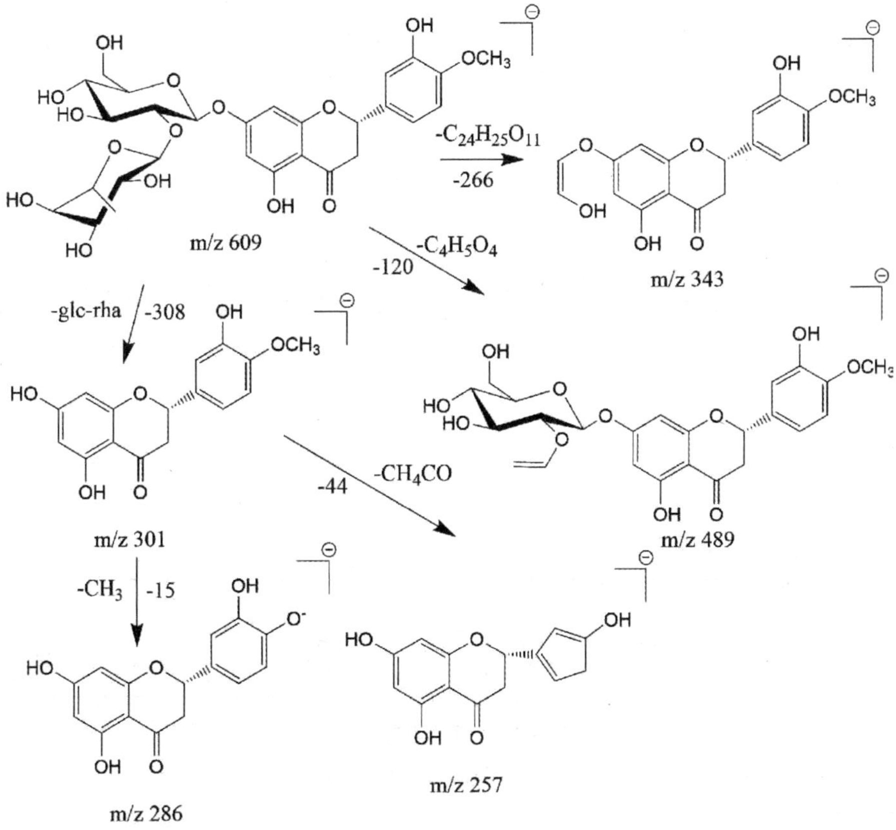

图 4 - 15　新橙皮苷裂解示意图

3）圣草次苷（Eriocitrin）：对照提取物中峰 2 为化合物圣草次苷，其保留时间为 6.55min，在负离子模式下，ESI - MS 谱（图 4 - 20）中出现准分子离子峰 m/z 595 ［M - H］¯，表明其相对分子质量为 596。准分子离子峰 m/z 595 ［M - H］¯ 发生 RDA 裂解得到碎片离子 m/z 459，对碎片离子 m/z 459 进行二级质谱分析，母离子 m/z 459 继续失去 18 （- H$_2$O）中性碎片得到碎片离子 m/z 441；。准分子离子峰 m/z 595 ［M - H］¯ 直接失去 308 （- glc - rha）离子后得到碎片离子 m/z 287。准分子离子峰 m/z 595 ［M - H］¯ 失去 238 （- C$_9$H$_{18}$O$_7$）后得到 m/z 357。以上裂解过程（如图 4 - 21 所示）符合圣草次苷特征，故推测峰 2 可能为圣草次苷。

4）野漆树苷（Rhoifolin）：对照提取物中峰 4 为野漆树苷，其保留时间为 8.14min，在负离子模式下，ESI - MS 谱（图 4 - 22）中出现准分子离子峰 m/z 577 ［M - H］¯，表明其相对分子质量为 578。准分子离子峰 m/z 577 ［M -

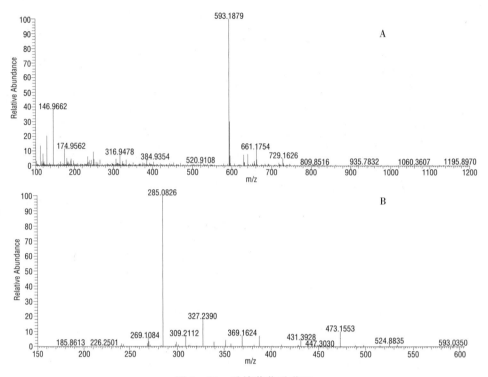

图 4-16　香蜂草苷质谱图

A. 一级质谱图　B. 二级质谱图

H]⁻直接失去中性碎片 308（- glc - rha）得到碎片离子 m/z 269。准分子离子峰 m/z 577［M - H］⁻失去中性碎片 146（- $C_6H_{10}O_4$）得到碎片离子 m/z 431。准分子离子峰 m/z 577［M - H］⁻失去中性碎片 164（- $C_6H_{12}O_5$）得到碎片离子 m/z 413。以上裂解过程（如图 4-23 所示）符合野漆树苷特征，故推测峰 4 可能为野漆树苷。

　　5）樱桃苷（Naringenin - 7 - O - D - glucoside）：对照提取物中峰 7 为樱桃苷，其保留时间为 9.46min，在负离子模式下，ESI - MS 谱（图 4-24）中出现准分子离子峰 m/z 433［M - H］⁻，表明其相对分子质量为 434。准分子离子峰 m/z 433［M - H］⁻直接失去中性碎片 162（- glc）得到碎片离子 m/z 271。准分子离子峰 m/z 433［M - H］⁻失去中性碎片 136（- $C_4H_8O_5$）得到碎片离子 m/z 297，碎片离子 m/z 297 失去 2 个 H 得到碎片离子 m/z 295。准分子离子峰 m/z 433［M - H］⁻失去中性碎片 18（- H_2O）得到碎片离子 m/z 415。以上裂解过程（如图 4-25 所示）符合樱桃苷特征，故推测峰 7 可能为樱桃苷。

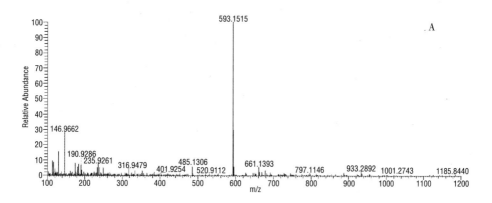

图 4 – 17　香蜂草苷裂解过程示意图

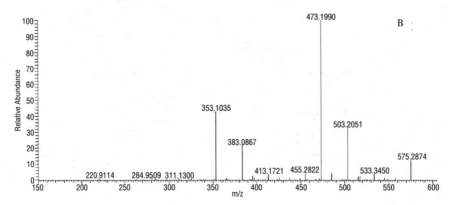

图4-18　忍冬苷质谱图

A. 一级质谱图 B. 二级质谱图

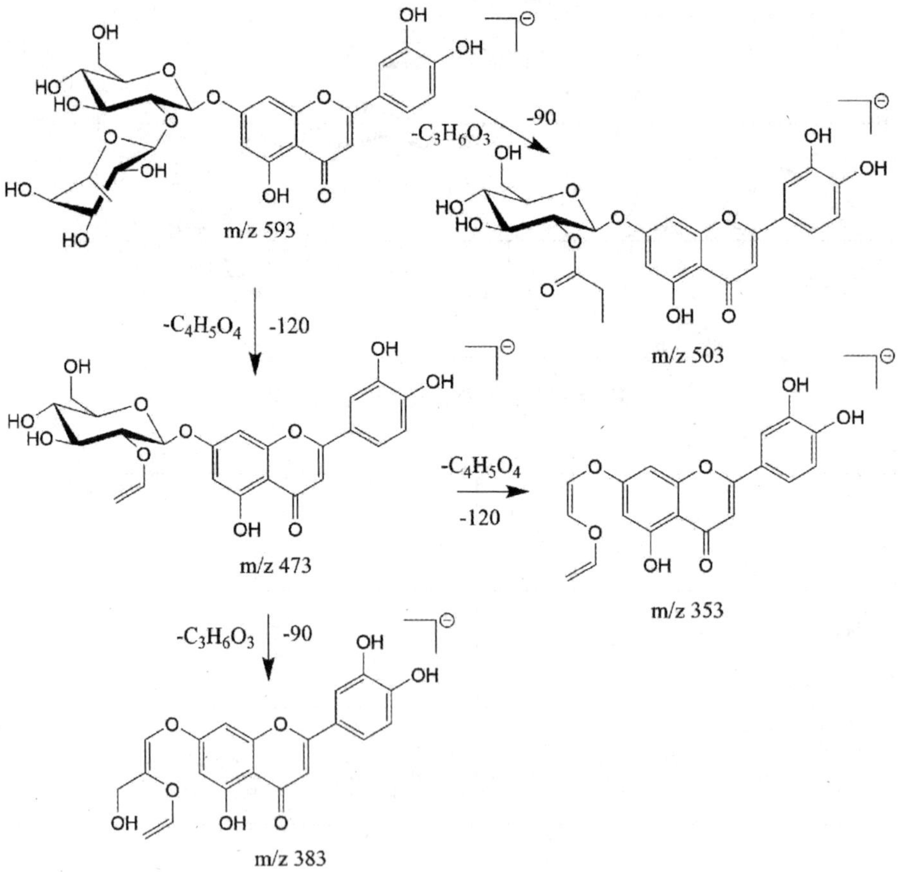

图4-19　忍冬苷裂解过程示意图

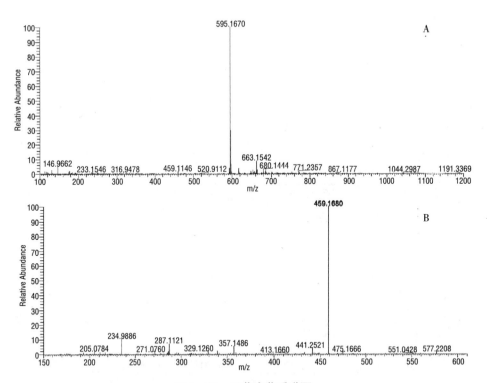

图 4 - 20　圣草次苷质谱图

A. 一级质谱图 B. 二级质谱图

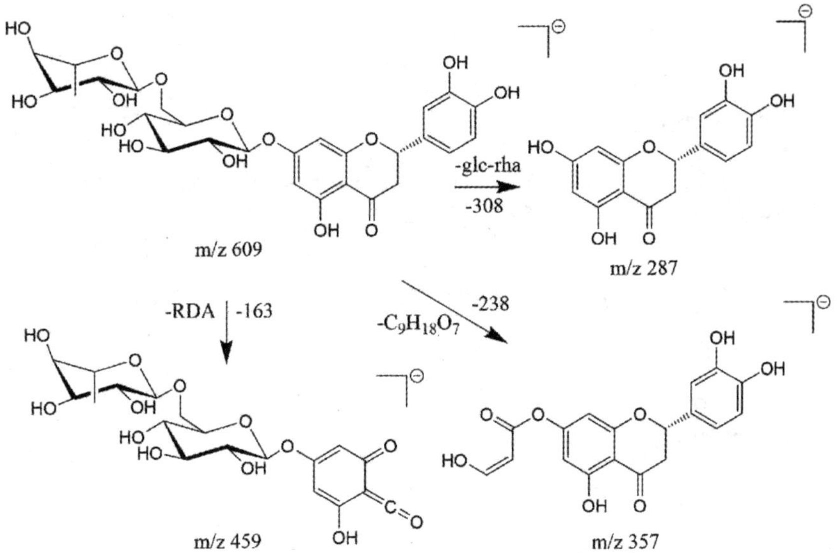

图 4 - 21　圣草次苷裂解过程示意图

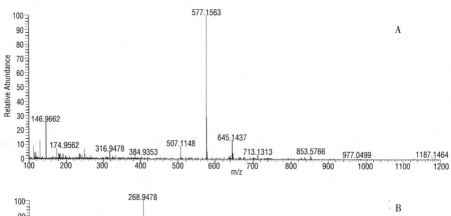

图 4 - 22　野漆树苷质谱图

A. 一级质谱图　B. 二级质谱图

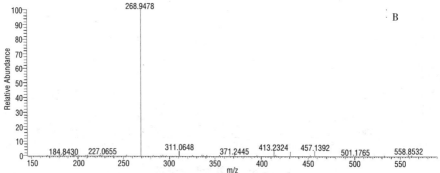

图 4 - 23　野漆树苷裂解过程示意图

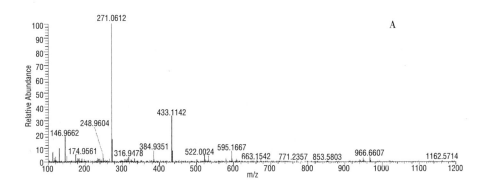

图 4 – 24 樱桃苷质谱图

A. 一级质谱图 B. 二级质谱图

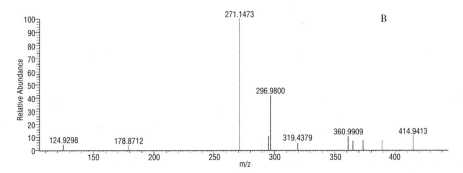

图 4 – 25 樱桃苷裂解过程示意图

表4-18　枳实黄酮对照提取物化学成分鉴定结果

峰号	保留时间（min）	成分鉴定	分子式	准分子离子峰（m/z） 实际值	准分子离子峰（m/z） 理论值	误差（ppm）	二级质谱数据（m/z）	参考文献
1	4.51	忍冬苷	$C_{27}H_{30}O_{15}$	593.1515	593.1500	2.349	473,353,503,383, 575,455,485	[7,8]
2	6.55	圣草次苷	$C_{27}H_{32}O_{15}$	595.1670	595.1657	2.089	459,235,287,441	[7,10]
3	7.79	芸香柚皮苷	$C_{27}H_{32}O_{14}$	579.1713	579.1708	0.964	271,459,313	[8,9]
4	8.14	野漆树苷	$C_{27}H_{30}O_{14}$	577.1563	577.1552	1.955	269,413,457,431	[7,8]
5	8.58	柚皮苷	$C_{27}H_{32}O_{14}$	579.1711	579.1708	0.532	459,271,313,295	[8,9]
6	9.00	橙皮苷	$C_{28}H_{34}O_{15}$	609.1826	609.1821	1.204	301,286,258	[8,9]
7	9.46	樱桃苷	$C_{21}H_{22}O_{10}$	433.1142	433.1129	3.017	271,297,415,295	[7]
8	9.95	新橙皮苷	$C_{28}H_{34}O_{15}$	609.1815	609.1813	0.301	301,343,489,286,257	[8,9]
9	14.41	香蜂草苷	$C_{28}H_{34}O_{14}$	593.1878	593.1864	2.340	285,327,473,309,431	[8,10]

（三）定量分析

1. 色谱条件　色谱柱：SunFire C_{18}色谱柱（4.6mm×250mm，5μm）；流动相：甲醇－水－醋酸（38:58:4）；流速：1mL/min；检测波长：283nm；柱温：30℃；进样量：10μL。

2. 对照品溶液制备　精密称取芸香柚皮苷、柚皮苷、橙皮苷、新橙皮苷对照品适量，置10mL量瓶中，加甲醇稀释至刻度，摇匀，制得每1mL含芸香柚皮苷20.64μg、柚皮苷20.59μg、橙皮苷21.44μg、新橙皮苷20.72μg的混合对照品溶液。

3. 供试品溶液制备　取枳实黄酮对照提取物约15mg，精密称定，置25mL量瓶中，加甲醇超声处理（100 W，40 kHz）10min，甲醇稀释至刻度，摇匀，得供试品溶液A（用于芸香柚皮苷、橙皮苷的含量测定）。取2mL供试品溶液A置10mL量瓶中，加甲醇稀释至刻度，摇匀，得供试品溶液B（用于柚皮苷、新橙皮苷的含量测定）。

4. 方法学考察

（1）专属性考察　按照上述色谱条件，精密吸取对照提取物溶液和供试品溶液各10μL，分别进样。在对照提取物溶液和供试品溶液色谱图相应的位置上，有相同保留时间的色谱峰，且样品中4种成分与其他成分分离良好，无干扰，结果见图4-26。

（2）线性关系考察　分别精密吸取对照品溶液5，10，15，20，25μL注入液相色谱仪，测定色谱峰峰面积，以对照品进样量（x）为横坐标，色谱峰

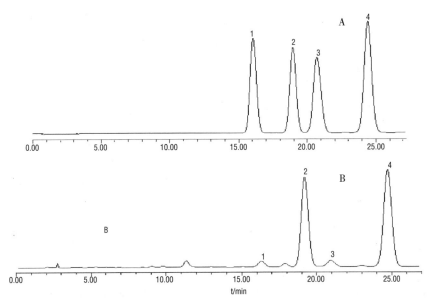

图 4 - 26 对照品溶液（A）及供试品溶液（B）HPLC 色谱图

1. 芸香柚皮苷 2. 柚皮苷 3. 橙皮苷 4. 新橙皮苷

峰面积（y）为纵坐标，进行线性回归，得出回归方程，芸香柚皮苷、柚皮苷、橙皮苷、新橙皮苷线性回归方程分别为：$y = 1868807x - 12652$（$r^2 = 0.9992$）、$y = 1724358x - 716$（$r^2 = 0.9996$）、橙皮苷 $y = 1802329x - 12233$（$r^2 = 0.9994$）、新橙皮苷 $y = 2212060x - 20292$（$r^2 = 0.9993$），线性范围分别为 $0.1032 \sim 0.5160\mu g$、$0.1030 \sim 0.5148\mu g$、$0.1072 \sim 0.5360\mu g$、$0.1036 \sim 0.5180\mu g$。

（3）精密度考察

1）仪器精密度考察 取同一供试品溶液，连续进样 6 次，每次精密吸取 $10\mu L$ 注入液相色谱仪，以芸香柚皮苷、柚皮苷、橙皮苷、新橙皮苷色谱峰峰面积计算 RSD 值分别为 0.73%、0.15%、0.42%、0.05%，RSD 值均小于 3%。表明该方法仪器精密度良好。

2）中间精密度考察 取枳实药材粉末约 50mg，精密称定，制备供试品溶液，在不同的时间由不同的分析人员，分别采用 Waters 1525 - 2998 - 2707（A）和 Waters 1525 - 2489（B）液相色谱仪测定芸香柚皮苷、柚皮苷、橙皮苷、新橙皮苷色谱峰峰面积，以色谱峰峰面积计算 RSD 值均小于 3%，表明中间精密度良好。

（4）稳定性考察 制备供试品溶液，分别于制备后 0，2，4，8，12，24h 进样，测定芸香柚皮苷、柚皮苷、橙皮苷、新橙皮苷色谱峰峰面积，以色谱峰峰面积计算 RSD 值。芸香柚皮苷、柚皮苷、橙皮苷、新橙皮苷 RSD 值分别为 0.15%、0.06%、0.29%、0.18%，RSD 值均小于 3%，表明供试品溶液在 24h 内稳定性良好。

（5）重复性考察　分别精密称定枳实黄酮对照提取物 6 份，平行制备供试品溶液，分别进样，测定色谱峰峰面积，计算芸香柚皮苷、柚皮苷、橙皮苷、新橙皮苷含量的 RSD，芸香柚皮苷的平均含量为 1.88%，RSD 值为 0.96%；柚皮苷的平均含量为 30.46%，RSD 值为 1.20%；橙皮苷的平均含量为 2.16%，RSD 值为 1.68%；新橙皮苷的平均含量为 33.11%，RSD 值为 2.02%。表明该方法重复性良好。

（6）准确度考察　取同一批枳实黄酮对照提取物 7.5mg，精密称定，平行 6 份，加入一定量的对照品溶液，平行制备供试品溶液，项下方法制备样品溶液，测定并计算各成分的平均加样回收率及 RSD 值。结果芸香柚皮苷、柚皮苷、橙皮苷、新橙皮苷的加样回收率分别为 100.63%、100.16%、100.66%、101.48%，RSD 值分别为 1.35%、0.72%、0.99%、0.93%，均小于 3%，表明该方法准确度良好。

（7）耐用性考察

1）不同色谱柱　取同一批次枳实黄酮对照提取物 3 份，每份 15mg，精密称定。分别用 SunFire C_{18}、Xbridge C_{18}、Agilent Extend C_{18} 色谱柱测定各成分含量，结果各成分含量稳定，RSD 值均小于 3%。表明该方法耐用性良好。

2）不同流动相　取同一批枳实黄酮对照提取物 3 份，每份 15mg，精密称定。考察不同流动相甲醇 - 水 - 醋酸（38∶58∶4）、乙腈 - 水（20∶80）、乙腈 - 0.1%磷酸水（18∶82）对对照提取物的色谱峰及含量的影响，结果色谱峰位置及含量基本稳定，RSD 值均小于 3%，表明方法耐用性良好。

（8）稳定性考察

1）影响因素考察　为了解温度、湿度、光照等因素对对照提取物稳定性的影响，本试验设置高温（60℃）、高湿（25℃，相对湿度 90%、75%）和强光照射（4500 lx）组。分别将枳实黄酮对照提取物暴露于高温、高湿和强光照射条件下，于第 5，10 天取样测定，以芸香柚皮苷、柚皮苷、橙皮苷、新橙皮苷为指标考察对照提取物稳定性的影响因素。结果表明四种条件下，芸香柚皮苷、柚皮苷、橙皮苷、新橙皮苷的含量基本不变，稳定性较好。

2）短期稳定性考察　采用本节"二、（三）3. 供试品溶液制备"项下的

HPLC 色谱条件定期抽样检测，考察枳实黄酮对照提取物的稳定性。对照提取物经制备后，常温密闭保存，进行 6 个月的稳定性实验，分别于第 0，1，2，3，6 月抽样检测，分析样品中芸香柚皮苷、柚皮苷、橙皮苷和新橙皮苷的含量，结果表明枳实黄酮对照提取物在 6 个月内具有良好的稳定性。

5. 样品分析　取制备所得 10 批枳实黄酮对照提取物各 2 份，每份 15mg，精密称定，制备样品溶液，测定并计算各样品中 4 个成分含量，取平均值，结果见表 4 - 19。

表 4 - 19　样品测定结果

编号	来源	含量（%）				总含量（%）
		芸香柚皮苷	柚皮苷	橙皮苷	新橙皮苷	
1	四川 180618	0.82	22.34	2.16	44.65	69.98
2	江西 180709	2.48	34.13	2.52	27.56	66.68
3	湖南 170239	2.10	23.11	2.04	38.32	65.56
4	江西 180403	0.89	23.18	1.79	46.53	72.39
5	江西 17033101	0.42	26.36	1.53	42.68	70.99
6	江西 171027007	3.16	30.94	2.14	24.14	60.38
7	江西 161101	2.50	27.90	4.00	28.18	62.59
8	四川 180503	2.45	33.13	2.13	27.56	65.27
9	江西 150401	1.12	42.15	1.76	19.53	64.56
10	江西 180507	0.77	14.83	5.34	42.46	63.40

（四）小结与讨论

采用 HPLC 含量测定方法对枳实黄酮对照提取物中 4 个指标成分进行分析，并进行了方法学考察，结果表明该方法重复性良好，加样回收率合格，对于不同型号的色谱柱、不同的色谱系统仍具有良好的耐用性，为枳实对照提取物的定值及不确定度研究提供了方法及依据。并对对照提取物的稳定性进行了考察，影响因素实验表明，枳实黄酮对照提取物在高温、高光、高湿状态下，含量基本不变。短期稳定性考察表明，枳实黄酮对照提取物在 6 个月内具有稳定性。

二、特征图谱

(一) 试药

1. 试药　芸香柚皮苷 (批号：MUST - 17030408，纯度 99.20%)、柚皮苷 (批号：MUST - 17040102，纯度 98.28%)、新橙皮苷 (批号：MUST - 17040707，纯度 98.79%) 均购自成都曼斯特生物科技有限公司，橙皮苷 (批号：721 - 860110，纯度：98.08%) 购自中国食品药品检定研究院。

枳实药材经鉴定为芸香科植物酸橙 *Citrus aurantium* L. 及其栽培变种或甜橙 *Cirtus sinensis* Osbeck 的干燥幼果。

(二) 方法与结果

1. 色谱条件　色谱柱：SunFire C_{18} 色谱柱 (4.6mm × 250mm，5μm)；流动相：甲醇 - 水 - 醋酸 (38:58:4)；流速：1mL/min；检测波长：283nm；柱温：35℃。

2. 供试品溶液制备　称取对照提取物适量，按照第一节枳实黄酮对照提取物制备工艺方法制备供试品溶液。

3. 条件筛选　对枳实黄酮对照提取物的检测波长进行了筛选，选取 254nm、283nm 作为检测波长进行测定 (图 4 - 27)，以图谱提供的色谱峰的信息量和峰面积作为考察指标，在 283nm 波长下，色谱峰信息量最大，且基线平稳，因此，选取 283nm 为检测波长。

4. 方法学考察

(1) 精密度考察　取同一供试品溶液，连续进样 6 次，测定 HPLC 图谱，采用《中药色谱指纹图谱相似度评价系统 (2004A)》软件进行数据分析，以柚皮苷 ($t_R = 14.4$min) 为参照物，计算相似度和 RSD。相似度大于 90%，7 个共有峰相对保留时间 RSD 为 0.01% ~ 0.14%，相对峰面积 RSD 为 0.46% ~ 1.91%，表明该方法精密度良好，见图 4 - 28 (书后彩插)。

(2) 稳定性考察　取同一供试品溶液，分别于制备后 0，2，4，6，12，24h 进样，测定 HPLC 图谱，采用《中药色谱指纹图谱相似度评价系统 (2004A)》软件进行数据分析，以柚皮苷 ($t_R = 14.4$min) 为参照物，计算相似度和 RSD。相似度大于 90%，7 个共有峰相对保留时间 RSD 为 0.02% ~ 1.99%，相对峰面积 RSD 为 0.01% ~ 1.22%，表明样品在 24h 内基本稳定，

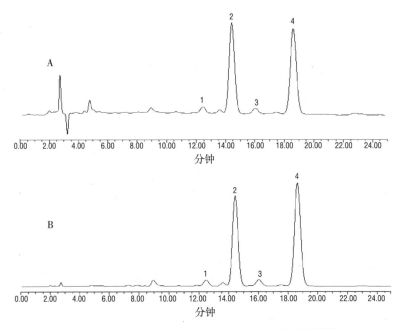

图 4 – 27　254nm（A）和 283nm（B）波长特征图谱
1. 芸香柚皮苷　2. 柚皮苷　3. 橙皮苷　4. 新橙皮苷

见图 4 – 29（书后彩插）。

（3）重复性考察　取同一批次枳实黄酮对照提取物共 6 份，制备样品溶液，测定 HPLC 图谱，采用《中药色谱指纹图谱相似度评价系统（2004A）》软件进行数据分析，以柚皮苷（t_R = 14.4min）为参照物，计算相似度和 RSD。相似度大于 90%，7 个共有峰相对保留时间 RSD 为 0.02% ~ 0.16%，相对峰面积 RSD 为 0.81% ~ 2.11%，表明该方法重复性良好，见图 4 – 30（书后彩插）。

5. 特征图谱建立

（1）特征图谱及各项技术参数　按上述色谱条件对 10 批枳实黄酮对照提取物进行分析检测，采用国家药典委员会《中药色谱指纹图谱相似度评价系统（2004A）》，对 10 批枳实黄酮对照提取物的 HPLC 图谱进行分析，分别进行时间窗的设定、谱峰匹配，共标定了 4 个共有峰，以柚皮苷（t_R = 14.4min）作为参照峰，采用"中位数"法生成对照图谱。结果显示，10 批对照提取物特征图谱相似度为 90% 以上，生成特征图谱，结果见图 4 – 31、4 – 32（书后彩插）。

（2）特征图谱相似度计算　将 10 批特征图谱的数据文件导入国家药典委

员会《中药色谱指纹图谱相似度评价系统（2004A）》，计算各样品特征图谱与生成的对照图谱的相似度，结果见表4-20。

表4-20　相似度结果

	S1	S2	S3	S4	S5	S6	S7	S8	S9	S10	对照指纹图谱
S1	1.000	0.937	0.780	0.963	0.691	0.912	0.967	0.980	0.830	0.971	0.915
S2	0.937	1.000	0.945	0.995	0.899	0.996	0.972	0.986	0.968	0.990	0.997
S3	0.780	0.945	1.000	0.917	0.988	0.967	0.865	0.884	0.996	0.900	0.965
S4	0.963	0.995	0.917	1.000	0.857	0.988	0.982	0.997	0.948	0.997	0.989
S5	0.691	0.899	0.988	0.857	1.000	0.924	0.799	0.817	0.973	0.837	0.923
S6	0.912	0.996	0.967	0.988	0.924	1.000	0.957	0.973	0.985	0.980	0.999
S7	0.967	0.972	0.865	0.982	0.799	0.957	1.000	0.988	0.901	0.992	0.961
S8	0.980	0.986	0.884	0.997	0.817	0.973	0.988	1.000	0.920	0.997	0.975
S9	0.830	0.968	0.996	0.948	0.973	0.985	0.901	0.920	1.000	0.933	0.984
S10	0.971	0.990	0.900	0.997	0.837	0.980	0.992	0.997	0.933	1.000	0.982
对照指纹图谱	0.915	0.997	0.965	0.989	0.923	0.999	0.961	0.975	0.984	0.982	1.000

按照《中药色谱指纹图谱相似度评价系统（2004A）》对10批枳实黄酮对照提取物的实验数据进行"数据匹配"，标定了7个共有峰。特征图谱的分析数据显示10批枳实黄酮对照提取物的相似度均在90%以上，表明不同批次间枳实黄酮对照提取物存在较大的相似度。

（三）小结与讨论

不同批次枳实黄酮对照提取物的特征图谱相似度均在90%以上，表明枳实黄酮对照提取物的各组分比例相对固定，换批间具有良好的稳定性，枳实黄酮对照提取物的制备方法较为可靠，同时也表明该色谱方法既可用于含量测定及特征图谱测定，也可用于枳实黄酮对照提取物质量的综合评价。

三、均匀性考察

（一）试药

芸香柚皮苷（批号：MUST-17030408，纯度99.20%）、柚皮苷（批号：MUST-17040102，纯度98.28%）、新橙皮苷（批号：MUST-17040707，纯

度 98.79%）均购自成都曼斯特生物科技有限公司，橙皮苷（批号：721 - 860110，纯度：98.08%）购自中国食品药品检定研究院。

（二）色谱条件

色谱柱：SunFire C_{18} 色谱柱（4.6mm×250mm，5μm）；流动相：甲醇 - 水 - 醋酸（38∶58∶4）；流速：1mL/min；检测波长：283nm；柱温：35℃。

（三）对照品溶液制备

按第一节"一、（二）2. 对照品溶液制备"项下方法制备对照品溶液。

（四）取样和供试品溶液制备

根据《标准物质定值的通用原则及统计学原理》[11]，随机取原料 10 支，每支称取 3 份，每份精密称取枳实黄酮对照提取物 15mg，置 25mL 容量瓶中，加甲醇稀释至刻度，摇匀，再以 0.45μm 微孔滤膜滤过，取续滤液作为供试品溶液。

（五）测定结果

精密吸取对照品溶液和供试品溶液各 10μL，分别注入高效液相色谱仪，测定样品中芸香柚皮苷、柚皮苷、橙皮苷、新橙皮苷的含量，结果见表 4 -21。

表 4 -21　均匀性试验结果（%）

瓶号	芸香柚皮苷			柚皮苷			橙皮苷			新橙皮苷		
	1	2	3	1	2	3	1	2	3	1	2	3
1	2.06	2.10	2.08	30.02	29.98	30.09	2.09	2.18	2.11	32.54	33.21	33.14
2	2.10	2.09	2.03	29.95	30.03	29.96	2.22	2.20	2.13	33.39	33.22	33.87
3	2.05	2.12	2.03	30.02	30.16	30.09	2.23	2.15	2.24	33.42	33.38	33.0
4	2.03	2.11	2.05	30.07	30.13	30.05	2.18	2.08	2.14	33.29	33.41	33.19
5	2.11	2.14	2.02	30.11	30.06	30.15	2.12	2.21	2.13	33.06	32.86	32.67
6	2.04	2.12	2.11	30.02	30.09	29.99	2.22	2.09	2.13	33.13	33.32	33.24
7	2.09	2.15	2.03	30.06	30.08	30.05	2.29	2.15	2.21	33.15	33.08	33.29
8	2.09	2.13	2.10	30.03	30.12	30.09	2.18	2.20	2.08	33.25	33.32	33.09
9	2.16	2.20	2.08	30.04	30.07	30.10	2.16	2.15	2.07	32.48	33.04	33.26
10	2.17	2.24	2.10	30.02	29.97	30.19	2.11	2.02	2.14	33.32	32.85	33.68

运用 SPSS 20.0 统计软件对数据进行分析，采用单因素方差分析（ANO-VA）对均匀度进行检验，结果芸香柚皮苷的 F 值为 1.50，柚皮苷的 F 值为 1.23，橙皮苷的 F 值为 1.43，新橙皮苷的 F 值为 1.76，均小于 $F_{0.05(9,20)}$[11]，表明枳实黄酮对照提取物均匀度良好，结果见表 4 – 22。

表 4 – 22　单因素方差分析结果

化合物	变差源	总方差	自由度	均方差	F	$F_{0.05(9,20)}$
芸香柚皮苷	瓶间	0.033	9	0.004		
	瓶内	0.049	20	0.002	1.500	2.390
	总数据	0.081	29			
柚皮苷	瓶间	0.036	9	0.004		
	瓶内	0.066	20	0.003	1.233	2.390
	总数据	0.102	29			
橙皮苷	瓶间	0.041	9	0.005		
	瓶内	0.063	20	0.003	1.433	2.390
	总数据	0.104	29			
新橙皮苷	瓶间	1.084	9	0.120		
	瓶内	1.365	20	0.068	1.765	2.390
	总数据	2.450	29			

四、稳定性考察

（一）试药

芸香柚皮苷（批号：MUST – 17030408，纯度 99.20%）、柚皮苷（批号：MUST – 17040102，纯度 98.28%）、新橙皮苷（批号：MUST – 17040707，纯度 98.79%）均购自成都曼斯特生物科技有限公司，橙皮苷（批号：721 – 860110，纯度：98.08%）购自中国食品药品检定研究院。

（二）色谱条件

色谱柱：SunFire C_{18} 色谱柱（4.6mm × 250mm，5μm）；流动相：甲醇 – 水 – 醋酸（38∶58∶4）；流速：1mL/min；检测波长：283nm；柱温：35℃。

（三）对照品溶液制备

按第一节"一、（二）2. 对照品溶液制备"项下方法制备对照品溶液。

（四）取样和供试品溶液制备

采用所建立的 HPLC 含量测定方法考察对照提取物的稳定性，在对照提取物制备后，分别于第 0，5，15，30，60，90 天抽样检测。分析样品中芸香柚皮苷、柚皮苷、橙皮苷、新橙皮苷含量，每次取 3 个包装，每个包装取 1 个子样，每个子样测 2 次，取平均值，测定结果见表 4-23 至表 4-26。

表 4-23　稳定性考察（芸香柚皮苷）

编号	含量（%）					
	0d	5d	15d	30d	60d	90d
1	2.08	2.13	2.15	2.15	2.15	2.13
2	2.13	2.07	2.10	2.10	2.09	2.08
3	2.09	2.10	2.07	2.12	2.11	2.12
平均值	2.10	2.10	2.10	2.10	2.11	2.10
RSD（%）	1.26	1.43	1.16	0.33	0.77	0.75
t	0.86	0.76	0.57	0.91	0.05	0.86

表 4-24　稳定性考察（柚皮苷）

编号	含量（%）					
	0d	5d	15d	30d	60d	90d
1	29.30	29.40	29.03	28.98	29.74	29.61
2	29.25	29.08	30.20	29.35	29.09	29.89
3	29.28	29.22	29.10	29.19	29.12	29.25
平均值	29.28	29.23	29.44	29.17	29.32	29.58
RSD（%）	0.09	0.55	2.23	0.64	1.25	1.08
t	1.17	0.84	0.58	1.52	0.19	0.67

表 4-25　稳定性考察（橙皮苷）

编号	含量（%）					
	0d	5d	15d	30d	60d	90d
1	2.10	2.20	2.16	2.13	2.21	2.17
2	2.18	2.19	2.09	2.17	2.15	2.11
3	2.11	2.15	2.17	2.18	2.14	2.15
平均值	2.13	2.18	2.14	2.16	2.17	2.14
RSD（%）	2.05	1.21	2.04	1.22	1.75	1.43
t	1.42	2.28	0.86	0.43	0.73	0.96

表 4 – 26   稳定性考察（新橙皮苷）

编号	含量（%）					
	0d	5d	15d	30d	60d	90d
1	32.11	32.42	31.95	32.35	32.14	31.32
2	31.98	32.12	31.03	32.22	34.11	31.76
3	32.16	32.27	31.86	32.61	32.77	32.28
平均值	32.08	32.27	31.61	32.39	33.01	31.79
RSD（%）	0.29	0.46	1.60	0.61	3.05	1.51
t	2.87	1.27	2.80	2.48	1.98	2.07

t 检验法计算公式为：

$$t = \frac{|\bar{X}_i - \bar{X}|}{S/\sqrt{n}}$$ 公式（4 – 1）

公式（4 – 1）中，$\bar{X}_i$ 为任一次稳定性考察的测量值，$\bar{X}$ 为特性量值的标准值，S 为测量值的标准偏差，n 为测量次数。结果显示，芸香柚皮苷、柚皮苷、橙皮苷、新橙皮苷的 t 值均小于 $t_{(0.05, 2)}$ 值 4.303[12]，表明枳实黄酮对照提取物在 90 天内具有良好的稳定性，达到了长期储存的要求。

五、水分测定

（一）试药

费休氏试液。

（二）测定结果

按照《中国药典》（2020 年版四部）水分测定法（0832）的第二法进行水分测定，具体操作如下：

取枳实黄酮对照提取物 2 ~ 5g，平铺于干燥至恒重的扁形称量瓶中，厚度不超过 5mm，精密称定，开启瓶盖在 100 ~ 105℃下干燥 5h，将瓶盖盖好，移置干燥器中，放冷 30min，精密称定，再在上述温度下干燥 1h，放冷 30min，称重，至连续两次称重的差异不超过 5mg 为止，根据减失的重量，计算供试品中的含水量（%），结果见表 4 – 27。

表 4 - 27　水分测定（n = 3）

	样品质量（g）	水分质量（g）	水分含量（%）	平均含量（%）
1	2.0186	0.0224	1.11	
2	2.0149	0.0216	1.07	1.13
3	2.0755	0.0250	1.20	

　　结果显示枳实黄酮对照提取物中平均含水量为 1.13%，由于对照提取物尚无具体标准，故参考化学对照品的有关规定[13]：要求冷冻干燥的对照品中含水量不得超过 3%，表明制备所得对照提取物达到了相关标准。

六、引湿性测定

（一）试药

饱和氯化铵溶液。

（二）测定结果

　　按照《中国药典》（2020 年版四部）进行引湿性测定，具体操作如下：
　　取干燥的具塞玻璃称量瓶（外径为 50mm，高为 15mm），于试验前一天置于适宜的 25 ±1℃ 恒温干燥器（下部放置氯化铵饱和溶液），精密称定重量，记为 m_1；取供试品适量，平铺于上述称量瓶中，供试品厚度约为 1mm，精密称定重量，记为 m_2；将称量瓶敞口，并与瓶盖同置于上述恒温恒湿条件下 24h。取出，盖好称量瓶盖子，精密称定重量，记为 m_3，平行制备 3 份，按照公式（4 - 2）进行计算，结果见表 4 - 28。

$$增重百分率 = \frac{m_3 - m_2}{m_2 - m_1} \times 100\% \qquad 公式(4 - 2)$$

表 4 - 28　引湿性测定结果（n = 3）

编号	m_1/g	m_2/g	m_3/g	$(m_3 - m_2)$ /g	$(m_2 - m_1)$ /g	增重百分率/%
1	28.7745	29.2361	29.2566	0.0185	0.4616	4.01%
2	30.1687	30.6499	30.6691	0.0192	0.4812	3.99%
3	27.9896	28.4442	28.4618	0.0176	0.4546	3.87%

　　结果显示枳实黄酮对照提取物中平均含水量为 3.96%，由于对照提取物尚无具体标准，故参考药物引湿性规定，引湿增重小于 15% 但大于 2%，表明制备所得对照提取物具有引湿性，应密闭保存。

第三节　定值

一、试药

枳实黄酮对照提取物为实验室自制；芸香柚皮苷（批号：MUST - 17030408，纯度 99.20%）、柚皮苷（批号：MUST - 17040102，纯度 98.28%）、新橙皮苷（批号：MUST - 17040707，纯度 98.79%）均购自成都曼斯特生物科技有限公司，橙皮苷（批号：721 - 860110，纯度：98.08%）购自中国食品药品检定研究院。

二、协作定值

（一）色谱条件

色谱柱：SunFire C_{18} 色谱柱（4.6mm × 250mm，5μm）；流动相：甲醇 - 水 - 醋酸（38∶58∶4）；流速：1mL/min；检测波长：283nm；柱温：35℃。

（二）对照品溶液制备

按第一节"一、（二）2. 对照品溶液制备"项下方法制备对照品溶液。

（三）供试品溶液制备

取枳实黄酮对照提取物约25mg，精密称定，置25mL容量瓶中，加甲醇超声处理（100W，40kHz）10min，加甲醇稀释至刻度，摇匀，得供试品溶液 A（用于芸香柚皮苷、橙皮苷的含量测定）。取2mL供试品溶液 A 置10mL容量瓶中，加甲醇稀释至刻度，摇匀，得供试品溶液 B（用于柚皮苷、新橙皮苷的含量测定）。0.45μm微孔滤膜滤过，取续滤液作为供试品溶液。

（四）测定方法

精密吸取对照品溶液和供试品溶液各10μL，分别注入液相色谱仪，外标法定量，测定样品中芸香柚皮苷、柚皮苷、橙皮苷、新橙皮苷的含量。

（五）测定结果

本次协作定值共4个实验室5台不同仪器参加，测定结果见表4-29。

表 4 - 29　协作定值测定结果

化合物	实验室	X（%）			X̄（%）	SD（%）	RSD（%）
芸香柚皮苷	A	2.07	2.10	2.06	2.08	0.02	1.00
	B	2.01	2.04	2.11	2.05	0.05	2.50
	C	2.09	2.13	2.16	2.13	0.04	1.65
	D	2.06	2.12	2.14	2.11	0.04	1.98
	E	2.08	2.10	2.15	2.11	0.04	1.71
柚皮苷	A	29.06	29.13	28.95	29.05	0.09	0.31
	B	29.34	29.28	29.32	29.31	0.03	0.10
	C	29.27	29.44	29.24	29.32	0.11	0.37
	D	29.03	28.78	28.73	28.85	0.16	0.56
	E	28.90	28.72	28.56	28.73	0.17	0.59
橙皮苷	A	2.16	2.14	2.18	2.16	0.02	0.93
	B	2.13	2.09	2.15	2.12	0.03	1.44
	C	2.09	2.11	2.14	2.11	0.03	1.19
	D	2.14	2.15	2.12	2.14	0.02	0.71
	E	2.18	2.15	2.10	2.14	0.04	1.89
新橙皮苷	A	31.50	30.92	31.44	31.29	0.32	1.02
	B	32.26	31.47	31.25	31.66	0.53	1.68
	C	31.03	31.59	31.18	31.27	0.29	0.93
	D	31.69	31.29	31.38	31.45	0.21	0.67
	E	31.58	31.94	32.42	31.98	0.42	1.32

　　采用科克伦准则判断 5 组数据是否等精度。对芸香柚皮苷、柚皮苷、橙皮苷、新橙皮苷的测定结果分别按照公式（4 - 3）计算统计量，结果 $C_{芸香柚皮苷} = 0.3591$，$C_{柚皮苷} = 0.3829$，$C_{橙皮苷} = 0.2435$，$C_{新橙皮苷} = 0.4091$，均小于 $C_{(0.05,5,3)}$ 值 0.5981，表明 5 组测量结果为等精度。

$$C = \frac{s_{max}^2}{\sum_{i=1}^{m} s_i^2} \qquad 公式(4 - 3)$$

　　将每个实验室所测数据的平均值视为单次测量值，利用 Grubbs 法和 Dixon 法进行异常值检验，结果 2 种方法均无异常值检出。因此，合并 5 份平均值，计算总平均值和标准偏差，并以总体平均值作为标示值，结果枳实黄酮对照提取物中芸香柚皮苷含量为 2.09%，柚皮苷含量为 29.05%，橙皮苷含量为

2.14%，新橙皮苷含量为31.53%。

三、定值结果的不确定度来源和分析

定值结果的不确定度主要由4部分组成：（一）HPLC分析方法的不确定度；（二）协作定值引入的不确定度；（三）提取物均匀性引入的不确定度；（四）提取物稳定性引入的不确定度。前期稳定性考察结果表明，枳实黄酮对照提取物对高温、高湿、光照等因素均较为稳定，且实际储存条件为常温密闭保存，因此认为稳定性引入的不确定度可以忽略不计。定值结果的不确定度主要由前3项组成。

（一）HPLC分析方法的不确定度

HPLC外标法测定含量的数学模型为：

$$X = \frac{A_s \times V_s \times W_{ref} \times P}{A_{ref} \times V_{ref} \times W_s} \times 100\% \qquad 公式（4-4）$$

公式（4-4）中，A_s表示供试品峰面积，A_{ref}为对照品峰面积，V_s为供试品溶液稀释倍数，V_{ref}为对照品溶液稀释倍数，W_s为供试品称样量，W_{ref}为对照品称样量，P为对照品纯度。

实验中所用对照品未提供纯度的不确定度值，此项忽略不计。协作定值时均采用"第三节二、协作定值"项下方法，根据操作流程及方法学考察数据，HPLC分析方法的不确定度主要考虑对照品称量、对照品溶液配制、样品称量、样品溶液配制和重复性、回收率等因素引入的不确定度。

1. 对照品称量引入的不确定度 根据计量检定证书，所用电子天平（d = 0.01mg）的允许误差（Δm）为0.1mg，按正态分布（分布系数k = 1.96），用公式（4-5）计算称量时所用电子天平的不确定度（U_m），称量对照品的相对标准不确定度（$U_{ml, rel}$）按公式（4-6）计算：

$$U_m = \frac{\Delta m}{k} \qquad 公式（4-5）$$

$$U_{m, rel} = \frac{U_m}{m} \qquad 公式（4-6）$$

其中，m为称样质量，不考虑重复性误差时，称量芸香柚皮苷、柚皮苷、橙皮苷、新橙皮苷的相对标准不确定度分别为0.013、0.017、0.017、0.013。

2. 对照品溶液制备引入的不确定度 对照品溶液配制的不确定度主要由容量瓶和移液管引入的不确定度，包括温度效应引入的不确定度、校准引入的不确定度。本实验对照品溶液配制过程中使用到 50mL A 级量瓶。根据《实验室玻璃仪器单标线容量瓶》，50mL A 级量瓶允许误差（Δv）为 ±0.050mL。按公式（4-7）计算容量瓶和移液管的校准不确定度：

$$U_{v(1)} = \frac{\Delta v}{k}　　　　公式（4-7）$$

计算溶液的温度与校正时温度不同引入的不确定度，假设差值 $\Delta t = 5℃$，水的体积膨胀系数（α_{water}）为 2.1×10^{-4}，温度引入的不确定度按公式（4-8）计算，容量瓶引入的相对标准不确定度按公式（4-9）计算，其中 v 为容量瓶容积。

$$U_{v(2)} = \frac{v \times \Delta t \times \alpha_{water}}{k}　　　　公式（4-8）$$

$$U_v = \frac{\sqrt{U_{v(1)}^2 + U_{v(2)}^2}}{v}　　　　公式（4-9）$$

综上，配制芸香柚皮苷、柚皮苷、橙皮苷、新橙皮苷对照品溶液的相对标准不确定度按公式（4-9）计算为 7.3×10^{-4}。

3. 供试品称量引入的不确定度　供试品称量的相对标准不确定度（$U_{m2,rel}$）按公式（4-6）计算，不考虑重复性误差时，称量样品的相对标准不确定度 $U_{m2,rel}$ 为 0.003。

4. 供试品溶液制备引入的不确定度　本实验供试品溶液配制过程中使用到 25mL、10mL A 级量瓶，25mL、10mL A 级量瓶的容量允差（Δv）分别为 ±0.030mL 和 ±0.020mL，配制供试品溶液的相对标准不确定度（$U_{v2,rel}$）按公式（4-10）计算为 2.9×10^{-3}。

$$U_{V1,rel} = \sqrt{U_{v1}^2 + U_{v2}^2 + \cdots}　　　　公式（4-10）$$

5. 结果重复测定引入的不确定度　按照 B 类不确定度评定，由重复性引入的相对标准不确定度计算公式为：

$$U_{p,rel} = \frac{S}{C_0 \times \sqrt{n}}　　　　公式（4-11）$$

公式（4-11）中，S 为标准偏差，C_0 为指标成分平均含量，n 为测定次数。在重复性条件下，对积实黄酮对照提取物进行 6 次测定（n=6），芸香柚皮苷的平均值为 1.88%，标准偏差为 0.02%；柚皮苷的平均值为 30.46%，标准偏差为 0.33%；橙皮苷的平均值为 2.16%，标准偏差为 0.04%；新橙皮苷的平均值为 33.11%，标准偏差为 0.67%。则芸香柚皮苷、柚皮苷、橙皮苷、新橙皮苷由重复性引入的相对标准不确定度分别为 4.3×10^{-3}、$4.5 \times$

10^{-3}、7.6×10^{-3}、8.3×10^{-3}。

6. 方法回收率引入的不确定度 按照 B 类不确定度评定，由方法回收率引入的相对标准不确定度计算公式为：

$$U_{R,rel} = \frac{S}{R \times \sqrt{n}} \qquad 公式（4-12）$$

公式（4-12）中，S 为标准偏差，R 为指标成分平均回收率，n 为测定次数。在加样回收率试验中，平行测定 6 份样品，芸香柚皮苷的平均回收率为 100.63%，标准偏差为 1.34%；柚皮苷的平均回收率为 100.16%，标准偏差为 0.72%；橙皮苷的平均回收率为 100.66%，标准偏差为 1.01%；新橙皮苷的平均回收率为 101.48%，标准偏差为 0.94%。则芸香柚皮苷、柚皮苷、橙皮苷、新橙皮苷由方法回收率引入的相对标准不确定度分别为 5.4×10^{-3}、2.9×10^{-3}、4.1×10^{-3}、3.8×10^{-3}。

7. HPLC 分析方法的合成相对不确定度 HPLC 分析方法的合成相对不确定度按公式（4-13）计算，得芸香柚皮苷、柚皮苷、橙皮苷、新橙皮苷由 HPLC 分析方法的合成相对不确定度分别为 0.015、0.018、0.020、0.016。

$$U_{c,rel} = \sqrt{U_{m1,rel}^2 + U_{V1,rel}^2 + U_{m2,rel}^2 + U_{V2,rel}^2 + U_{R,rel}^2 + U_{p,rel}^2}$$

$$公式（4-13）$$

（二）协作定值引入的不确定度

依据 ISO 导则 35，协作定值的不确定度按公式计算公式为：

$$U_{char} = \frac{s_i}{R \times \sqrt{n}} \qquad 公式（4-14）$$

公式（4-14）中，s_i 为各组均值的标准偏差，n 为独立测定次数。计算得芸香柚皮苷、柚皮苷、橙皮苷、新橙皮苷的不确定度为 0.01%、0.12%、0.01%、0.13%。

（三）均匀性引入的不确定度

均匀性引入的不确定度计算公式为：

$$U_{bb} = \sqrt{\frac{Ms_{among}^2 - Ms_{within}^2}{n}} \qquad 公式（4-15）$$

公式（4-15）中，Ms_{among}^2 为组间方差，Ms_{within}^2 为组内方差，n 为测定次数，计算得芸香柚皮苷、柚皮苷、橙皮苷、新橙皮苷均匀性的不确定度分别为 0.002%、0.002%、0.002%、0.057%。

（四）稳定性引入的不确定度

稳定性引入的不确定度计算公式为：

$$u_s = \sqrt{\frac{Ms_{among}^2 - Ms_{within}^2}{n}}$$　　　　公式（4-16）

计算得芸香柚皮苷、柚皮苷、橙皮苷、新橙皮苷稳定性的不确定度分别为 0.0004%、0.0409%、0.0003%、0.2795%。

（五）总合成标准不确定度

由 HPLC 分析方法、协作定值、均匀性和稳定性四部分引入的总合成标准不确定度计算公式为：

$$u(C) = \sqrt{(u_{c,rel} \times X)^2 + u_{char}^2 + u_s^{2+} + u_{bb}^2}$$　　　公式（4-17）

公式（4-17）中，X 为各成分的标示含量（%）。计算得芸香柚皮苷、柚皮苷、橙皮苷、新橙皮苷的总合成标准不确定度分别为 0.03%、0.75%、0.04%、0.79%。

（六）扩展不确定度

扩展不确定度（U）按公式（4-18）计算：

$$U = k \times u(C)$$　　　　　　公式（4-18）

当置信区间为 $P = 95\%$ 时，$k = 2$，计算得芸香柚皮苷、柚皮苷、橙皮苷、新橙皮苷的扩展不确定度分别为 0.06%，1.50%，0.08%，1.58%。

（七）定值结果及不确定度

综上，枳实黄酮对照提取物的标示量值及不确定度分别为：芸香柚皮苷（1.88±0.06）%，柚皮苷（30.46±1.50）%，橙皮苷（2.16±0.08）%，新橙皮苷（33.11±1.58）%。

四、小结与讨论

将枳实黄酮对照提取物在四个不同实验室进行协作定值研究，实验涉及两个品牌四种不同型号的高效液相色谱仪，将收集得到的五组数据采用 Grubbs 法和 Dixon 法进行异常值检验，结果两种方法均显示无异常值检出，表明所制备的对照提取物在不同实验室和不同仪器上具有良好的重现性，表明该对照提取物具有推广使用的可行性。

通过综合计算，确定枳实黄酮对照提取物的标示量值及不确定度分别为：芸香柚皮苷（1.88 ± 0.06）%，柚皮苷（30.46 ± 1.50）%，橙皮苷（2.16 ± 0.08）%，新橙皮苷（33.11 ± 1.58）%，所得不确定度在 0.06% － 1.58%。通过查阅文献，有研究者[14]将 17 种 β － 内酰胺类抗生素单体对照品采用 HPLC 外标法进行协作标定，计算得到总合成标准不确定度在 1.01 ~ 1.43，本次协作定值 4 个指标成分的总合成标准不确定度均在 1% 以内，表明其不确定度处于正常水平，定值结果可靠，为建立基于对照提取物的枳实药材含量测定方法提供了良好基础，可保证测定结果的可溯源性和准确性。

第四节　应用

柑橘属（*Citrus*）为芸香科（*Rutaceae*）柑橘亚科，其常用的中药材有枳实、枳壳、青皮、陈皮、香橼、佛手等，柑橘属植物多含有黄酮类成分且具有生物活性，黄酮类成分常为其质控指标。《中国药典》（2020 年版一部）中枳壳的含量测定项以柚皮苷、新橙皮苷为指标对其进行质量控制，香橼的含量测定项以柚皮苷为指标对其进行质量控制，佛手、陈皮、青皮的含量测定项均以橙皮苷为指标对其进行质量控制。《中国药典》（2020 年版一部）中，枳实含量测定项中仅以 70% 乙醇浸出物和辛弗林的含量为指标对其进行质量控制，该评价方法可以在一定程度上控制和评价枳实的质量，但缺少了黄酮类成分这一重要有效成分类型。故考虑将枳实黄酮对照提取物应用于枳实、枳术颗粒及柑橘属常见药材中，以明确枳实黄酮对照提取物在枳实药材、枳术颗粒及柑橘属其他常见药材质量控制中的适用性和可行性。

一、在中药材质量控制中的应用

（一）在枳实药材质量控制中的应用

1. 试药

芸香柚皮苷（批号：MUST － 17030408，纯度 99.20%）、柚皮苷（批号：MUST － 17040102，纯度 98.28%）、新橙皮苷（批号：MUST － 17040707，纯度 98.79%）均购自成都曼斯特生物科技有限公司，橙皮苷（批号：721 －

860110，纯度：98.08%）购自中国食品药品检定研究院。

枳实药材经鉴定为芸香科植物酸橙 *Citrus aurantium* L. 及其栽培变种或甜橙 *Cirtus sinensis* Osbeck 的干燥幼果，枳实药材信息见表4-30。

表4-30　枳实药材信息

编号	产地	批号	编号	产地	批号
S1	江西	180612	S11	江西	171027007
S2	四川	180503	S12	湖南	180201
S3	四川	180618	S13	江西	171201
S4	四川	180403	S14	江西	180701
S5	湖南	170239	S15	江西	161101
S6	江西	180709	S16	江西	180418
S7	江西	17033101	S17	江西	150401
S8	江西	1604011357	S18	江西	170215
S9	江西	180507	S19	江西	171002
S10	江西	D7100101	S20	江西	170515

2. 基于对照提取物的枳实药材的含量测定

（1）色谱条件　色谱柱：SunFire C_{18} 色谱柱（4.6mm×250mm，5μm）；流动相：甲醇-水-醋酸（38:58:4）；流速：1mL/min；检测波长：283nm；柱温：30℃；进样量：10μL。

（2）对照提取物制备　精密称取已标定含量的枳实黄酮对照提取物22.25mg置25mL量瓶中，加甲醇稀释至刻度，摇匀，制得每1mL含0.0860mg芸香柚皮苷、0.1400mg柚皮苷、0.0098mg橙皮苷、0.1513mg新橙皮苷的溶液。

（3）供试品溶液制备　取约50mg枳实粉末，精密称定，置25mL锥形瓶中，精密加入12.5mL的70%乙醇，超声处理30min，0.45μm微孔滤膜滤过，取续滤液，作为供试品溶液。

（4）方法学考察

1）专属性考察　精密吸取对照提取物溶液和供试品溶液各10μL，分别进样。在对照提取物溶液和供试品溶液色谱图相应位置上，有相同保留时间的色谱峰，且样品中4种成分与其他成分分离良好，无干扰，结果见图4-33。

2）线性关系考察　取约36mg对照提取物置25mL量瓶中，加甲醇稀释

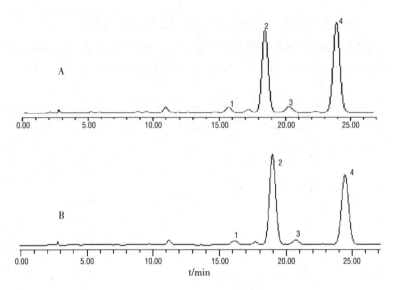

图 4 – 33　对照提取物溶液（A）及供试品溶液（B）HPLC 色谱图
1. 芸香柚皮苷　2. 柚皮苷　3. 橙皮苷　4. 新橙皮苷

至刻度，摇匀，得对照提取物溶液 B；精密吸取 3mL 对照提取物溶液 B，置 5mL 量瓶中，加甲醇稀释至刻度，得对照提取物溶液 C；重复以上步骤直至制得对照提取物溶液 F。将混合对照提取物溶液 B ~ F 经 0.45μm 微孔滤膜滤过，取续滤液 10μL 注入液相色谱仪，测定色谱峰峰面积。以对照提取物进样量（x）为横坐标，色谱峰峰面积（y）为纵坐标，进行线性回归。芸香柚皮苷、柚皮苷、橙皮苷、新橙皮苷线性回归方程分别为：$y = 1576124x - 1147$（$r^2 = 0.9998$）、$y = 1582505x + 1794$（$r^2 = 0.9997$）、$y = 1685429x + 6977$（$r^2 = 0.9992$）、$y = 1806171x + 7816$（$r^2 = 0.9993$），线性范围分别为 0.0360 ~ 0.2788μg、0.0526 ~ 0.4058μg、0.0410 ~ 0.3165μg、0.0568 ~ 0.4385μg。

3）精密度考察

①仪器精密度考察：取枳实药材粉末（65 目）50mg，精密称定，制备供试品溶液，连续进样 6 次，每次 10μL，测定芸香柚皮苷、柚皮苷、橙皮苷、新橙皮苷色谱峰峰面积，以色谱峰峰面积计算 RSD。芸香柚皮苷、柚皮苷、橙皮苷、新橙皮苷峰 RSD 值分别为 0.82%、1.08%、1.22%、0.83%，RSD 均小于 3%，表明仪器精密度良好。

②中间精密度考察：取同一批枳实药材粉末 6 份，每份约 50mg，精密称定，制备供试品溶液，在不同的时间由不同的分析人员，分别采用 Waters 1525 – 2998 – 2707（A）和 Waters 1525 – 2489（B）高效液相色谱仪测定芸香

柚皮苷、柚皮苷、橙皮苷及新橙皮苷色谱峰峰面积，计算含量及 RSD 值，RSD 值均小于 3%，表明该方法中间精密度良好。

4）稳定性考察　按本节"一、（一）2.（3）供试品溶液制备"项下方法制备供试品溶液，分别于制备后 0，2，4，8，12，24h 进样，测定芸香柚皮苷、柚皮苷、橙皮苷、新橙皮苷色谱峰峰面积，以色谱峰峰面积计算 RSD 值。芸香柚皮苷、柚皮苷、橙皮苷、新橙皮苷 RSD 值分别为 0.15%、0.06%、0.29%、0.18%，表明供试品溶液在 24h 内稳定性良好。

5）重复性考察　取同一批枳实药材粉末 6 份，每份约 50mg，精密称定，制备供试品溶液，分别进样，测定色谱峰峰面积，计算含量及其 RSD 值，芸香柚皮苷的平均含量为 4.21%，RSD 值为 1.95%；柚皮苷的平均含量为 9.45%，RSD 值 1.74%；橙皮苷的平均含量为 5.35%，RSD 值为 1.88%；新橙皮苷的平均含量为 6.15%，RSD 值为 1.91%。表明该方法重复性良好。

6）准确度考察　取已知含量的枳实药材粉末（芸香柚皮苷、柚皮苷、橙皮苷、新橙皮苷的含量分别为 4.21%、9.45%、5.35%、6.15%）6 份，每份 25mg，精密称定，分别置 25mL 具塞锥形瓶中，精密加入一定量的对照品溶液，制备供试品溶液，分别精密吸取 10μL，注入液相色谱仪，测定色谱峰峰面积。计算芸香柚皮苷、柚皮苷、橙皮苷、新橙皮苷平均回收率及 RSD，结果芸香柚皮苷、柚皮苷、橙皮苷、新橙皮苷的平均回收率分别为 101.15%、100.55%、100.45%、101.27%，RSD 值分别为 1.67%、1.28%、0.58%、1.22%，均小于 3%，表明该方法准确度良好。

（5）样品分析　取 20 批枳实药材粉末，精密称定，制备供试品溶液，分别以枳实黄酮对照提取物和单体对照品为对照，测定芸香柚皮苷、柚皮苷、橙皮苷、新橙皮苷的含量。采用配对 t 检验法比较枳实 2 种含量测定方法结果间的差异性，芸香柚皮苷、柚皮苷、橙皮苷、新橙皮苷对应的 P 值分别为 0.966、0.381、0.690、0.836，均大于 0.05，表明 2 种方法之间无显著性差异。应用 OriginPro 9.1 统计学软件对 2 种方法测得的结果进行相关性分析，芸香柚皮苷、柚皮苷、橙皮苷、新橙皮苷对应的相关系数均在 0.95 以上，表明对照提取物法与单体对照品法所得测定结果具有一致性。因此，枳实黄酮对照提取物可应用于枳实质量评价中，含量测定结果见表 4－31。

表4-31　20批枳实药材含量测定结果

No.	芸香柚皮苷		柚皮苷		橙皮苷		新橙皮苷	
	对照品	对照提取物	对照品	对照提取物	对照品	对照提取物	对照品	对照提取物
1	3.6283	3.6278	9.0239	8.9958	3.7510	3.7187	5.6762	5.6345
2	0.5864	0.5738	10.7862	10.6982	0.4859	0.5037	8.6004	8.5878
3	0.2156	0.2157	8.2899	8.2846	0.4894	0.4974	16.4531	16.5630
4	0.1994	0.1988	7.8596	7.8778	0.4990	0.5129	20.6570	20.8063
5	0.393	0.3938	8.9370	8.7567	0.3753	0.3898	11.8487	11.8384
6	0.7656	0.7698	12.2924	12.3178	0.4371	0.4539	9.1939	9.2270
7	0.1915	0.1913	8.8938	8.9141	0.4076	0.4029	11.9350	11.9377
8	0.8406	0.8402	10.4240	10.4490	0.4064	0.4048	6.2879	6.2960
9	0.2355	0.2335	5.8290	5.8522	1.6769	1.6697	17.4105	17.3979
10	1.0698	1.0710	0.0512	0.0484	3.9582	3.9661	0.0379	0.0399
11	0.8946	0.8975	13.6848	13.5975	0.4397	0.4176	9.0891	9.1047
12	0.8078	0.8046	0.1080	0.1049	3.5618	3.5537	0.0887	0.0867
13	0.6056	0.6084	5.1229	5.0989	2.9501	2.9404	6.4275	6.3601
14	2.0854	2.0937	n.d.	n.d.	9.9286	9.9118	0.0447	0.0434
15	0.9998	0.9924	10.7076	10.6608	2.2598	2.2403	12.6760	12.6306
16	0.3359	0.3407	4.4116	4.3926	2.9059	2.8957	10.8969	10.8421
17	0.3816	0.3875	11.5314	11.5493	1.1664	1.1504	8.1616	8.1105
18	0.8637	0.8615	n.d.	n.d.	3.5493	3.5713	n.d.	n.d.
19	0.5667	0.5635	11.1369	11.2554	0.3784	0.3946	8.2822	8.2100
20	1.0600	1.0604	n.d.	n.d.	3.2863	3.2891	n.d.	n.d.

注：n.d. 未检测到

采用配对样本 t 检验法比较两种方法测定结果间的差异，如表4-32所示，结果P值均大于0.05，表明采用对照提取物法与对照品法所得测定结果无显著性差异，对照提取物可应用于枳实药材质量评价。

表4-32　t 检验结果（对照品-对照提取物）

	成对差分					t	df	Sig（双侧）
	均值	标准差	均值的标准误	差分的95%置信区间				
				下限	上限			
芸香柚皮苷	0.00005	0.00463	0.00103	-0.00212	0.00221	0.044	19	0.966
柚皮苷	0.01181	0.05892	0.01318	-0.01577	0.03939	0.896	19	0.381

续表

	成对差分					t	df	Sig（双侧）
	均值	标准差	均值的标准误	差分的95%置信区间				
				下限	上限			
橙皮苷	0.00142	0.01562	0.00349	−0.00589	0.00872	0.405	19	0.690
新橙皮苷	0.00254	0.05393	0.01206	−0.02270	0.02777	0.210	19	0.836

1）数据分析　由于单体对照品法与对照提取物法不存在显著性差异，因此，以对照提取物法的测定结果为依据，进行数据分析（表4-33）。

表4-33　含量测定结果的数据分析

化合物	最小值（%）	最大值（%）	平均值（%）	95%置信区间	
				下限（%）	上限（%）
芸香柚皮苷	0.1913	3.6278	0.8363	0.4656	1.2070
柚皮苷	0.0000	13.5975	7.3081	5.1331	9.4831
橙皮苷	0.3898	9.9118	2.1442	1.0706	3.2179
新橙皮苷	0.0000	20.8063	8.1858	5.3122	11.0595

由结果可知，20批枳实药材中芸香柚皮苷的含量主要分布在0.0000%～1.5000%，柚皮苷的含量主要分布在7.5000%～12.5000%，橙皮苷的含量主要分布在0.0000%～4.0000%，新橙皮苷的含量主要分布在5.0000%～12.5000%，四个指标成分95%置信区间的下限分别为0.4656%、5.1331%、1.0706%、5.3122%，将20批药材测定数据与这四个成分限度进行比较，分别有14批、13批、11批、15批的数据超过这四条限度，在总批次数中的占有比例均高于50%，故可将这四个限度用于枳实药材质量评价，可规定若枳实药材中芸香柚皮苷含量超过0.4656%，柚皮苷含量超过5.1331%，橙皮苷含量超过1.0706%，新橙皮苷含量超过5.3122%，则属于优质药材，没有达到规定的枳实药材则属于普通药材。

2）聚类分析　聚类分析能够根据统计量或规定的分类准则对事物进行分类，量化种群间的差异程度，分析群种间的相似程度。以对照提取物法测定结果的四个指标成分含量之和为聚类指标，对20批枳实药材进行聚类分析，结果如图4-34所示。

聚类分析结果显示20批枳实药材被分为三类，其中批次S（3、4、9、15）的枳实被聚为一类，属于优质药材。批次S（10、12、18、20）的枳实被聚为一类，均属于劣质药材。以上分析结果表明市售枳实药材存在着一定程度的差异，

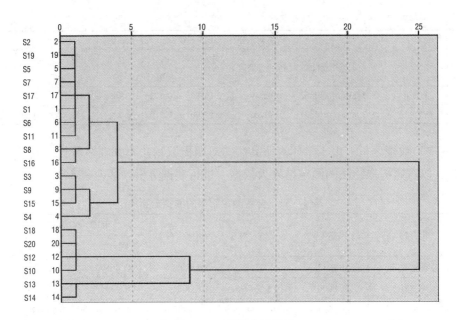

图 4 – 34   聚类分析结果

可能与枳实药材的植物来源、产地、采收期、贮存时间等因素有关。

2. 小结与讨论   对照提取物在中药质量控制中具有多种优势，一方面，对照提取物与原药材基源相似，与采用单一对照品进行鉴别相比，可提高鉴别的专属性；另一方面，对照提取物本身是一种混标，配制操作简单，溶解于有机溶剂后可直接使用，使中药检测更加简便、快捷。本试验建立了以芸香柚皮苷、柚皮苷、橙皮苷、新橙皮苷为指标的枳实黄酮对照提取物的含量测定方法，并分别采用对照提取物法和对照品法对枳实药材进行含量测定，采用配对样本 t 检验对两种定量方法的结果进行比较，在二者的结果之间未发现显著差异，因此枳实黄酮对照提取物可替代单体对照品对枳实药材进行质量控制。以对照提取物为参照，采用已建立的含量测定方法对 20 批枳实药材进行测定，并将结果进行数理统计分析，初步拟定了枳实黄酮类化合物的药材分级标准，枳实药材中芸香柚皮苷、柚皮苷、橙皮苷、新橙皮苷的含量限值分别为 0.46%、5.13%、1.07%、5.31%。但由于所测药材的批次数较少，上述质量评价限度能否确立为枳实药材质量标准，仍需要进一步研究，以期为黄酮类化合物纳入枳实药材质量评价体系提供物质基础和实验基础，使枳实质量控制模式在反映中医药特色的同时，更加趋于科学、完善、合理。

（二）在陈皮药材质量控制中的应用

1. 试药

芸香柚皮苷（批号：MUST - 17030408，纯度 99.20%）、柚皮苷（批号：MUST - 17040102，纯度 98.28%）、新橙皮苷（批号：MUST - 17040707，纯度 98.79%）均购自成都曼斯特生物科技有限公司，橙皮苷（批号：721 - 860110，纯度：98.08%）购自中国食品药品检定研究院。

3 批陈皮药材：S1（批号：244180501，产地：四川），S2（批号：171201，产地：广东），S3（批号：180729，产地：浙江）。

2. 基于对照品的陈皮药材的含量测定

（1）色谱条件　色谱柱：SunFire C_{18} 色谱柱（4.6mm × 250mm，5μm）；流动相：甲醇 - 水 - 醋酸（38:58:4）；流速：1mL/min；检测波长：283nm；柱温：30℃；进样量：10μL。

（2）对照品溶液制备　精密称取芸香柚皮苷、柚皮苷、橙皮苷、新橙皮苷对照品适量，置 50mL 量瓶中，加甲醇稀释至刻度，摇匀，制得每 1mL 含芸香柚皮苷 0.02064mg、柚皮苷 0.02059mg、橙皮苷 0.02144mg、新橙皮苷 0.02072mg 的混合对照品溶液。

（3）供试品溶液制备　取 50mg 陈皮粉末，精密称定，置 25mL 锥形瓶中，精密加入 12.50mL 的 70% 乙醇，超声 30min，过滤，取续滤液 2mL 置 10mL 容量瓶中，加甲醇稀释至刻度，0.45μm 微孔滤膜滤过，取续滤液，作为供试品溶液。

（4）方法学考察

1）专属性考察　精密吸取对照品溶液和供试品溶液各 10μL，注入液相色谱仪。在对照品溶液和供试品溶液色谱图相应位置上，有相同保留时间的色谱峰。结果见图 4 - 35。

2）线性关系考察　分别精密吸取对照品溶液 5，10，15，20，25μL 注入液相色谱仪测定色谱峰峰面积。以对照提取物进样量（x）为横坐标，色谱峰峰面积（y）为纵坐标，进行线性回归。芸香柚皮苷、橙皮苷线性回归方程分别为：y = 1161897x - 7187（r^2 = 0.9994）、y = 1817936x - 15751（r^2 = 0.9991），线性范围分别为 0.1032 ~ 0.5160μg，0.1072 ~ 0.536μg。

3）精密度考察

①仪器精密度考察　取陈皮药材粉末 50mg，精密称定，制得供试品溶液，连续进样六次，每次 10μL，以色谱峰峰面积计算 RSD 分别为 0.16%，

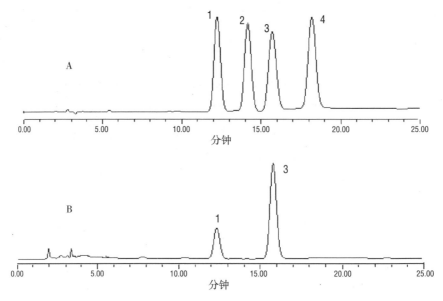

图 4 - 35　对照品溶液（A）及供试品溶液（B）HPLC 色谱图

1. 芸香柚皮苷　2. 柚皮苷　3. 橙皮苷　4. 新橙皮苷

0.08%。RSD 均小于3%，表明该方法仪器精密度良好。

②中间精密度考察　取同一批陈皮药材粉末 50mg，精密称定，制得供试品溶液，在不同的时间，由不同的分析人员分别采用 Waters 1525 - 2998 - 2707（A）和 Waters 1525 - 2489（B）高效液相色谱仪测定芸香柚皮苷、橙皮苷色谱峰峰面积，以色谱峰峰面积计算 RSD 均小于3%，表明中间精密度良好。

4）稳定性考察　取本节"一、（二）2.（3）供试品溶液制备"项下方法制得供试品溶液，分别于制备后 0，2，4，6，8，12，24h 进样，测定芸香柚皮苷、橙皮苷色谱峰峰面积，以色谱峰峰面积计算 RSD 值。芸香柚皮苷、橙皮苷 RSD 值分别为 0.86%、0.57%，RSD 值均小于3%，表明陈皮样品溶液在 24h 内稳定。

5）重复性考察　取陈皮药材粉末 50mg，精密称定，平行制备 6 份样品溶液，分别注入液相色谱仪，测定色谱峰峰面积，计算含量和 RSD。芸香柚皮苷的平均含量为 0.94%，RSD 值为 1.60%；橙皮苷的平均含量为 4.54%，RSD 值为 0.91%，表明该方法重复性良好。

6）准确度考察　取同一批陈皮药材粉末 25mg，精密称定，平行制备 6 份，加入一定量的对照品溶液，制备样品溶液，测定并计算各成分的平均加样回收率及 RSD 值。结果芸香柚皮苷、橙皮苷的加样回收率分别为 100.39%、100.81%，RSD 值分别为 1.37%、0.63%，表明该方法准确度良好。

（5）样品测定 取 3 个不同批次的陈皮药材粉末各 4 份，精密称定，制备供试品溶液，分别以单体对照品和对照提取物为对照测定芸香柚皮苷、柚皮苷、橙皮苷、新橙皮苷的含量，结果见表 4 - 34。

表 4 - 34 含量测定结果

批号	含量（%）	
	芸香柚皮苷	橙皮苷
244180501 - 1	0.9032	4.0536
244180501 - 2	0.9059	4.0317
244180501 - 3	0.9079	4.0057
244180501 - 4	0.8916	4.0282
171201 - 1	0.7865	4.0984
171201 - 2	0.7730	4.1247
171201 - 3	0.7763	4.1121
171201 - 4	0.7921	4.0990
180729 - 1	0.9104	4.5739
180729 - 2	0.9252	4.4944
180729 - 3	0.8952	4.5515
180729 - 4	0.9359	4.4911

3. 基于对照提取物的陈皮药材的含量测定

（1）色谱条件 色谱柱：SunFire C_{18} 色谱柱（4.6mm × 250mm，5μm）；流动相：甲醇 - 水 - 醋酸（38：58：4）；流速：1mL/min；检测波长：283nm；柱温：30℃；进样量：10μL。

（2）对照提取物溶液制备 取枳实黄酮对照提取物 22.50mg，精密称定，置 50mL 量瓶中，甲醇超声处理（100W，40kHz）10min，加甲醇稀释至刻度，摇匀，制得每 1mL 含 0.0085mg 芸香柚皮苷、0.1371mg 柚皮苷、0.0097mg 橙皮苷、0.1490mg 新橙皮苷的混合对照品溶液。

（3）供试品溶液制备 取 50mg 陈皮粉末，精密称定，置 25mL 锥形瓶中，精密加入 12.50mL 的 70% 乙醇，超声 30min，过滤，取续滤液 2mL 置 10mL 容量瓶中，加甲醇稀释至刻度，0.45μm 微孔滤膜滤过，取续滤液，作为供试品溶液。

（4）方法学考察

1）专属性考察　精密吸取对照提取物溶液和供试品溶液各 10μL，分别进样。在对照提取物溶液和供试品溶液色谱图相应位置上，有相同保留时间的色谱峰。

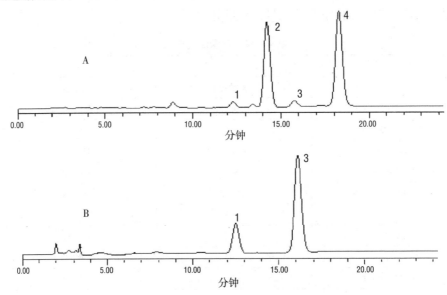

图 4 - 36　对照提取物溶液（A）及供试品溶液（B）HPLC 色谱图
1. 芸香柚皮苷　2. 柚皮苷　3. 橙皮苷　4. 新橙皮苷

2）线性关系考察　分别精密吸取对照提取物溶液 5，10，15，20，25 μL 注入液相色谱仪测定色谱峰峰面积。以对照提取物进样量（x）为横坐标，色谱峰峰面积（y）为纵坐标，进行线性回归。芸香柚皮苷、橙皮苷线性回归方程分别为：$y = 1795353x - 3270$（$r^2 = 0.9996$）、$y = 1836603x - 6425$（$r^2 = 0.9990$），线性范围分别为 $0.0425 \sim 0.2125 μg$，$0.0485 \sim 0.2425 μg$。

3）精密度考察

①仪器精密度考察：取陈皮药材粉末 50mg，精密称定，制得供试品溶液，连续进样 6 次，每次 10μL，测定芸香柚皮苷、橙皮苷色谱峰峰面积，计算 RSD 值。芸香柚皮苷、橙皮苷色谱峰峰面积的 RSD 值分别为 0.80%，0.43%，RSD 值均小于 3%，表明仪器精密度良好。

②中间精密度考察：取同一批陈皮药材粉末 50mg，精密称定，按本节"一、（二）3.（3）供试品溶液制备"项下方法制得供试品溶液，在不同的时间由不同的分析人员，分别采用 Waters 1525 - 2998 - 2707（A）和 Waters

1525 – 2489（B）高效液相色谱仪测定芸香柚皮苷、橙皮苷色谱峰峰面积，计算 RSD 值均小于 3%，表明该方法中间精密度良好。

4）稳定性考察 按照本节"一、（二）3.（3）供试品溶液制备"项下制得供试品溶液，分别于制备后 0，2，4，8，12，24h 进样，测定芸香柚皮苷、橙皮苷色谱峰峰面积，以色谱峰峰面积计算芸香柚皮苷、橙皮苷 RSD 值分别为 0.44%、0.35%，表明供试品溶液在 24h 内稳定性良好。

5）重复性考察 取陈皮药材粉末 50mg，精密称定，按照本节"一、（二）3.（3）供试品溶液制备"项下方法平行制备 6 份样品溶液，分别进样，测定色谱峰峰面积，计算含量。芸香柚皮苷平均含量为 0.93%，RSD 值为 1.12%；橙皮苷平均含量为 4.50%，RSD 值为 0.77%，表明该方法重复性良好。

6）准确度考察 取陈皮药材粉末 6 份，每份 25mg，精密称定，分别置 25mL 具塞锥形瓶中，精密加入一定量的对照提取物溶液，按照本节"一、（二）3.（3）供试品溶液制备"项下方法制备供试品溶液，分别精密吸取 10μL，注入液相色谱仪，测定色谱峰峰面积。计算芸香柚皮苷、橙皮苷回收率及 RSD 值，芸香柚皮苷、橙皮苷平均回收率分别为 100.34%、102.01%，RSD 值分别为 0.66%、1.42%，表明该方法回收率良好。

（5）样品测定 取 3 批次陈皮粉末，各 4 份，精密称定，按本节"一、（二）3.（3）供试品溶液制备"项下方法制备样品溶液，以枳实黄酮对照提取物为对照，测定芸香柚皮苷、橙皮苷的含量，结果见表 4 – 35。

表 4 – 35 含量测定结果

批号	含量（%）	
	芸香柚皮苷	橙皮苷
244180501 – 1	0.9028	4.0564
244180501 – 2	0.9057	4.0535
244180501 – 3	0.9046	4.0061
244180501 – 4	0.8940	4.0248
171201 – 1	0.7884	4.0908
171201 – 2	0.7738	4.1226
171201 – 3	0.7780	4.1177
171201 – 4	0.7923	4.0930
180729 – 1	0.9137	4.5792

续表

批号	含量（%）	
	芸香柚皮苷	橙皮苷
180729 - 2	0.9241	4.4921
180729 - 3	0.8974	4.5511
180729 - 4	0.9374	4.4947

4. 不同结果方法对比分析　采用配对样本 t 检验法比较两种方法测定结果间的差异，如表 4 - 37 所示，结果 P 值均大于 0.05，表明以这两种方法测定的结果之间无显著性差异，枳实黄酮对照提取物可用于陈皮药材的质量控制中。不同方法测定陈皮药材含量对比表见表 4 - 36。

表 4 - 36　不同方法测定陈皮药材含量对比表

批号	芸香柚皮苷		橙皮苷	
	对照品（%）	对照提取物（%）	对照品（%）	对照提取物（%）
244180501 - 1	0.9032	0.9028	4.0536	4.0564
244180501 - 2	0.9059	0.9057	4.0317	4.0535
244180501 - 3	0.9079	0.9046	4.0057	4.0061
244180501 - 4	0.8916	0.8940	4.0282	4.0248
171201 - 1	0.7865	0.7884	4.0984	4.0908
171201 - 2	0.7730	0.7738	4.1247	4.1226
171201 - 3	0.7763	0.7780	4.1121	4.1177
171201 - 4	0.7921	0.7923	4.0990	4.0930
180729 - 1	0.9104	0.9137	4.5739	4.5792
180729 - 2	0.9252	0.9241	4.4944	4.4921
180729 - 3	0.8952	0.8974	4.5515	4.5511
180729 - 4	0.9359	0.9374	4.4911	4.4947

表 4 - 37　t 检验结果（对照品 - 对照提取物）

	成对差分					t	df	Sig（双侧）
	均值	标准差	均值的标准误	差分的95%置信区间				
				下限	上限			
芸香柚皮苷	-0.000750	0.00182	0.000526	-0.00191	0.000407	-1.427	11	0.181
橙皮苷	-0.00148	0.00766	0.00221	-0.00634	0.00339	-0.667	11	0.518

5. 小结与讨论　本节建立了基于对照品和枳实黄酮对照提取物的陈皮药材含量测定方法，并分别采用对照提取物法和对照品法对陈皮药材进行分析测定，采用配对样本 t 检验将两种定量方法的结果进行比较，两者的结果之间未发现显著性差异，因此枳实黄酮对照提取物可用于陈皮药材的质量控制中。

《中国药典》（2020 年版一部）中，陈皮药材含量测定项下规定橙皮苷的含量不得少于 2.5%，由含测结果可知，所测 4 批次陈皮中橙皮苷的含量范围为 4.0061% ~4.5792%，均达到药典含量测定要求。

（三）在枳壳药材质量控制中的应用

1. 试药

芸香柚皮苷（批号：MUST - 17030408，纯度 99.20%）、柚皮苷（批号：MUST - 17040102，纯度 98.28%）、新橙皮苷（批号：MUST - 17040707，纯度 98.79%）均购自成都曼斯特生物科技有限公司，橙皮苷（批号：721 - 860110，纯度：98.08%）购自中国食品药品检定研究院。

3 批枳壳药材：S1（批号：171118001，产地：江西），S2（批号：180703，产地：湖南），S3（批号：171027007，产地：江西）。

2. 基于对照品的枳壳药材的含量测定

（1）色谱条件　色谱柱：SunFire C_{18} 色谱柱（4.6mm × 250mm，5μm）；流动相：乙腈 - 水（20∶80）（用磷酸调节 pH 至 3）；流速：1mL/min；检测波长：283nm；柱温：30℃；进样量：10μL。

（2）对照品溶液制备　取芸香柚皮苷、柚皮苷、橙皮苷、新橙皮苷对照品适量，精密称定，加甲醇制成每 1mL 含芸香柚皮苷 0.0688mg、柚皮苷 0.0644mg、橙皮苷 0.0568mg、新橙皮苷 0.0880mg 的混合对照品溶液。

（3）供试品溶液制备　取枳壳粗粉约 0.2g，精密称定，置具塞锥形瓶中，精密加入甲醇 50mL，称定重量，加热回流 1.5h，放冷，补重，摇匀，精密量取续滤液 10mL，置 25mL 容量瓶中，加甲醇稀释至刻度，摇匀，即得。

（4）样品测定　取 3 批次枳壳粗粉，各 4 份，精密称定，制备样品溶液，以单体对照品芸香柚皮苷、柚皮苷、橙皮苷、新橙皮苷为对照，测定枳壳中芸香柚皮苷、柚皮苷、橙皮苷、新橙皮苷的含量，结果见表 4 - 38。

表 4 – 38　含量测定结果

批号	含量（%）			
	芸香柚皮苷	柚皮苷	橙皮苷	新橙皮苷
171118001 – 1	0.5835	5.3524	0.4007	4.1828
171118001 – 2	0.5760	5.1894	0.4065	4.2283
171118001 – 3	0.5557	5.1543	0.3971	4.2024
171118001 – 4	0.5676	5.1473	0.3890	4.2232
180703 – 1	0.4591	5.6887	0.4673	4.4061
180703 – 2	0.4588	5.4672	0.4741	4.2081
180703 – 3	0.4570	5.5024	0.4670	4.2926
180703 – 4	0.4423	5.4478	0.4843	4.2201
171027007 – 1	0.5584	9.4791	3.3462	9.4636
171027007 – 2	0.5836	9.4722	3.3787	9.4237
171027007 – 3	0.5811	9.4597	3.3859	9.4563
171027007 – 4	0.5671	9.4500	3.3126	9.4820

3. 基于对照提取物的枳壳药材的含量测定

（1）色谱条件　色谱柱：SunFire C_{18} 色谱柱（4.6mm × 250mm，5μm）；流动相：乙腈 – 水（20∶80）（用磷酸调节 pH 至 3）；流速：1mL/min；检测波长：283nm；柱温：30℃；进样量：10μL。

（2）对照提取物溶液制备　取枳实黄酮对照提取物 12.68mg，精密称定，置 50mL 量瓶中，加甲醇超声处理（100W，40kHz）10min，甲醇稀释至刻度，摇匀，制得每 1mL 含芸香柚皮苷 0.0048mg、柚皮苷 0.0772mg、橙皮苷 0.0055mg、新橙皮苷 0.0840mg 的溶液。

（3）供试品溶液制备　取枳壳粗粉约 0.2g，精密称定，置具塞锥形瓶中，精密加入甲醇 50mL，称定重量，加热回流 1.5h，放冷，补重，摇匀，精密量取续滤液 10mL，置 25mL 容量瓶中，加甲醇稀释至刻度，摇匀，即得。

（4）方法学考察

1）专属性考察　精密吸取对照提取物溶液、供试品溶液各 10μL，分别进样，在对照提取物溶液和供试品溶液相应位置上，有相同保留时间的色谱峰，且分离度良好，见图 4 – 37。

2）线性关系考察　分别精密吸取本节"一、（三）3.（2）对照提取物溶液制备"项下不同体积的对照提取物溶液注入液相色谱仪测定色谱峰峰面

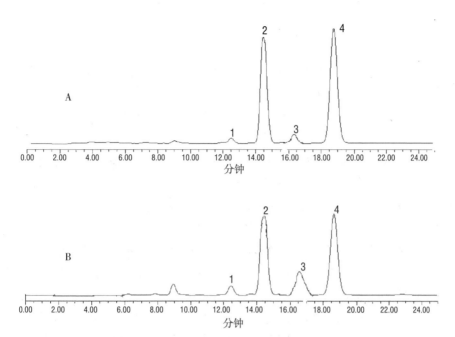

图 4 – 37　对照提取物溶液（A）及供试品溶液（B）HPLC 色谱图
1. 芸香柚皮苷　2. 柚皮苷　3. 橙皮苷　4. 新橙皮苷

积。以对照提取物进样量（x）为横坐标，色谱峰峰面积（y）为纵坐标，进行线性回归。芸香柚皮苷、柚皮苷、橙皮苷、新橙皮苷线性回归方程分别为：$y = 2681994x - 517.8095$（$r^2 = 0.9994$）、$y = 1910169x - 2400$（$r^2 = 0.9992$）、$y = 228230x - 39045$（$r^2 = 0.9993$）、$y = 1874336x + 13509$（$r^2 = 0.9996$），线性范围分别为 $0.0240 \sim 0.1200\mu g$，$0.3862 \sim 1.9300\mu g$、$0.0550 \sim 0.2750\mu g$、$0.4200 \sim 2.100\mu g$。

3）精密度考察

①仪器精密度考察　取枳壳粗粉约 0.2g，精密称定，制备供试品溶液，连续进样 6 次，每次 10μL，测定芸香柚皮苷、柚皮苷、橙皮苷、新橙皮苷色谱峰峰面积，计算 RSD 值。芸香柚皮苷、柚皮苷、橙皮苷、新橙皮苷色谱峰峰面积的 RSD 值分别为 0.66%、1.41%、0.67%、1.67%，RSD 值均小于 3%，表明该方法仪器精密度良好。

②中间精密度考察　取枳壳药材粉末约 0.2g，精密称定，制备枳壳样品溶液，在不同的时间由不同的分析人员，分别采用 Waters 1525 – 2998 – 2707（A）和 Waters 1525 – 2489（B）高效液相色谱仪测定芸香柚皮苷、柚皮苷、橙皮苷及新橙皮苷色谱峰峰面积，计算含量及 RSD 值，RSD 值均小于 3%，表明该方

法中间精密度良好。

4）稳定性考察   取枳壳粗粉约 0.2g，制备供试品溶液，分别于制备后 0，2，4，6，12，24h 进样，测定色谱峰峰面积，以色谱峰峰面积计算 RSD 值。芸香柚皮苷、柚皮苷、橙皮苷、新橙皮苷 RSD 值分别为 1.01%、1.00%、0.97%、2.23%，RSD 值均小于 3%，表明供试品溶液在 24h 内稳定性良好。

5）重复性考察   取同一批枳壳粗粉 6 份，每份约 0.2g，精密称定，制备供试品溶液，测定色谱峰峰面积，以枳实黄酮对照提取物为对照，计算芸香柚皮苷、柚皮苷、橙皮苷、新橙皮苷的含量及 RSD 值，芸香柚皮苷平均含量为 0.581%，RSD 值为 1.54%；柚皮苷平均含量为 9.440%，RSD 值为 0.85%；橙皮苷平均含量为 3.295%，RSD 值为 1.69%、新橙皮苷平均含量为 9.395%，RSD 值为 0.71%，RSD 值均小于 3%。表明该方法重复性良好。

6）准确度考察   取枳壳药材粉末 6 份，每份约 0.1g，精密称定，分别置 50mL 具塞锥形瓶中，精密加入一定量的对照提取物溶液，制备供试品溶液，分别精密吸取 10μL，注入液相色谱仪，测定色谱峰峰面积。计算芸香柚皮苷、柚皮苷、橙皮苷、新橙皮苷平均回收率及 RSD 值，芸香柚皮苷、柚皮苷、橙皮苷、新橙皮苷平均回收率分别为 101.26%、101.03%、100.78%、101.79%，RSD 值分别为 1.50%、1.52%、1.58%、1.41%，均小于 3.0%，表明该方法准确度良好。

（5）样品测定   取 3 批次枳壳粗粉，各 4 份，精密称定，制备样品溶液，以枳实黄酮对照提取物为对照，测定枳壳中芸香柚皮苷、柚皮苷、橙皮苷、新橙皮苷的含量，结果见表 4 - 39。

表 4 - 39 含量测定结果

批号	含量（%）			
	芸香柚皮苷	柚皮苷	橙皮苷	新橙皮苷
171118001 - 1	0.5828	5.3516	0.4014	4.1566
171118001 - 2	0.5789	5.1804	0.4050	4.2415
171118001 - 3	0.5580	5.1576	0.3962	4.1942
171118001 - 4	0.5691	5.1439	0.3889	4.2304
180703 - 1	0.4608	5.7026	0.4647	4.3711
180703 - 2	0.4551	5.4541	0.4769	4.2285
180703 - 3	0.4607	5.4871	0.4614	4.2718
180703 - 4	0.4459	5.4292	0.4785	4.1996

续表

批号	含量（%）			
	芸香柚皮苷	柚皮苷	橙皮苷	新橙皮苷
171027007 – 1	0.5596	9.4937	3.3404	9.4620
171027007 – 2	0.5807	9.4691	3.3709	9.4215
171027007 – 3	0.5872	9.4502	3.3827	9.4513
171027007 – 4	0.5683	9.4539	3.3172	9.4880

4. 不同方法结果对比分析　采用配对样本 t 检验法比较两种方法测定结果间的差异，如表4 – 41所示，结果 P 值均大于 0.05，表明以这两种方法测定的结果之间无显著性差异，表明枳实黄酮对照提取物可用于枳壳药材的质量控制中。不同方法测定枳壳含量结果见表4 – 40。

表4 – 40　不同方法测定枳壳含量对比表

批号	含量（%）							
	芸香柚皮苷		柚皮苷		橙皮苷		新橙皮苷	
	对照品	对照提取物	对照品	对照提取物	对照品	对照提取物	对照品	对照提取物
171118001 – 1	0.5835	0.5828	5.3524	5.3516	0.4007	0.4014	4.1828	4.1566
171118001 – 2	0.5760	0.5789	5.1894	5.1804	0.4065	0.4050	4.2283	4.2415
171118001 – 3	0.5557	0.5580	5.1543	5.1576	0.3971	0.3962	4.2024	4.1942
171118001 – 4	0.5676	0.5691	5.1473	5.1439	0.3890	0.3889	4.2232	4.2304
180703 – 1	0.4591	0.4608	5.6887	5.7026	0.4673	0.4647	4.4061	4.3711
180703 – 2	0.4588	0.4551	5.4672	5.4541	0.4741	0.4769	4.2081	4.2285
180703 – 3	0.4570	0.4607	5.5024	5.4871	0.4670	0.4614	4.2926	4.2718
180703 – 4	0.4423	0.4459	5.4478	5.4292	0.4843	0.4785	4.2201	4.1996
171027007 – 1	0.5584	0.5596	9.4791	9.4937	3.3462	3.3404	9.4636	9.4620
171027007 – 2	0.5836	0.5807	9.4722	9.4691	3.3787	3.3709	9.4237	9.4215
171027007 – 3	0.5811	0.5872	9.4597	9.4502	3.3859	3.3827	9.4563	9.4513
171027007 – 4	0.5671	0.5683	9.4500	9.4539	3.3126	3.3172	9.4820	9.4880

表4 – 41　t 检验结果（对照品 – 对照提取物）

	成对差分					t	df	Sig（双侧）
	均值	标准差	均值的标准误	差分的95%置信区间				
				下限	上限			
芸香柚皮苷	– 0.00141	0.00277	0.000799	– 0.00317	0.000351	– 1.762	11	0.106
柚皮苷	0.00309	0.0107	0.00309	– 0.00372	0.00990	1.000	11	0.339

续表

	成对差分					t	df	Sig（双侧）
	均值	标准差	均值的标准误	差分的95%置信区间				
				下限	上限			
橙皮苷	0.00210	0.00377	0.00109	−0.000294	0.00449	1.931	11	0.080
新橙皮苷	0.00606	0.0168	0.00485	−0.00461	0.0167	1.250	11	0.237

5. 小结与讨论　本节建立了基于枳实黄酮对照提取物的枳壳药材含量测定方法，并分别采用对照提取物法和对照品法对枳壳药材进行分析测定，采用配对样本 t 检验将两种定量方法的结果进行比较，发现两者的结果之间不存在显著差异，因此枳实黄酮对照提取物可用于枳壳药材的质量控制。

《中国药典》（2020 年版一部）中枳壳药材含量测定项下规定柚皮苷的含量不得少于 4%，新橙皮苷的含量不得少于 3%。由含量测定结果可知，所测 4 批枳壳中柚皮苷的含量范围为 5.1439% ~ 9.4937%，新橙皮苷的含量范围为 4.1566% ~ 9.4880%，即所测批次的枳壳均达到药典要求，但不同批次间的枳壳药材含量差异较大。

（四）在香橼药材质量控制中的应用

1. 试药

芸香柚皮苷（批号：MUST – 17030408，纯度 99.20%）、柚皮苷（批号：MUST – 17040102，纯度 98.28%）、新橙皮苷（批号：MUST – 17040707，纯度 98.79%）均购自成都曼斯特生物科技有限公司，橙皮苷（批号：721 – 860110，纯度：98.08%）购自中国食品药品检定研究院。

3 批香橼药材：S1（批号：161101，产地：河北），S2（批号：2195001001，产地：四川），S3（批号：160301002，产地：四川）。

2. 基于对照品的香橼药材的含量测定[15]

（1）色谱条件　色谱柱：SunFire C_{18} 色谱柱（4.6mm × 250mm，5μm）；流动相：甲醇 – 水 – 醋酸（30∶63∶3）；流速：1mL/min；检测波长：284nm；柱温：30℃；进样量：10μL。

（2）对照品溶液制备　取芸香柚皮苷、柚皮苷、橙皮苷、新橙皮苷对照品适量，精密称定，加甲醇制成每 1mL 含芸香柚皮苷 0.0688mg、柚皮苷 0.0644mg、橙皮苷 0.0568mg、新橙皮苷 0.0880mg 的混合对照品溶液。

（3）供试品溶液制备　取香橼药材粉末（过 5 号筛）约 75mg，精密称定，置具塞锥形瓶中，精密加入 50% 甲醇 25mL，称定重量，加热回流 1h，放冷，再称定重量，用50%甲醇补足减失的重量，摇匀，滤过，精密量取续滤液2mL，置10mL容量瓶中，加50%甲醇稀释至刻度，摇匀，0.45μm微孔滤膜滤过，取续滤液，即得。

（4）样品测定 取3批次香橼药材粉末（过5号筛），各4份，每份约75mg，精密称定，制备样品溶液，以柚皮苷为对照，测定香橼中柚皮苷的含量，结果见表4-42。

表4-42 含量测定结果（以对照品为对照）

批号	含量（%）
	柚皮苷
2195001001-1	3.8401
2195001001-2	3.8572
2195001001-3	3.8540
2195001001-4	3.8391
160301002-1	4.9800
160301002-2	4.9925
160301002-3	5.0029
160301002-4	4.9601
161103-1	4.1327
161103-2	4.1257
161103-3	4.1423
161103-4	4.1324

3. 基于对照提取物的香橼药材的含量测定

（1）色谱条件 色谱柱：SunFire C_{18}色谱柱（4.6mm×250mm，5μm）；流动相甲醇-水-醋酸（30:63:3）；流速：1mL/min；检测波长：284nm；柱温：30℃；进样量：10μL。

（2）对照提取物溶液制备 取枳实黄酮对照提取物12.68mg，精密称定，置50mL量瓶中，加甲醇超声处理（40kHz，100W），加甲醇稀释至刻度，制成每1mL含芸香柚皮苷0.0048mg、柚皮苷0.0772mg、橙皮苷0.0055mg、新橙皮苷0.0840mg的混合对照品溶液。

（3）供试品溶液制备 取香橼药材粉末（过5号筛）约75mg，精密称定，置具塞锥形瓶中，精密加入50%甲醇25mL，称定重量，加热回流1h，放冷，再称定重量，用50%甲醇补足减失的重量，摇匀，滤过，精密量取续滤液 2mL，置 10mL 容量瓶中，加 50% 甲醇稀释至刻度，摇匀，0.45μm 微孔滤膜滤过，取续滤液，即得。

（4）方法学考察

1）专属性考察精密吸取对照提取物溶液、供试品溶液各 10μL，分别进样，在对照提取物溶液和供试品溶液相应位置上，有相同保留时间的色谱峰，且分离度良好。结果见图 4-38。

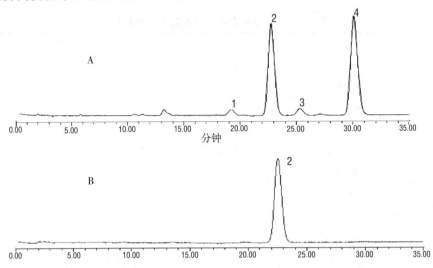

图 4-38　对照提取物溶液（A）及供试品溶液（B）HPLC 色谱图

1. 芸香柚皮苷　2. 柚皮苷　3. 橙皮苷　4. 新橙皮苷

2）线性关系考察　分别精密吸取本节"一、（四）3.（2）对照提取物溶液制备"项下对照提取物溶液 5，10，15，20，25μL 注入液相色谱仪测定色谱峰峰面积。以对照提取物进样量（x）为横坐标，色谱峰峰面积（y）为纵坐标，进行线性回归。柚皮苷的线性回归方程为：$y = 17727445x + 13651$（$r^2 = 0.9996$），线性范围为 0.386~1.930μg。

3）精密度考察

①仪器精密度考察　取香橼药材粉末（过 5 号筛）约 75mg，精密称定，制备供试品溶液，连续进样 6 次，每次 10μL，测定柚皮苷色谱峰峰面积，计算 RSD 值。RSD 值为 0.33%，表明该方法仪器精密度良好。

②中间精密度考察　取香橼药材粉末约 75mg，精密称定，制备供试品溶液，在不同的时间由不同的分析人员，分别采用 Waters 1525-2998-2707（A）和 Waters 1525-2489（B）高效液相色谱仪测定柚皮苷色谱峰峰面积，

计算含量及 RSD 值，RSD 值小于 3%，表明该方法中间精密度良好。

　　4）稳定性考察　取香橼药材粉末约 75mg，制备供试品溶液，分别于制备后 0，2，4，6，12，24h 进样，测定色谱峰峰面积，

　　以色谱峰峰面积计算 RSD 值。柚皮苷 RSD 值为 0.90%，RSD 值均小于 3%，表明供试品溶液在 24h 内稳定性良好。

　　5）重复性考察　取同一批香橼药材粉末 6 份，每份约 75mg，制备供试品溶液，测定色谱峰峰面积，以枳实黄酮对照提取物为对照，计算柚皮苷含量及 RSD 值。柚皮苷平均含量为 4.1671%，RSD 值为 0.69%。表明该方法重复性良好。

　　6）准确度考察　取香橼药材粉末 6 份，每份约 37mg，精密称定，分别置 50mL 具塞锥形瓶中，精密加入一定量的对照提取物溶液，制备供试品溶液，分别精密吸取 10μL，注入液相色谱仪，测定色谱峰峰面积。计算柚皮苷的回收率及 RSD 值，其平均回收率为 100.44%，RSD 值为 0.91%，表明该方法回收率良好。

　　（5）样品测定　取 3 批香橼药材粉末，各 4 份，精密称定，制备样品溶液，以枳实黄酮对照提取物为对照，测定香橼中柚皮苷的含量，结果见表 4－43。

表 4－43　含量测定结果（以对照提取物为对照）

批号	含量（%）
	柚皮苷
2195001001－1	3.8408
2195001001－2	3.8565
2195001001－3	3.8530
2195001001－4	3.8369
160301002－1	4.9829
160301002－2	4.9918
160301002－3	5.0076
160301002－4	4.9629
161103－1	4.1304
161103－2	4.1245
161103－3	4.1417
161103－4	4.1331

4. 不同结果方法对比分析　采用配对样本 t 检验法比较两种方法测定结果间的差异，如表 4 – 45 所示，结果 P 值大于 0.05，表明以这两种方法测定的结果之间无显著性差异，表明枳实黄酮对照提取物可用于香橼药材的质量控制中。不同方法测定香橼药材含量的结果见表 4 – 44。

表 4 – 44　不同方法测定香橼含量对比表

批号	含量（%）	
	柚皮苷	
	对照品	对照提取物
2195001001 – 1	3.8401	3.8408
2195001001 – 2	3.8672	3.8565
2195001001 – 3	3.8540	3.8530
2195001001 – 4	3.8391	3.8369
160301002 – 1	4.9800	4.9829
160301002 – 2	4.9925	4.9918
160301002 – 3	5.0029	5.0076
160301002 – 4	4.9601	4.9629
161103 – 1	4.1327	4.1304
161103 – 2	4.1257	4.1245
161103 – 3	4.1423	4.1417
161103 – 4	4.1324	4.1331

表 4 – 45　t 检验结果（对照品 – 对照提取物）

	成对差分					t	df	Sig（双侧）
	均值	标准差	均值的标准误	差分的95%置信区间				
				下限	上限			
柚皮苷	– 0.00364	0.00889	0.00257	– 0.00929	0.00201	– 1.419	11	0.184

5. 小结与讨论　本节建立了以枳实黄酮对照提取物为对照的香橼药材含量测定方法，并分别采用对照提取物法和对照品法对香橼药材进行分析测定，运用配对 t 检验法将两种定量方法的结果进行比较，结果 P > 0.05，两者的结果之间未发现显著性差异，因此，枳实黄酮对照提取物可用于香橼药材的质量控制中。

《中国药典》（2020 年版一部）中香橼药材含量测定项规定柚皮苷的含量不得少于 2.5%，由含量测定结果可知，所测批次的香橼药材均达到药典要求。

（五）在佛手药材质量控制中的应用

1. 试药

芸香柚皮苷（批号：MUST - 17030408，纯度99.20%）、柚皮苷（批号：MUST - 17040102，纯度98.28%）、新橙皮苷（批号：MUST - 17040707，纯度98.79%）均购自成都曼斯特生物科技有限公司，橙皮苷（批号：721 - 860110，纯度：98.08%）购自中国食品药品检定研究院。

3批佛手药材：S1（批号：159160301，产地：四川），S2（批号：1805180009，产地：广东），S3（批号：1805001，产地：广东）。

2. 基于对照品的佛手药材的含量测定[15]

（1）色谱条件　色谱柱：SunFire C_{18}色谱柱（4.6mm×250mm，5μm）；流动相：甲醇 - 水 - 醋酸（33∶63∶2）；流速：1mL/min；检测波长：284nm；柱温：30℃；进样量：10μL。

（2）对照品溶液制备　取芸香柚皮苷、柚皮苷、橙皮苷、新橙皮苷对照品适量，精密称定，加甲醇制成每1mL含芸香柚皮苷0.0688mg、柚皮苷0.0644mg、橙皮苷0.0568mg、新橙皮苷0.0880mg的溶液。

（3）供试品溶液制备　取佛手药材粉末（过5号筛）约0.5g，精密称定，置具塞锥形瓶中，精密加入甲醇25mL，称定重量，加热回流1h，放冷，再称定重量，用甲醇补足减失的重量，摇匀，0.45μm微孔滤膜滤过，取续滤液，即得。

（4）样品测定　取3批次佛手药材粉末（过5号筛），各4份，精密称定，制备样品溶液，以单体对照品橙皮苷为对照，测定佛手中橙皮苷的含量，结果见表4 - 46。

表4 - 46　含量测定结果（以对照品为对照）

批号	含量（%）
	橙皮苷
1805001 - 1	0.0405
1805001 - 2	0.0409
1805001 - 3	0.0408
1805001 - 4	0.0403
159160301 - 1	0.0378

续表

批号	含量（%）
	橙皮苷
159160301 - 2	0.0377
159160301 - 3	0.0362
159160301 - 4	0.0363
1805180009 - 1	0.0382
1805180009 - 2	0.0389
1805180009 - 3	0.0388
1805180009 - 4	0.0384

3. 基于对照提取物的香橼药材的含量测定

（1）色谱条件　色谱柱：SunFire C_{18} 色谱柱（4.6mm × 250mm，5μm）；流动相：甲醇 - 水 - 醋酸（33∶63∶2）；流速：1mL/min；检测波长：283nm；柱温：30℃；进样量：10μL。

（2）对照提取物溶液制备　取枳实黄酮对照提取物12.68mg，精密称定，置50mL量瓶中，加甲醇超声处理（100W，40kHz），加甲醇稀释至刻度，摇匀，制成每1mL含芸香柚皮苷0.0048mg、柚皮苷0.0772mg、橙皮苷0.0055mg、新橙皮苷0.0840mg的混合对照品溶液。

（3）供试品溶液制备　取佛手粉末（过5号筛）约0.5g，精密称定，置具塞锥形瓶中，精密加入甲醇25mL，称定重量，加热回流1h，放冷，再称定重量，用甲醇补足减失的重量，摇匀，0.45μm微孔滤膜滤过，取续滤液，即得。

（4）方法学考察

1）专属性考察　精密吸取对照提取物溶液，供试品溶液各10μL，分别进样，在对照提取物溶液和供试品溶液相应位置上，有相同保留时间的色谱峰，且分离度良好。结果见图4-39。

2）线性关系考察　分别精密吸取本节"一、（五）3.（2）对照提取物溶液制备"项下对照提取物溶液（5，10，15，20，25）μL注入液相色谱仪测定色谱峰峰面积。以对照提取物进样量（x）为横坐标，色谱峰峰面积（y）为纵坐标，进行线性回归。橙皮苷的线性回归方程为：$y = 1778716x + 1010$（$r^2 = 0.9992$），线性范围为0.0280 - 0.1380μg。表明橙皮苷在（0.0280 - 0.1380）μg范围内线性关系良好。

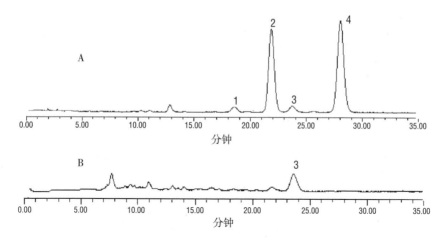

图 4 - 39 对照提取物溶液（A）与供试品溶液（B）HPLC 色谱图
1. 芸香柚皮苷 2. 柚皮苷 3. 橙皮苷 4. 新橙皮苷

3）精密度考察

①仪器精密度考察 取佛手药材粉末（过 5 号筛）约 0.5g，精密称定，制备供试品溶液，连续进样 6 次，每次 10μL，测定橙皮苷色谱峰峰面积，计算 RSD 值为 1.46%，表明该方法仪器精密度良好。

②中间精密度考察 取佛手药材粉末约 0.5g，精密称定，按本节"一、（五)3.（3）供试品溶液制备"项下方法制备佛手样品溶液，在不同的时间由不同的分析人员，分别采用 Waters 1525 - 2998 - 2707（A）和 Waters 1525 - 2489（B）高效液相色谱仪测定橙皮苷色谱峰峰面积，以色谱峰峰面积计算 RSD 小于 3%，表明中间精密度良好。

4）稳定性考察 取佛手药材粉末 0.5g，精密称定，制备供试品溶液，分别于制备后 0，2，4，6，12，24h 进样，测定色谱峰峰面积，橙皮苷 RSD 值为 2.16%，表明供试品溶液在 24h 内基本稳定。

5）重复性考察 取同一批佛手药材粉末 6 份，每份约 0.5g，精密称定，制备供试品溶液，测定色谱峰峰面积，以枳实黄酮对照提取物为对照，计算橙皮苷含量及 RSD 值，橙皮苷平均含量为 0.0400%，RSD 值为 0.55%，表明该方法重复性良好。

6）准确度考察 取佛手药材粉末 6 份，每份约 0.25g，精密称定，分别置 50mL 具塞锥形瓶中，精密加入一定量的对照提取物溶液，制备供试品溶液，分别精密吸取 10μL 注入液相色谱仪，测定色谱峰峰面积。计算柚皮苷的回收率及 RSD 值，橙皮苷平均回收率为 100.49%，RSD 值为 0.63%，表明该方法准确度良好。

（5）样品测定　取3批次佛手药材粉末，各4份，每份约0.5g，精密称定，制备样品溶液，以枳实黄酮对照提取物为对照，测定佛手中橙皮苷的含量，结果见表4-47。

表4-47　含量测定结果（以对照提取物为对照）

批号	含量（%）
	橙皮苷
1805001-1	0.0410
1805001-2	0.0407
1805001-3	0.0404
1805001-4	0.0405
159160301-1	0.0374
159160301-2	0.0376
159160301-3	0.0365
159160301-4	0.0367
1805180009-1	0.0381
1805180009-2	0.0383
1805180009-3	0.0373
1805180009-4	0.0382

4. 不同结果方法对比分析　采用配对样本 t 检验法比较两种方法测定结果间的差异，如表4-49所示，结果 P 值大于0.05，表明以这两种方法测定的结果之间无显著性差异，表明枳实黄酮对照提取物可用于佛手药材的质量控制中。不同方法测定佛手药材含量的结果见表4-48。

表4-48　不同方法测定佛手含量对比表

编号	含量（%）	
	橙皮苷	
	对照品	对照提取物
1805001-1	0.0405	0.0410
1805001-2	0.0409	0.0407
1805001-3	0.0408	0.0404
1805001-4	0.0403	0.0395
159160301-1	0.0378	0.0374

续表

编号	含量（%）	
	橙皮苷	
	对照品	对照提取物
159160301 - 2	0.0372	0.0369
159160301 - 3	0.0362	0.0365
159160301 - 4	0.0363	0.0367
1805180009 - 1	0.0382	0.0379
1805180009 - 2	0.0389	0.0391
1805180009 - 3	0.0388	0.0373
1805180009 - 4	0.0384	0.0377

表 4 - 49　 t 检验结果（对照品 - 对照提取物）

	成对差分					t	df	Sig（双侧）
	均值	标准差	均值的标准误	差分的95%置信区间				
				下限	上限			
橙皮苷	0.000267	0.000573	0.000165	0.0000972	0.000631	1.613	11	0.135

5. 小结与讨论　本小节建立了以枳实黄酮对照提取物为对照的佛手药材含量测定方法，并分别采用对照提取物法和对照品法对佛手药材进行分析测定，运用配对 t 检验法将两种定量方法的结果进行比较，结果 P > 0.05，两者的结果之间未发现显著性差异，因此，枳实黄酮对照提取物可用于佛手药材的质量控制中。

《中国药典》（2020 年版一部）中佛手含量测定项规定橙皮苷的含量不得少于 0.03%，由含量测定结果可知，佛手药材中橙皮苷的含量范围为0.0365% ~ 0.0410%，即所测批次的佛手药材均达到药典要求。

（六）在青皮药材质量控制中的应用

1. 试药

芸香柚皮苷（批号：MUST - 17030408，纯度 99.20%）、柚皮苷（批号：MUST - 17040102，纯度 98.28%）、新橙皮苷（批号：MUST - 17040707，纯度 98.79%）均购自成都曼斯特生物科技有限公司，橙皮苷（批号：721 - 860110，纯度：98.08%）购自中国食品药品检定研究院。

3 批青皮药材：S1（批号：161222003，产地：江西），S2（批号：1802543，产地：湖南），S3（批号：17120501，产地：四川）。

2. 基于对照品的青皮药材的含量测定

（1）色谱条件　色谱柱：SunFire C_{18} 色谱柱（4.6mm×250mm，5μm）；流动相：甲醇 – 水 – 醋酸（38：58：4）；流速：1mL/min；检测波长：284nm；柱温：30℃；进样量：10μL。

（2）对照品溶液制备　取芸香柚皮苷、柚皮苷、橙皮苷、新橙皮苷对照品适量，精密称定，加甲醇制成每 1mL 含芸香柚皮苷 0.0688mg、柚皮苷 0.0644mg、橙皮苷 0.0568mg、新橙皮苷 0.0880mg 的溶液。

（3）供试品溶液制备　取青皮细粉 50mg，精密称定，置具塞锥形瓶中，精密加入甲醇 15mL，称定重量，加热回流 1h，放冷，再称定重量，用甲醇补足减失的重量，摇匀，过滤，取 2mL 滤液置 25mL 容量瓶中，加甲醇稀释至刻度，0.45μm 微孔滤膜滤过，取续滤液，即得。

（4）方法学考察

1）专属性考察　依上述色谱条件，精密吸取对照品、青皮供试品溶液各 10μL，分别进样。在对照品溶液和青皮供试品溶液色谱图中相应位置上，有相同保留时间的色谱峰，且样品中 2 个指标成分分离良好，无干扰。结果见图 4 – 40。

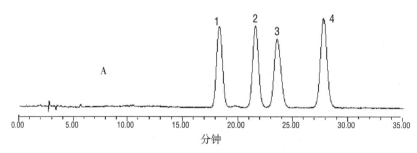

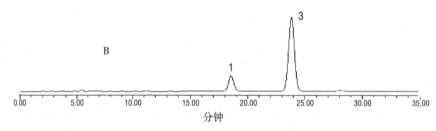

图 4 – 40　对照品溶液（A）及供试品溶液（B）HPLC 色谱图

1. 芸香柚皮苷　2. 柚皮苷　3. 橙皮苷　4. 新橙皮苷

2）线性关系考察　取芸香柚皮苷、橙皮苷对照品适量，精密称定，加甲醇稀释至刻度，摇匀，即为每 1mL 含芸香柚皮苷 0.3095mg、橙皮苷 0.4288mg 的溶液 A。取 2mL 溶液 A 置 5mL 容量瓶中，加甲醇稀释至刻度，摇匀，得对照品溶液 B。取 2mL 溶液 B 置 5mL 容量瓶中，加甲醇稀释至刻度，摇匀，得对照品溶液 C。再依次按上述方法分别制备对照品溶液 D、E。将混合对照品溶液 A～E 经 0.45μm 微孔滤膜滤过，精密吸取续滤液 10μL 注入液相色谱仪。以色谱峰峰面积（y）为纵坐标，以对照品量（x）为横坐标，进行线性回归。芸香柚皮苷、橙皮苷线性回归方程分别为：$y = 1913234x + 1330$（$r^2 = 0.9994$）、$y = 2188471x + 5565$（$r^2 = 0.9997$），线性范围分别为 $0.0079 \sim 0.3095\mu g$，$0.0137 \sim 0.4288\mu g$。

3）精密度考察

①仪器精密度考察 取青皮细粉约 50mg，精密称定，制得供试品溶液，连续进样 6 次，每次 10μL，测定芸香柚皮苷、橙皮苷色谱峰峰面积，计算 RSD 值。芸香柚皮苷、橙皮苷色谱峰峰面积的 RSD 值分别为 1.50%、1.32%，RSD 均小于 3%，表明该方法仪器精密度良好。

②中间精密度考察 取青皮细粉约 50mg，精密称定，由不同的分析人员在不同的时间制备青皮样品溶液，分别采用 Waters 1525 - 2998 - 2707（A）和 Waters 1525 - 2489（B）高效液相色谱仪测定芸香柚皮苷、橙皮苷色谱峰峰面积，以色谱峰峰面积计算 RSD 均小于 3%，表明中间精密度良好。

4）稳定性考察 青皮供试品溶液，分别于制备后 0，2，4，8，16，24h 进样，测定芸香柚皮苷、橙皮苷色谱峰峰面积，以色谱峰峰面积计算 RSD 值。芸香柚皮苷、橙皮苷 RSD 值分别为 1.39%、0.51%，表明供试品溶液在 24h 内稳定性良好。

5）重复性考察 取同一批青皮细粉 6 份，每份约 50mg，精密称定，制备供试品溶液，测定色谱峰峰面积，计算含量。芸香柚皮苷平均含量为 2.81%，RSD 值为 2.00%；橙皮苷平均含量为 14.92%，RSD 值为 1.92%，表明该方法重复性良好。

6）准确度考察 取已知含量的青皮细粉 6 份，每份约 25mg，精密称定，分别置具塞锥形瓶中，精密加入一定量的对照品溶液，制备供试品溶液，分别精密吸取 10μL，注入液相色谱仪，测定色谱峰峰面积。计算芸香柚皮苷、橙皮苷平均回收率及 RSD 值。芸香柚皮苷、橙皮苷的平均回收率分别为 101.17%、100.45%，RSD 值分别为 1.20%、1.03%。

（5）样品测定 取 3 批青皮药材细粉，各 4 份，每份约 50mg，精密称定，制备样品溶液，以单体对照品芸香柚皮苷、橙皮苷为对照，测定青皮中芸香柚皮苷、橙皮苷的含量，结果见表4-50。

表4-50 含量测定结果（以对照品为对照）

批号	含量（%）	
	芸香柚皮苷	橙皮苷
17120501 - 1	2. 8764	15. 1352
17120501 - 2	2. 8188	14. 8911
17120501 - 3	2. 8710	14. 9319
17120501 - 4	2. 8360	14. 8102
1802543 - 1	2. 6540	16. 4700
1802543 - 2	2. 6933	16. 7914
1802543 - 3	2. 6403	16. 4223
1802543 - 4	2. 7045	16. 9369
161222003 - 1	3. 0831	16. 3483
161222003 - 2	3. 0566	16. 2219
161222003 - 3	3. 0255	16. 1278
161222003 - 4	3. 0243	16. 1951

3. 基于对照提取物的青皮药材的含量测定

（1）色谱条件　色谱柱：SunFire C_{18} 色谱柱（4.6mm × 250mm，5μm）；流动相：甲醇 - 水 - 醋酸（38：58：4）；流速：1mL/min；检测波长：284nm；柱温：30℃；进样量：10μL。

（2）对照提取物溶液制备　取枳实黄酮对照提取物 12.68mg，精密称定，置50mL量瓶中，加甲醇超声处理（100W，40kHz）10min，加甲醇稀释至刻度，制成每 1mL 含芸香柚皮苷 0.0048mg、柚皮苷 0.0772mg、橙皮苷 0.0055mg、新橙皮苷 0.0840mg 的溶液。

（3）供试品溶液制备　取青皮药材细粉约 50mg，精密称定，置具塞锥形瓶中，精密加入甲醇15mL，称定重量，加热回流1h，放冷，再称定重量，用甲醇补足减失的重量，摇匀，0.45μm 微孔滤膜滤过，取续滤液，即得。

（4）方法学考察

1）专属性考察　精密吸取对照提取物、供试品溶液各10μL，分别进样，在对照提取物溶液和供试品溶液相应位置上，有相同保留时间的色谱峰，且分离度良好。结果见图4-41。

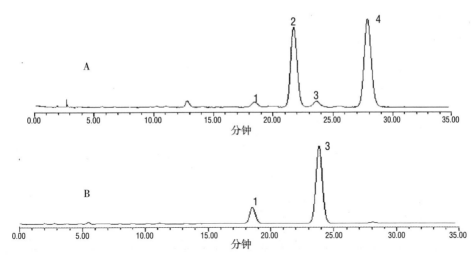

图4-41　对照提取物溶液（A）及供试品溶液（B）HPLC色谱图
1. 芸香柚皮苷　2. 柚皮苷 3. 橙皮苷　4. 新橙皮苷

2）线性关系考察　取对照提取物适量，精密称定，加甲醇制成每1mL含芸香柚皮苷0.1843mg、橙皮苷0.2118mg的对照提取物溶液a。取2mL对照提取物溶液a置5mL容量瓶中，加甲醇稀释至刻度，得对照提取物溶液b。再依次按上述方法分别制备对照提取物溶液c、d、e。将混合对照品溶液a-e经0.45μm微孔滤膜滤过，取续滤液10μL注入液相色谱仪。以色谱峰峰面积（y）为纵坐标，以对照品进样量（x）为横坐标，进行线性回归。芸香柚皮苷、橙皮苷线性回归方程分别为：$y = 1888004x + 1294$（$r^2 = 0.9992$）、$y = 2333669x - 2335$（$r^2 = 0.9992$），线性范围分别为0.0047~0.1843μg、0.0055~0.2118μg。

3）精密度考察

①仪器精密度考察　取青皮药材细粉50mg，精密称定，制得供试品溶液，连续进样6次，每次10μL，测定芸香柚皮苷、橙皮苷色谱峰峰面积，计算RSD值。芸香柚皮苷、橙皮苷色谱峰峰面积的RSD值分别为1.04%、1.06%，RSD值均小于3%，表明该方法仪器精密度良好。

②中间精密度考察　取青皮药材细粉约50mg，精密称定，由不同的分析人员在不同的时间制备青皮样品溶液，分别采用Waters 1525 - 2998 - 2707（A）和Waters 1525 - 2489（B）高效液相色谱仪测定芸香柚皮苷、橙皮苷色谱峰峰面积，计算含量及RSD值，RSD值均小于3%，表明该方法中间精密度良好。

4）稳定性考察 青皮供试品溶液分别于制备后 0，2，4，8，16，24h 进样，测定芸香柚皮苷、橙皮苷色谱峰峰面积，以色谱峰面积计算 RSD 值，芸香柚皮苷、橙皮苷峰 RSD 值分别为 1.13%、0.69%。RSD 值均小于 3%，表明供试品溶液在 24h 内基本稳定。

5）重复性考察 取同一批次青皮药材细粉 6 份，每份约 50mg，精密称定，制备供试品溶液，测定色谱峰峰面积，计算含量和 RSD。芸香柚皮苷平均含量为 2.82%，RSD 值为 1.05%；橙皮苷平均含量为 14.92%，RSD 值为 0.75%，结果表明该方法重复性良好。

6）准确度考察 取已知含量的青皮药材细粉 6 份，每份约 25mg，精密称定，分别置具塞锥形瓶中，精密加入一定量的对照品溶液，制备供试品溶液，分别精密吸取 10μL，注入液相色谱仪，测定色谱峰峰面积。计算芸香柚皮苷、橙皮苷回收率及 RSD 值，芸香柚皮苷、橙皮苷平均回收率分别为 99.20%、99.37%，RSD 值分别为 1.03%、0.92%，表明该方法准确度良好。

（5）样品测定 取 3 批青皮药材细粉，各 4 份，每份约 50mg，精密称定，制备供试品溶液，以单体对照品芸香柚皮苷、橙皮苷为对照，测定青皮中芸香柚皮苷、橙皮苷的含量，结果见表 4-51。

表 4-51 含量测定结果对比分析（%）

批号	芸香柚皮苷		橙皮苷	
	对照品	对照提取物	对照品	对照提取物
17120501-1	2.8764	2.8592	15.1352	15.1153
17120501-2	2.8188	2.8496	14.8911	15.0286
17120501-3	2.8710	2.9060	14.9313	15.1081
17120501-4	2.8360	2.8071	14.8102	14.7236
1802543-1	2.6540	2.6591	16.4700	16.4495
1802543-2	2.6933	2.7074	16.7914	16.7264
1802543-3	2.6403	2.6649	16.4223	16.4339
1802543-4	2.7045	2.7197	16.9369	16.6614
161222003-1	3.0831	3.0898	16.3483	16.2667
161222003-2	3.0566	3.0495	16.2219	16.1615
161222003-3	3.0255	2.9952	16.1278	15.9330
161222003-4	3.0243	3.0588	16.1951	16.3571

4. 不同结果方法对比分析　采用配对样本 t 检验法比较两种方法测定结果间的差异，如表 4-52 所示，结果 P 值大于 0.05，表明两种方法测定的结果之间无显著差异，枳实黄酮对照提取物可用于青皮药材的质量控制中。

表 4-52　t 检验结果（对照品－对照提取物）

	成对差分					t	df	Sig（双侧）
	均值	标准差	均值的标准误	差分的95%置信区间				
				下限	上限			
芸香柚皮苷	-0.00688	0.0234	0.00674	-0.0217	0.00797	-1.020	11	0.330
橙皮苷	0.0264	0.136	0.0394	-0.0603	0.113	0.669	11	0.517

5. 小结与讨论　本节建立了以枳实黄酮对照提取物为对照的青皮药材含量测定方法，并分别采用对照提取物法和对照品法对青皮药材进行分析测定，运用配对 t 检验法将两种定量方法的结果进行比较，结果 P > 0.05，两者的结果之间未发现显著性差异，因此，枳实黄酮对照提取物可用于青皮药材的质量控制中。

《中国药典》（2020 年版一部）中青皮药材含量测定项中规定橙皮苷的含量不得少于 5.0%，由含量测定结果可知，所测批次的青皮药材均达到药典要求。

二、在中药复方质量控制中的应用

在枳术颗粒质量控制中的应用

枳术颗粒主要成分为枳实（炒）、白术（炒）、荷叶，功能主治健脾消食，行气化湿。用于脾胃虚弱，食少不化，脘腹胀满。

1. 试药

芸香柚皮苷（批号：MUST-17030408，纯度 99.20%）、柚皮苷（批号：MUST-17040102，纯度 98.28%）、新橙皮苷（批号：MUST-17040707，纯度 98.79%）均购自成都曼斯特生物科技有限公司，橙皮苷（批号：721-860110，纯度：98.08%）购自中国食品药品检定研究院。

3 批枳术颗粒：S1（批次：170401；产地：南京中山制药有限公司）；S2（批次：180602；产地：南京中山制药有限公司）；S3（批次：181103；产地：南京中山制药有限公司）

2. 基于对照品的枳术颗粒的含量测定[15]

（1）色谱条件　色谱柱：SunFire C$_{18}$ 色谱柱（4.6mm × 250mm，5μm）；

流动相：乙腈-水（20∶80）；流速：1mL/min；检测波长：284nm。

（2）对照品溶液制备 分别取芸香柚皮苷、柚皮苷、橙皮苷、新橙皮苷对照品适量，精密称定，加甲醇制成每1mL含芸香柚皮苷0.0688mg、柚皮苷0.0644mg、橙皮苷0.0568mg、新橙皮苷0.0880mg的溶液。

（3）供试品溶液制备 取约1g枳术颗粒粉末，精密称定，置50mL容量瓶中，加甲醇适量，超声处理（功率300W，频率50KHz）1h，放冷，滤过，精密量取续滤液5mL，置25mL量瓶中，加甲醇至刻度，摇匀，滤过，取续滤液，即得。

（4）样品测定 取3批枳术颗粒粉末，各4份，精密称定，制备样品溶液，以单体对照品为对照，测定芸香柚皮苷、柚皮苷、橙皮苷、新橙皮苷的含量，结果见表4-53。

表4-53 含量测定结果（以对照品为对照）

批号	含量（%）			
	芸香柚皮苷	柚皮苷	橙皮苷	新橙皮苷
170401-1	0.0507	1.3826	0.1373	1.0694
170401-2	0.0501	1.3786	0.1361	1.0811
170401-3	0.0491	1.3684	0.1340	1.0820
170401-4	0.049	1.3821	0.0818	1.0789
180602-1	0.0505	0.7682	0.0871	0.9904
180602-2	0.0507	0.7702	0.0864	0.9850
180602-3	0.0526	0.7817	0.0864	0.9870
180602-4	0.0519	0.7775	0.0869	0.9835
181103-1	0.0859	0.7561	0.1183	1.2248
181103-2	0.0885	0.7389	0.1257	1.2375
181103-3	0.0900	0.7736	0.1299	1.2887
181103-4	0.0904	0.7571	0.1277	1.2565

3. 基于对照提取物的枳实颗粒的含量测定

（1）色谱条件 色谱柱：SunFire C_{18}色谱柱（4.6mm×250mm，5μm）；流动相：乙腈-水（20∶80）；流速：1mL/min；检测波长：284nm。

（2）对照品溶液制备 精密称取已标定含量的枳实黄酮对照提取物12.68mg置50mL容量瓶中，加甲醇稀释至刻度，摇匀，制得每1mL含0.0490mg芸香柚皮苷、0.0798mg柚皮苷、0.0056mg橙皮苷、0.0862mg新橙皮苷的溶液。

（3）供试品溶液制备　取约1g枳术颗粒粉末，精密称定，置50mL容量瓶中，加甲醇适量，超声处理（300W，50kHz）1h，放冷，滤过，精密量取续滤液5mL，置25mL量瓶中，加甲醇稀释至刻度，摇匀，滤过，取续滤液，即得。

（4）阴性样品溶液制备　取麸炒白术、荷叶2味药材，按照处方制得阴性样品，制得阴性样品溶液。

（5）方法学考察

1）专属性考察　精密吸取对照提取物溶液、供试品溶液、阴性样品溶液各10μL，分别注入液相色谱仪。在对照提取物溶液和供试品溶液色谱图相应位置上，有相同保留时间的色谱峰，且样品中4种成分与其他成分分离良好，无干扰，而阴性样品溶液则无相应的色谱峰，结果如下图4-42所示。

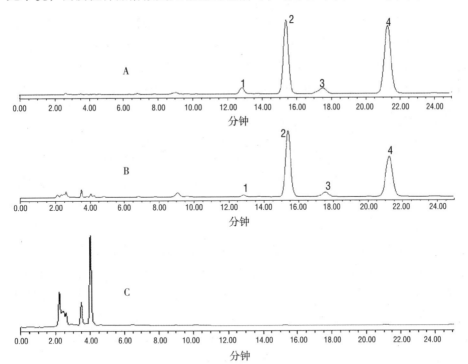

图4-42　对照提取物溶液（A）、供试品溶液（B）及阴性样品溶液（C）HPLC色谱图
1. 芸香柚皮苷　2. 柚皮苷　3. 橙皮苷　4. 新橙皮苷

2）线性关系考察　分别精密吸取对照提取物溶液5，10，15，20，25μL

注入液相色谱仪测定色谱峰峰面积。以对照提取物进样量（x）为横坐标，色谱峰峰面积（y）为纵坐标，进行线性回归。芸香柚皮苷、柚皮苷、橙皮苷、新橙皮苷线性回归方程分别为 $y = 2264723x - 3600$（$r^2 = 0.9993$）、$y = 1864840x - 51459$（$r^2 = 0.9994$）、$y = 1522373x - 1820$（$r^2 = 0.9996$）、$y = 2086542x - 75666$（$r^2 = 0.9991$），线性范围分别为 0.0246 ~ 0.1228μg，0.3990 ~ 1.9948μg，0.0280 ~ 0.1400μg，0.4310 ~ 2.1550μg。

3）精密度考察

①仪器精密度考察　取枳术颗粒粉末约 1g，精密称定，制得供试品溶液，连续进样六次，每次 10μL，测定芸香柚皮苷、柚皮苷、橙皮苷、新橙皮苷色谱峰峰面积，计算 RSD 值。芸香柚皮苷、柚皮苷、橙皮苷、新橙皮苷色谱峰峰面积的 RSD 值分别为 1.14%、0.35%、1.62%、0.31%，RSD 值均小于 3%，表明该方法仪器精密度良好。

②中间精密度考察　取枳术颗粒粉末约 1g，精密称定，制备样品溶液，在不同的时间由不同的分析人员，分别采用 Waters 1525 - 2998 - 2707（A）和 Waters 1525 - 2489（B）高效液相色谱仪测定芸香柚皮苷、柚皮苷、橙皮苷及新橙皮苷色谱峰峰面积，以色谱峰峰面积计算 RSD 均小于 3%，表明中间精密度良好。

4）稳定性考察　供试品溶液，分别于制备后 0，2，4，6，12，24h 进样，测定芸香柚皮苷、柚皮苷、橙皮苷、新橙皮苷色谱峰峰面积，以色谱峰峰面积计算 RSD 值。芸香柚皮苷、柚皮苷、橙皮苷、新橙皮苷 RSD 值分别为 1.11%、0.18%、0.97%、0.84%，RSD 值均小于 3%，结果表明供试品溶液在 24h 内基本稳定。

5）重复性考察　取枳术颗粒粉末约 1g，精密称定，平行制备 6 份样品溶液，分别进样，测定芸香柚皮苷、柚皮苷、橙皮苷、新橙皮苷色谱峰峰面积，芸香柚皮苷平均含量为 0.0917%，RSD 值为 2.30%；柚皮苷平均含量为 0.7718%，RSD 值为 0.18%；橙皮苷平均含量为 0.1285%，RSD 值为 1.82%；新橙皮苷平均含量为 1.2872，RSD 值为 2.08%，表明该方法重复性良好。

6）准确性考察　取同一批枳术颗粒约 0.5g，精密称定，平行 6 份，加入一定量的对照品溶液，制备样品溶液，测定并计算各成分的平均加样回收率及 RSD 值。结果芸香柚皮苷、柚皮苷、橙皮苷、新橙皮苷的平均加样回收率分别为 101.01%、101.96%、101.23%、100.42%，RSD 值分别为 1.07%、1.54%、1.94%、1.87%，表明该方法准确度良好。

（6）样品测定　取 3 批枳术颗粒粉末，各 4 份，精密称定，制备样品溶液，以枳实黄酮对照提取物为对照，测定芸香柚皮苷、柚皮苷、橙皮苷、新橙皮苷的含量，结果见表 4 - 54。

表 4 - 54　含量测定结果（以对照提取物为对照）

批号	含量（%）			
	芸香柚皮苷	柚皮苷	橙皮苷	新橙皮苷
170401 - 1	0.0509	1.3860	0.1383	1.0682
170401 - 2	0.0502	1.3827	0.1371	1.0799
170401 - 3	0.0488	1.3714	0.1349	1.0807
170401 - 4	0.0486	1.3823	0.0815	1.0777
180602 - 1	0.0502	0.7777	0.0867	0.9929
180602 - 2	0.0504	0.7698	0.0860	0.9891
180602 - 3	0.0523	0.7807	0.0860	0.9863
180602 - 4	0.0516	0.7781	0.0865	0.9830
181103 - 1	0.0858	0.7611	0.1189	1.2283
181103 - 2	0.0883	0.7397	0.1266	1.2410
181103 - 3	0.0901	0.7710	0.1297	1.2844
181103 - 4	0.0906	0.7546	0.1276	1.2587

4. 不同结果方法对比分析　采用配对样本 t 检验法比较两种方法测定结果间的差异，如表 4 - 56 所示，结果 P 值均大于 0.05，表明采用对照提取物法与对照品法所得测定结果无显著性差异，对照提取物可应用于枳术颗粒的质量评价中。

表 4 - 55　不同方法测定枳术颗粒含量对比表

编号	含量（%）							
	芸香柚皮苷		柚皮苷		橙皮苷		新橙皮苷	
	对照品	对照提取物	对照品	对照提取物	对照品	对照提取物	对照品	对照提取物
170401 - 1	0.0507	0.0509	1.3826	1.3860	0.1373	0.1383	1.0694	1.0682
170401 - 2	0.0501	0.0502	1.3786	1.3827	0.1361	0.1371	1.0811	1.0799
170401 - 3	0.0491	0.0488	1.3684	1.3714	0.1340	0.1349	1.0820	1.0807
170401 - 4	0.049	0.0486	1.3821	1.3823	0.0818	0.0815	1.0789	1.0777
180602 - 1	0.0505	0.0502	0.7682	0.7777	0.0871	0.0867	0.9904	0.9929
180602 - 2	0.0507	0.0504	0.7702	0.7698	0.0864	0.0860	0.9850	0.9891

续表

编号	含量（%）							
	芸香柚皮苷		柚皮苷		橙皮苷		新橙皮苷	
	对照品	对照提取物	对照品	对照提取物	对照品	对照提取物	对照品	对照提取物
180602-3	0.0526	0.0523	0.7817	0.7807	0.0864	0.0860	0.9870	0.9863
180602-4	0.0519	0.0516	0.7775	0.7781	0.0869	0.0865	0.9835	0.9830
181103-1	0.0859	0.0858	0.7561	0.7611	0.1183	0.1189	1.2248	1.2283
181103-2	0.0885	0.0883	0.7389	0.7397	0.1257	0.1266	1.2375	1.2410
181103-3	0.0900	0.0901	0.7736	0.7710	0.1299	0.1297	1.2887	1.2844
181103-4	0.0904	0.0906	0.7571	0.7546	0.1277	0.1276	1.2565	1.2587

表4-56　t检验结果（对照品-对照提取物）

	成对差分					t	df	Sig（双侧）
	均值	标准差	均值的标准误	差分的95%置信区间				
				下限	上限			
芸香柚皮苷	0.000133	0.000223	0.0000644	-0.0000083	0.000275	2.072	11	0.063
柚皮苷	-0.00167	0.00349	0.00101	-0.00389	0.000544	-1.161	11	0.125
橙皮苷	-0.000183	0.000629	0.000182	-0.000583	0.0002165	-1.009	11	0.335
新橙皮苷	-0.000450	0.00261	0.000755	-0.00211	0.00121	-0.596	11	0.563

5. 小结与讨论　本节建立了基于枳实黄酮对照提取物的枳术颗粒含量测定方法，并分别采用对照提取物法和对照品法对枳术颗粒进行分析测定，采用配对样本 t 检验将两种定量方法的结果进行比较，两者的结果之间未见显著性差异，因此枳实黄酮对照提取物可以对枳术颗粒进行质量控制。

《中国药典》（2020年版一部）枳术颗粒的含量测定项下规定每袋含枳实以柚皮苷计，不得少于30mg；以新橙皮苷计，不得少于20mg。以枳实黄酮对照提取物为对照，对以上含量测定数据进行分析，芸香柚皮苷的含量范围在0.0486%~0.0906%，柚皮苷的含量范围在0.7392%~1.3860%，橙皮苷的含量范围在0.0815%~0.1383%，新橙皮苷的含量范围在0.9830%~1.2844%。每袋以6g计，所测批次的枳术颗粒均达到药典要求。

参考文献

［1］傅华强，邹建国，刘飞，等. 大孔树脂分离纯化枳壳中总黄酮的工艺优选［J］. 中国实验方剂学杂志，2013，19（4）：14—17.

［2］刘飞. 枳壳总黄酮提取与分离纯化工艺研究［D］. 南昌大学，2012.

［3］盛萍，帕丽达·阿不力孜，刘波，等．大孔树脂吸附法富集野菊花总黄酮的工艺研究［J］．中草药，200（8）：1170—1173．

［4］付桂明，罗阳帆，张娅楠，等．大孔吸附树脂对杜仲叶黄酮的富集纯化［J］．食品科学，2012，31（14）：67—70．

［5］申利娜，张永太，王芹，等．大孔吸附树脂富集天南星总黄酮部位的影响因素［J］．中成药，2014，36（1）：76—81．

［6］刘冬涵，王炎，田玉欣，等．苦菜地上部分总黄酮富集工艺研究［J］．中医药学报，2017，45（2）：94—98．

［7］郑玉莹，庞文静，白杨，等．基于 UFLC – Triple TOF – MS/MS 技术的枳实传统饮片及破壁饮片化学成分系统分析［J］．中南药学，2018，16（4）：443—450．

［8］于国华，杨洪军，李俊芳，等．基于 UHPLC – LTQ – Orbitrap – MS/MS 技术分析枳实中的化学成分［J］．中国中药杂志，2016，41（18）：3371—3378．

［9］贾强，白杨，马燕，等．枳壳和枳实化学成分的 HPLC – ESI – MS 分析［J］．中草药，2005（2）：169—172．

［10］马超一，高文远，高颖，等．枳壳化学成分和代谢成分的 UPLC – PAD – Q – TOF/MS 分析［J］．药物评价研究，2010，33（2）：110—115．

［11］JJF，1343 – 2012，标准物质定值的通用原则及统计学原理［S］．北京：国家质量监督检验检疫总局．2012．

［12］胡晓燕．标准物质稳定性考察及评价［J］．冶金分析，2000（6）：31—34．

［13］中华人民共和国卫生部药典委员会．中华人民共和国药典［M］．北京：化学工业出版社．2015：凡例ⅩⅢ，附录ⅩⅤG．

［14］姚尚辰，常艳，胡昌勤．HPLC 用 β – 内酰胺类抗生素化学对照品的不确定度分析［J］．药物分析杂志，2010，11：2104—2110．

［15］国家药典委员会．中华人民共和国药典：一部［M］．北京：中国医药科技出版社，2020．

第五章　防风色原酮对照提取物研究

第一节　制备工艺

一、提取工艺

(一) 试药

防风药材购自北京同仁堂饮片责任有限公司,产地吉林,经鉴定均为伞形科植物防风 *Saposhnikovia divaricate* (Turcz.) Schischk. 的干燥根。对照品为升麻素苷、5 – O – 甲基维斯阿米醇苷 (供含量测定用,中国食品药品检定研究院)、亥茅酚苷 (自制),纯度均大于98%。

(二) 方法与结果

1. 正交实验

(1) 正交表的设计　采用 L_9 (3^4) 正交实验,根据防风中色原酮类成分的理化性质,结合实际生产需要,确定考察因素为:溶剂浓度、提取次数、提取时间及溶剂用量。因素水平表见表5 – 1。

表5 – 1　因素水平表

水平	因素			
	溶剂用量/倍 (D)	乙醇浓度/% (A)	提取次数/次 (B)	提取时间/h (C)
1	50	1	1.0	8
2	70	2	1.5	10
3	90	3	2.0	12

(2) 样品制备　取防风药材18份 (分为9组,每组2份),每份10g,精密称定,按 L_9 (3^4) 正交试验表设计制备相应提取物,计算得率,结果见表5 – 2。

2. 含量测定　根据课题组已建立的可见分光光度法及外标法分别测定防风色原酮部位中总色原酮和指标性成分升麻素苷（prim - O - glucosylcimifugin）、升麻素（cimifugin）、5 - O - 甲基维斯阿米醇苷（5 - O - methylvisammioside）和亥茅酚苷（sec - O - glucosylhamaudol）的含量。

（1）防风色原酮部位中总色原酮含量测定　精密称取 3 批防风色原酮部位样品各 3 份，每份 3mg，置 25mL 量瓶中，加 70%乙醇超声溶解并稀释至刻度，摇匀。分别精密吸取上述样品溶液 0.5mL，亥茅酚苷对照品溶液 0.6、1.2mL，蒸干，分别加水 1.0mL 和 pH10.6 的碳酸钠 - 碳酸氢钠缓冲溶液 2.0mL，放置 30min，加磷钨酸钼 - 硫酸锂显色剂 0.7mL，放置 5min，加入 5%碳酸钠溶液 2.0mL，放置 10min 后于 70℃水浴中加热 15min，取出，用冷水冷却 10min 于 760nm 处测定吸光度，并采用外标两点法计算含量。

采用磷钨酸钼 - 硫酸锂显色反应测定防风药材和提取物中总色原酮含量时，由于会产生干扰吸收，为了除去干扰，基于预实验结果，可采用大孔树脂柱色谱法进行分离除杂。

（2）防风色原酮部位中指标性成分含量测定　外标法色谱条件：色谱柱为 Agilent Zorbax C_{18}色谱柱（4.6×150mm，5μm）；流动相为甲醇（A）- 水（B）；梯度洗脱条件为 $0 \sim 10$min，33%（A）；$11 \sim 40$min，33% $\sim$ 50%（A）。流速 1.0mL/min；检测波长 254nm；柱温为室温；进样体积 10μL。

3. 正交试验结果

（1）以总色原酮为指标测定结果　取防风色原酮提取物 0.27g，精密称定，置 10mL 量瓶中，加水超声溶解，稀释至刻度，摇匀，过滤，精密吸取续滤液 1.0mL 通过 AB - 8 型大孔吸附树脂柱（体积：10mL，直径：1.2cm），先用水洗脱 40mL，弃去水洗液，再用 90%乙醇洗脱 100mL 作为总色原酮待测样品溶液。精密吸取待测样品溶液 1.0mL，测定总色原酮含量，计算提取量，结果见表 5 - 2。

表 5 - 2　正交试验结果（以总色原酮为指标）

试验号	总色原酮		
	提取量/mg	含量/%	得率/%
1	258.36	13.74	18.8
	260.10	13.07	19.9
2	342.06	12.48	27.4
	328.64	12.36	26.6

续表

试验号	总色原酮		
	提取量/mg	含量/%	得率/%
3	375. 40	12. 56	29. 9
	405. 30	13. 93	29. 1
4	320. 43	16. 10	19. 9
	321. 82	15. 93	20. 2
5	381. 52	16. 03	23. 8
	357. 01	15. 66	22. 8
6	417. 09	13. 86	30. 1
	393. 41	13. 61	28. 9
7	240. 81	12. 67	19. 1
	257. 74	13. 22	19. 5
8	284. 68	12. 22	23. 3
	290. 20	13. 32	21. 8
9	319. 49	11. 91	26. 8
	321. 04	12. 69	25. 3

　　实验结果表明，以总色原酮提取量为指标进行分析，因素 A（乙醇浓度）和因素 B（提取次数）有显著性差异。用 SPSS 统计软件比较因素 A 和因素 B 各水平间的差异，结果见图 5 -1 及 5 -2。因素 A、因素 B 中水平 1、2、3 之间均存在显著性差异。以总色原酮提取量为指标进行分析，因素 A 和因素 B 有显著性差异，防风色原酮部位最佳提取工艺为：$A_2B_3C_{1\sim3}D_{1\sim3}$。

配对检验

Dependent Variable: 总色原酮

(I) 溶剂浓度	(J) 溶剂浓度	均差	标准差	显著性	差值95% 置信区间	
					下限	上限
1	2	-36.903*	6.885	.000	-52.479	-21.328
	3	42.650*	6.885	.000	27.074	58.226
2	1	36.903*	6.885	.000	21.328	52.479
	3	79.553*	6.885	.000	63.978	95.129
3	1	-42.650*	6.885	.000	-58.226	-27.074
	2	-79.553*	6.885	.000	-95.129	-63.978

Based on estimated marginal means

*. The mean difference is significant at the .05 level.

图 5 -1　因素 A 各水平显著性差异分析图（以总色原酮为指标）

Pairwise Comparisons

Dependent Variable: 总色原酮

(I) 提取次数	(J) 提取次数	Mean Difference (I-J)	Std. Error	Sig.[a]	95% Confidence Interval for Difference[a]	
					Lower Bound	Upper Bound
1	2	-54.142*	6.885	.000	-69.717	-38.566
	3	-95.412*	6.885	.000	-110.987	-79.836
2	1	54.142*	6.885	.000	38.566	69.717
	3	-41.270*	6.885	.000	-56.846	-25.694
3	1	95.412*	6.885	.000	79.836	110.987
	2	41.270*	6.885	.000	25.694	56.846

Based on estimated marginal means

*. The mean difference is significant at the .05 level.

图 5-2　因素 B 各水平显著性差异分析图（以总色原酮为指标）

（2）以升麻素苷和 5-O-甲基维斯阿米醇苷为指标测定结果　精密称取防风提取物 25mg，置 10mL 量瓶中，加甲醇超声溶解并稀释至刻度，摇匀，用 0.45μm 微孔滤膜滤过，精密吸取上述滤液 10μL，注入高效液相色谱仪，测定升麻素苷和 5-O-甲基维斯阿米醇苷含量，计算提取量。结果见表 5-3 和 5-4。

表 5-3　正交试验结果（以升麻素苷为指标）

试验号	升麻素苷		
	提取量/mg	含量/%	得率/%
1	28.48	1.52	18.8
	29.32	1.47	19.9
2	41.97	1.53	27.4
	39.81	1.50	26.6
3	41.54	1.39	29.9
	42.44	1.46	29.1
4	34.77	1.75	19.9
	36.35	1.80	20.2
5	41.25	1.73	23.8
	39.96	1.75	22.8
6	41.83	1.39	30.1
	42.30	1.64	28.9

试验号	升麻素苷		
	提取量/mg	含量/%	得率/%
7	33.61	1.76	19.1
	32.43	1.66	19.5
8	38.06	1.63	23.3
	38.54	1.77	21.8
9	36.28	1.35	26.8
	37.40	1.48	25.3

表5-4　正交试验结果（以5-O-甲基维斯阿米醇苷为指标）

试验号	5-O-甲基维斯阿米醇苷		
	提取量/mg	含量/%	得率/%
1	16.33	0.87	18.8
	14.90	0.75	19.9
2	20.17	0.74	27.4
	19.77	0.74	26.6
3	22.86	0.76	29.9
	19.86	0.68	29.1
4	15.98	0.80	19.9
	16.99	0.84	20.2
5	20.44	0.86	23.8
	18.56	0.81	22.8
6	19.36	0.64	30.1
	19.11	0.66	28.9
7	18.60	0.97	19.1
	17.06	0.87	19.5
8	21.03	0.90	23.3
	21.03	0.96	21.8
9	18.05	0.67	26.8
	18.77	0.74	25.3

　　实验结果表明，以升麻素苷提取量为指标进行分析，因素A（乙醇浓度）、因素B（提取次数）、因素C（提取时间）及因素D（溶剂用量）均有显著性差异，用SPSS统计软件比较A、B、C、D因素中各水平间的差异，结

果见图 5 - 3 至 5 - 6。可知因素 A 中水平 2 与水平 1 和 3 之间存在显著性差异，因素 B 中水平 1 与水平 2 和 3 之间存在显著性差异，因素 C 中水平 3 与水平 1 和 2 之间存在显著性差异，因素 D 中水平 1 与水平 2 和 3 之间存在显著性差异，因此以升麻素苷提取量为指标进行分析时，防风色原酮部位最佳提取工艺为 $A_2B_2C_{2\sim3}D_{2\sim3}$。

以 5 - O - 甲基维斯阿米醇苷提取量为指标进行分析，仅因素 B 有显著性差异，用 SPSS 统计软件比较因素 B 中各水平间差异，结果见图 5 - 7。可知因素 B 中水平 1 与水平 2、3 之间存在显著性差异，因此以 5 - O - 甲基维斯阿米醇苷提取量为指标进行分析时，防风色原酮部位最佳提取工艺为 $A_{1\sim3}B_2C_{1\sim3}D_{1\sim3}$。

Pairwise Comparisons

Dependent Variable: 升麻素苷

(I) 提取溶剂	(J) 提取溶剂	Mean Difference (I-J)	Std. Error	Sig.[a]	95% Confidence Interval for Difference[a]	
					Lower Bound	Upper Bound
1	2	-1.485*	.458	.010	-2.520	-.450
	3	1.042*	.458	.049	6.480E-03	2.077
2	1	1.485*	.458	.010	.450	2.520
	3	2.527*	.458	.000	1.491	3.562
3	1	-1.042*	.458	.049	-2.077	-6.480E-03
	2	-2.527*	.458	.000	-3.562	-1.491

Based on estimated marginal means

*. The mean difference is significant at the .05 level.

图 5 - 3　因素 A 各水平显著性差异比较（以升麻素苷为指标）

Pairwise Comparisons

Dependent Variable: 升麻素苷

(I) 提取次数	(J) 提取次数	Mean Difference (I-J)	Std. Error	Sig.[a]	95% Confidence Interval for Difference[a]	
					Lower Bound	Upper Bound
1	2	-8.272*	.458	.000	-9.307	-7.236
	3	-8.472*	.458	.000	-9.507	-7.436
2	1	8.272*	.458	.000	7.236	9.307
	3	-.200	.458	.672	-1.235	.835
3	1	8.472*	.458	.000	7.436	9.507
	2	.200	.458	.672	-.835	1.235

Based on estimated marginal means

*. The mean difference is significant at the .05 level.

图 5 - 4　因素 B 各水平显著性差异比较（以升麻素苷为指标）

Pairwise Comparisons

Dependent Variable: 升麻素苷

(I) 提取时间	(J) 提取时间	Mean Difference (I-J)	Std. Error	Sig.ᵃ	95% Confidence Interval for Differenceᵃ	
					Lower Bound	Upper Bound
1	2	-.510	.458	.294	-1.545	.525
	3	-1.948*	.458	.002	-2.984	-.913
2	1	.510	.458	.294	-.525	1.545
	3	-1.438*	.458	.012	-2.474	-.403
3	1	1.948*	.458	.002	.913	2.984
	2	1.438*	.458	.012	.403	2.474

Based on estimated marginal means

*. The mean difference is significant at the .05 level.

图 5 - 5 　因素 C 各水平显著性差异比较（以升麻素苷为指标）

Multiple Comparisons

Dependent Variable: 升麻素苷

	(I) 溶剂用量	(J) 溶剂用量	Mean Difference (I-J)	Std. Error	Sig.	95% Confidence Interval	
						Lower Bound	Upper Bound
LSD	1	2	-3.2083*	.45761	.000	-4.2435	-2.1731
		3	-2.6700*	.45761	.000	-3.7052	-1.6348
	2	1	3.2083*	.45761	.000	2.1731	4.2435
		3	.5383	.45761	.270	-.4969	1.5735
	3	1	2.6700*	.45761	.000	1.6348	3.7052
		2	-.5383	.45761	.270	-1.5735	.4969

Based on observed means.

*. The mean difference is significant at the .05 level.

图 5 - 6 　因素 D 各水平显著性差异比较（以升麻素苷为指标）

（三）结论

以总色原酮提取量和指标性成分升麻素苷、5 - O - 甲基维斯阿米醇苷提取量为指标进行综合分析，最佳提取工艺为 $A_2B_3C_3D_2$，即防风药材用 70% 乙醇提取 3 次，每次提取 2h，溶剂用量为 10 倍量。

二、纯化工艺

（一）树脂类型筛选

1. 树脂类型选择　根据防风中色原酮类成分的理化性质，经查阅文献，

Pairwise Comparisons

Dependent Variable: 5-O-甲基阿米醇苷

(I) 提取次数	(J) 提取次数	Mean Difference (I-J)	Std. Error	Sig.[a]	95% Confidence Interval for Difference[a] Lower Bound	Upper Bound
1	2	-3.180*	.652	.001	-4.655	-1.705
	3	-3.025*	.652	.001	-4.500	-1.550
2	1	3.180*	.652	.001	1.705	4.655
	3	.155	.652	.817	-1.320	1.630
3	1	3.025*	.652	.001	1.550	4.500
	2	-.155	.652	.817	-1.630	1.320

Based on estimated marginal means

*. The mean difference is significant at the .05 level.

图 5 - 7　因素 B 各水平显著性差异比较（以 5 - O - 甲基维斯阿米醇苷为指标）

并考虑与生产结合，选择六种类型的树脂作为考察对象，分别为：AB - 8、HPD400、S - 8、X - 5、NKA - 9 和 D4020。

2. 大孔吸附树脂的预处理　各种型号树脂用 95% 乙醇浸泡 12h 后，湿法装柱，用 95% 乙醇 4BV 动态清洗，再用水洗至无醇味；依次用 5% 盐酸（浸泡 3h 后，3BV 清洗，水洗至中性）和 5% NaOH（浸泡 3h 后，3BV 清洗，然后水洗至中性）处理；最后用 95% 乙醇清洗至乙醇洗脱液与水混合（1：5）不呈白色混浊为止；用水洗至无醇味为止，备用。

3. 上样液的制备　防风乙醇提取物加水分散溶解，离心，残渣留用，取上清液备用。

4. 考察指标　以树脂对总色原酮和升麻素苷、5 - O - 甲基维斯阿米醇苷的吸附量，吸附 - 解吸率以及洗脱物中总色原酮和主要指标性成分的含量作为考察指标，优选纯化色原酮部位的最佳树脂。

（1）动态吸附量考察　取一定量（20mL）不同型号树脂分别装入色谱柱，测定死体积后，将一定浓度样品溶液（每 1mL 溶液含总色原酮 3.84mg）通过树脂柱，以相同流速进行动态吸附，流出液每 5mL 接收一份，用磷钨酸钼 - 硫酸锂比色法确定吸附终点。待吸附达到饱和停止上样，记录上样量，计算吸附量。结果见表 5 - 5。

（2）吸附 - 解吸率测定　树脂柱用水洗脱 5 倍树脂体积，再用 70% 乙醇洗脱至洗脱液近无色，收集 70% 洗脱液，回收溶剂，减压干燥，测定总色原酮和升麻素苷、5 - O - 甲基维斯阿米醇苷含量，计算吸附 - 解吸率。结果见表 5 - 5。

表5-5　树脂类型筛选结果

树脂型号		AB-8	X-5	S-8	NKA-9	HPD-400	D4020
总色原酮	吸附量 mg/mL	8.43	7.53	7.49	3.46	8.12	5.73
	吸附-解吸率/%	92.03	71.63	46.45	55.22	82.09	90.23
	含量/%	48.01	40.53	40.39	63.65	40.01	41.50
升麻素苷	吸附量 mg/mL	0.91	0.82	0.81	0.37	0.88	0.62
	吸附-解吸率/%	93.20	75.08	60.08	12.79	90.54	90.55
	含量/%	4.60	5.07	6.80	1.08	4.71	4.02
5-O-甲基维斯阿米醇苷	吸附量 mg/mL	0.39	0.35	0.36	0.16	0.38	0.27
	吸附-解吸率/%	82.76	75.14	57.30	28.17	80.91	85.80
	含量/%	2.42	2.70	2.58	1.67	2.58	2.10

5. 树脂类型筛选结论　由总色原酮和指标性成分升麻素苷和5-O-甲基维斯阿米醇苷最大吸附量可知，AB-8型和HPD-400型大孔吸附树脂优于其它4种树脂，由总色原酮含量和吸附-解析率可知，AB-8型树脂优于HPD-400型树脂。因此选择AB-8型大孔吸附树脂作为防风色原酮部位纯化用树脂。

（二）AB-8型大孔吸附树脂纯化工艺优化

为了建立防风色原酮部位最佳分离纯化工艺，对AB-8型大孔吸附树脂纯化色原酮部位的吸附条件、除杂条件及洗脱条件进行优化。

1. 泄漏曲线的制备　取AB-8型大孔吸附树脂20mL，装于树脂柱中（树脂柱径高比为1:8），取样品液（每1mL溶液含总色原酮3.84mg）150mL通过树脂柱，吸附流速为1.0mL/min。分份收集流出液，每5mL收集1份，共收集30份。每份流出液取0.1mL，测定总色原酮含量，计算不同体积总色原酮泄漏量和泄漏率。以总色原酮泄漏率为纵坐标，上样体积为横坐标绘制泄漏曲线。见表5-6-A、5-6-B和图5-8。

表5-6-A　泄漏曲线测定结果

上样体积/mL	20	25	30	35	40	45	50	55	60	65
泄漏量/mg	0	0.06	0.10	0.16	0.46	1.08	1.59	3.21	5.32	7.04
泄漏率/%	0	0.06	0.09	0.12	0.30	0.74	1.02	1.52	2.31	2.82

表 5 – 6 – B　泄漏曲线测定结果

上样体积/mL	70	75	80	85	90	95	100	105	110	115
泄漏量/mg	9.73	15.47	22.49	31.56	46.74	59.21	84.06	103.34	127.14	
泄漏率/%	3.62	5.37	7.32	9.67	13.52	16.23	21.89	25.63	30.10	

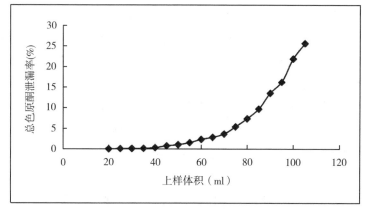

图 5 – 8　泄漏曲线

由测定结果及泄漏曲线可知，上样体积为 40mL 时，即以总色原酮计 7.68mg/mL 总色原酮开始泄漏。通过薄层检识可知，升麻素苷和 5 – O – 甲基维斯阿米醇苷均在总色原酮之后开始泄漏，故以总色原酮的泄漏量作为考察指标。

2. 最大吸附量测定　　由泄漏曲线可知，上样体积为 40mL 时总色原酮开始泄漏，但泄漏较为缓慢，在总色原酮吸附 – 解析率达到一定要求的前提下，为保证树脂纯化工艺的稳定性，提高树脂利用率，对树脂最大上样量进行考察。

取 AB – 8 型大孔吸附树脂，装于 5 根相同规格的树脂柱中（树脂体积 20mL，树脂柱径高比 1∶8），取样品液（每 1mL 溶液含总色原酮 3.84mg）30、40、50、60、80mL 分别通过树脂柱，吸附流速为 1.0mL/min，待吸附完成后，先用 5 倍树脂体积水洗脱，再用 70% 乙醇洗脱至洗脱液近无色，收集 70% 乙醇洗脱液，回收溶剂，减压干燥，分别测定总色原酮的含量，计算吸附 – 解析率。结果见表 5 – 7。

表5-7　最大上样量考察结果（以总色原酮为指标）

上样体积/mL	30	40	50	60	80
含量/%	50.11	49.39	48.89	45.90	40.31
吸附-解析率/%	91.32	91.05	88.30	82.51	79.75

由测定结果可知，上样量为50mL时总色原酮的含量和吸附-解析率与上样量为40mL及30mL差别不大，继续加大上样量至60mL时，总色原酮含量及吸附-解析率下降明显，因此树脂最大上样量为50mL，即上样量（以总色原酮量计）为9.6mg/mL。

3. 树脂吸附条件优化　综合考虑预试验结果和工业生产要求，以总色原酮和升麻素苷、5-O-甲基维斯阿米醇苷吸附-解析率为考察指标，采用 $L_9(3^4)$ 正交试验，对吸附流速、树脂柱径高比、上样液浓度等吸附条件进行考察。

（1）正交试验表的设计　采用 $L_9(3^4)$ 正交实验，考察因素为：吸附流速，树脂柱径高比和上样液浓度（以总色原酮量计）。因素水平表见表5-8。

表5-8　因素水平表

水平	因素		
	吸附流速 mL/min（A）	树脂柱径高比（B）	上样液浓度 mg/mL（C）
1	1.0	1:6	6.41
2	2.0	1:7	4.80
3	3.0	1:8	3.84

（2）正交试验结果　取 AB-8 树脂，分别装于9根相同规格的树脂柱中，上样量（以总色原酮量计）为9.6mg/mL，其他条件按正交试验表设计操作，待吸附完成后，用5倍树脂体积水洗脱，再用70%乙醇洗脱至洗脱液近无色，收集70%洗脱液，回收溶剂，减压干燥，分别测定总色原酮和升麻素苷、5-O-甲基维斯阿米醇苷含量，计算吸附-解析率。结果见表5-9至5-11。

表5-9　正交试验结果（以总色原酮为指标）

试验号	总色原酮		
	吸附-解吸率/%	含量/%	得率/%
1	76.40	52.30	17.56

试验号	总色原酮		
	吸附－解吸率/%	含量/%	得率/%
2	81. 29	47. 86	22. 08
3	99. 65	46. 50	25. 07
4	75. 11	51. 85	18. 83
5	76. 23	46. 27	20. 80
6	92. 56	50. 75	24. 76
7	78. 65	55. 40	18. 92
8	83. 26	52. 00	20. 85
9	93. 33	55. 84	21. 94

实验结果表明，以总色原酮吸附－解析率为指标进行分析，因素 A（吸附流速）和因素 B（树脂柱径高比）有显著性差异。用 SPSS 统计软件比较因素 A 和因素 B 中各水平间差异，结果见图 5－9 和图 5－10。因素 A 中水平 2 与 1 和 3 之间存在显著性差异。因素 B 中水平 1、2、3 之间均存在显著性差异。因此以总色原酮吸附－解析率为指标进行分析，最佳吸附条件为：$A_1B_3C_{1\sim3}$。

Multiple Comparisons

Dependent Variable: 总色原酮

	(I) 流速	(J) 流速	Mean Difference (I-J)	Std. Error	Sig.	95% Confidence Interval	
						Lower Bound	Upper Bound
LSD	1	2	4.5350*	1.26105	.004	1.7594	7.3106
		3	.6967	1.26105	.592	-2.0789	3.4722
	2	1	-4.5350*	1.26105	.004	-7.3106	-1.7594
		3	-3.8383*	1.26105	.011	-6.6139	-1.0628
	3	1	-.6967	1.26105	.592	-3.4722	2.0789
		2	3.8383*	1.26105	.011	1.0628	6.6139

Based on observed means.

*. The mean difference is significant at the .05 level.

图 5－9　因素 A 各水平显著性差异比较（以总色原酮为指标）

Multiple Comparisons

Dependent Variable: 总色原酮

	(I) 径高比	(J) 径高比	Mean Difference (I-J)	Std. Error	Sig.	95% Confidence Interval	
						Lower Bound	Upper Bound
LSD	1	2	-3.5750*	1.26105	.016	-6.3506	-.7994
		3	-18.5383*	1.26105	.000	-21.3139	-15.7628
	2	1	3.5750*	1.26105	.016	.7994	6.3506
		3	-14.9633*	1.26105	.000	-17.7389	-12.1878
	3	1	18.5383*	1.26105	.000	15.7628	21.3139
		2	14.9633*	1.26105	.000	12.1878	17.7389

Based on observed means.

*. The mean difference is significant at the .05 level.

图 5 - 10　因素 B 各水平显著性差异比较（以总色原酮为指标）

表 5 - 10　正交试验结果（以升麻素苷为指标）

试验号	升麻素苷		
	吸附 - 解吸率/%	含量/%	得率/%
1	51.00	4.34	17.56
2	72.03	4.88	22.08
3	80.61	4.81	25.07
4	61.93	4.92	18.83
5	71.88	5.17	20.80
6	79.04	4.77	24.76
7	62.26	5.16	18.92
8	53.80	6.86	20.85
9	74.65	5.09	21.94

　　实验结果表明，以升麻素苷吸附 - 解析率为指标进行分析，因素 A（吸附流速）、因素 B（树脂柱径高比）及因素 C（上样液浓度）均有显著性差异，用 SPSS 统计软件比较因素 A、B、C 中各水平间差异，结果见图 5 - 11 至 5 - 13。因素 A 中水平 3 与水平 1、2 之间存在显著性差异，因素 B 中水平 1、2、3 之间均存在显著性差异，因素 C 中 1 水平与 2、3 水平间存在显著性差异。因此以升麻素苷吸附 - 解析率为指标进行分析时，最佳吸附条件为：$A_{1\sim2}B_3C_{2\sim3}$。

Pairwise Comparisons

Dependent Variable: 升麻素苷转移率

(I) 流速	(J) 流速	Mean Difference (I-J)	Std. Error	Sig.a	95% Confidence Interval for Difference a	
					Lower Bound	Upper Bound
1	2	-2.522	1.935	.219	-6.780	1.737
	3	4.578*	1.935	.037	.320	8.837
2	1	2.522	1.935	.219	-1.737	6.780
	3	7.100*	1.935	.004	2.841	11.359
3	1	-4.578*	1.935	.037	-8.837	-.320
	2	-7.100*	1.935	.004	-11.359	-2.841

Based on estimated marginal means

*. The mean difference is significant at the .05 level.

图 5 – 11　因素 A 各水平显著性差异比较（以升麻素苷为指标）

Pairwise Comparisons

Dependent Variable: 升麻素苷转移率

(I) 径高比	(J) 径高比	Mean Difference (I-J)	Std. Error	Sig.a	95% Confidence Interval for Difference a	
					Lower Bound	Upper Bound
1	2	-7.493*	1.935	.003	-11.752	-3.235
	3	-20.015*	1.935	.000	-24.274	-15.756
2	1	7.493*	1.935	.003	3.235	11.752
	3	-12.522*	1.935	.000	-16.780	-8.263
3	1	20.015*	1.935	.000	15.756	24.274
	2	12.522*	1.935	.000	8.263	16.780

Based on estimated marginal means

*. The mean difference is significant at the .05 level.

图 5 – 12　因素 B 各水平显著性差异比较（以升麻素苷为指标）

Pairwise Comparisons

Dependent Variable: 升麻素苷转移率

(I) 浓度	(J) 浓度	Mean Difference (I-J)	Std. Error	Sig.a	95% Confidence Interval for Difference a	
					Lower Bound	Upper Bound
1	2	-8.288*	1.935	.001	-12.547	-4.030
	3	-10.155*	1.935	.000	-14.414	-5.896
2	1	8.288*	1.935	.001	4.030	12.547
	3	-1.867	1.935	.355	-6.125	2.392
3	1	10.155*	1.935	.000	5.896	14.414
	2	1.867	1.935	.355	-2.392	6.125

Based on estimated marginal means

*. The mean difference is significant at the .05 level.

图 5 – 13　因素 C 各水平显著性差异比较（以升麻素苷为指标）

表 5 - 11　正交试验结果（以 5 - O - 甲基维斯阿米醇苷为指标）

试验号	5 - O - 甲基维斯阿米醇苷		
	吸附 - 解吸率/%	含量/%	得率/%
1	55. 30	2. 01	17. 56
2	82. 24	2. 38	22. 08
3	88. 67	2. 26	25. 07
4	69. 54	2. 31	18. 83
5	78. 48	2. 41	20. 80
6	88. 34	2. 28	24. 76
7	71. 95	2. 43	18. 92
8	56. 77	1. 74	20. 85
9	81. 37	2. 37	21. 94

实验结果表明，以 5 - O - 甲基维斯阿米醇苷吸附 - 解析率为指标进行分析，因素 B（树脂柱径高比）和因素 C（上样液浓度）有显著性差异，用 SPSS 统计软件分析因素 B 和因素 C 中各水平间差异，结果见图 5 - 14 和 5 - 15。因素 B 中水平 1、2、3 之间均存在显著性差异，因素 C 中水平 1 与水平 2、3 间存在显著性差异。因此以 5 - O - 甲基维斯阿米醇苷吸附 - 解析率为指标进行分析时，最佳吸附条件为：$A_{1 \sim 3} B_3 C_{2 \sim 3}$。

Multiple Comparisons

Dependent Variable: 5-o-甲基

	(I) 径高比	(J) 径高比	Mean Difference (I-J)	Std. Error	Sig.	95% Confidence Interval	
						Lower Bound	Upper Bound
LSD	1	2	-7.1117*	3.17742	.047	-14.1051	-.1182
		3	-20.6900*	3.17742	.000	-27.6835	-13.6965
	2	1	7.1117*	3.17742	.047	.1182	14.1051
		3	-13.5783*	3.17742	.001	-20.5718	-6.5849
	3	1	20.6900*	3.17742	.000	13.6965	27.6835
		2	13.5783*	3.17742	.001	6.5849	20.5718

Based on observed means.

*. The mean difference is significant at the .05 level.

图 5 - 14　因素 B 各水平显著性差异比较（以 5 - O - 甲基维斯阿米醇苷为指标）

（3）结论　综合分析上述实验结果，以总色原酮和升麻素苷、5 - O - 甲基维斯阿米醇苷吸附 - 解析率为考察指标，确定 AB - 8 型大孔吸附树脂对防风色原酮部位最佳吸附条件为：$A_1 B_3 C_3$，即树脂柱径高比为 1:8，吸附流速

Multiple Comparisons

Dependent Variable: 5-o-甲基

	(I) 浓度	(J) 浓度	Mean Difference (I-J)	Std. Error	Sig.	95% Confidence Interval	
						Lower Bound	Upper Bound
LSD	1	2	-11.3333*	3.17742	.004	-18.3268	-4.3399
		3	-13.3433*	3.17742	.001	-20.3368	-6.3499
	2	1	11.3333*	3.17742	.004	4.3399	18.3268
		3	-2.0100	3.17742	.540	-9.0035	4.9835
	3	1	13.3433*	3.17742	.001	6.3499	20.3368
		2	2.0100	3.17742	.540	-4.9835	9.0035

Based on observed means.

*. The mean difference is significant at the .05 level.

图 5 – 15　因素 C 各水平显著性差异比较（以 5 – O – 甲基维斯阿米醇苷为指标）

为 1.0mL/min，上样液浓度（以总色原酮量计）为 3.84mg/mL。

4. 树脂除杂条件优化　为了最大可能除去杂质，提高防风色原酮部位中总色原酮和升麻素苷、5 – O – 甲基维斯阿米醇苷含量，以 3 者含量为考察指标，对除杂溶剂、上样量和除杂溶剂用量等除杂条件进行优化。

（1）正交试验表的设计基于预实验结果和生产需要，采用 L_9（3^4）正交实验，考察因素为上样量（以总色原酮量计）、除杂溶剂、除杂溶剂用量。因素水平表见表 5 – 12。

表 5 – 12　因素水平表

水平	因素		
	上样量 mg/mL（A）	除杂溶剂（B）	除杂溶剂用量/BV① （C）
1	5.63	水	2
2	7.68	10%乙醇	3
3	9.60	20%乙醇	4

注：①BV，树脂体积倍数

（2）正交试验结果　取 AB – 8 树脂，分别装于 9 根相同规格的树脂柱中（树脂体积 20mL），按最佳吸附条件操作，待吸附结束后，除杂操作按正交试验表设计进行，洗脱流速为 1.0mL/min。再用 70% 乙醇洗脱至洗脱液近无色，收集洗脱液，回收溶剂，减压干燥，分别测定总色原酮和升麻素苷、5 – O – 甲基维斯阿米醇苷含量，计算吸附 – 解析率。结果见表 5 – 13 至 5 – 15。

表 5 - 13　正交试验结果（以总色原酮为指标）

试验号	总色原酮		
	含量/%	吸附－解吸率/%	得率/%
1	49. 40	93. 00	26. 19
2	59. 68	80. 36	19. 10
3	49. 11	46. 04	13. 04
4	51. 06	91. 84	25. 02
5	63. 67	85. 41	18. 66
6	62. 90	74. 65	16. 51
7	52. 97	97. 37	25. 27
8	60. 00	86. 78	20. 06
9	60. 78	63. 61	15. 56

实验结果表明，以总色原酮含量为指标进行分析，因素 A（上样量）和因素 B（除杂溶剂）有显著性差异，用 SPSS 统计软件分析因素 A 和因素 B 中各水平间差异，结果见图 5 - 16 和 5 - 17。因素 A 中水平 1 与水平 2、3 间存在显著性差异，因素 B 中水平 1、2、3 之间均存在显著性差异。因此以总色原酮含量为指标进行分析时，最佳除杂条件为 $A_{2\sim3}B_2C_{1\sim3}$。

Pairwise Comparisons

Dependent Variable: 总色原酮

(I) 上样量	(J) 上样量	Mean Difference (I-J)	Std. Error	Sig.[a]	95% Confidence Interval for Difference[a] Lower Bound	Upper Bound
1	2	-6.383*	1.577	.002	-9.853	-2.913
	3	-5.120*	1.577	.008	-8.590	-1.650
2	1	6.383*	1.577	.002	2.913	9.853
	3	1.263	1.577	.440	-2.207	4.733
3	1	5.120*	1.577	.008	1.650	8.590
	2	-1.263	1.577	.440	-4.733	2.207

Based on estimated marginal means

*. The mean difference is significant at the .05 level.

图 5 - 16　因素 A 各水平间显著性差异比较（以总色原酮为指标）

Pairwise Comparisons

Dependent Variable: 总色原酮

(I) 除杂溶剂	(J) 除杂溶剂	Mean Difference (I-J)	Std. Error	Sig.[a]	95% Confidence Interval for Difference[a]	
					Lower Bound	Upper Bound
1	2	-10.595*	1.577	.000	-14.065	-7.125
	3	-6.618*	1.577	.001	-10.088	-3.148
2	1	10.595*	1.577	.000	7.125	14.065
	3	3.977*	1.577	.028	.507	7.447
3	1	6.618*	1.577	.001	3.148	10.088
	2	-3.977*	1.577	.028	-7.447	-.507

Based on estimated marginal means

*. The mean difference is significant at the .05 level.

图 5 - 17　因素 B 各水平间显著性差异比较（以总色原酮为指标）

表 5 - 14　正交试验结果（以升麻素苷为指标）

试验号	升麻素苷		
	含量/%	吸附 - 解吸率/%	得率/%
1	5.20	91.74	26.19
2	6.95	89.24	19.10
3	5.07	45.10	13.04
4	5.29	88.47	25.02
5	7.17	89.43	18.66
6	6.95	77.25	16.51
7	5.30	90.51	25.27
8	6.69	88.90	20.06
9	5.50	53.53	15.56

　　实验结果表明，以升麻素苷含量为指标进行分析，因素 A（上样量）和因素 B（除杂溶剂）有显著性差异，用 SPSS 统计软件分析因素 A 和因素 B 中各水平间的差异，结果见图 5 - 18 和图 5 - 19。因素 A 中水平 2 与水平 1, 3 间存在显著性差异，因素 B 中水平 1, 2, 3 间均存在显著性差异。因此以升麻素苷含量为指标进行分析时，最佳除杂条件为：$A_2B_2C_{1 \sim 3}$。

Pairwise Comparisons

Dependent Variable: 升麻素苷

(I) 上样量	(J) 上样量	Mean Difference (I-J)	Std. Error	Sig.ᵃ	95% Confidence Interval for Differenceᵃ	
					Lower Bound	Upper Bound
1	2	-.720*	.233	.010	-1.233	-.207
	3	-4.833E-02	.233	.840	-.562	.465
2	1	.720*	.233	.010	.207	1.233
	3	.672*	.233	.015	.158	1.185
3	1	4.833E-02	.233	.840	-.465	.562
	2	-.672*	.233	.015	-1.185	-.158

Based on estimated marginal means

*. The mean difference is significant at the .05 level.

图 5-18 因素 A 各水平间显著性差异比较（以升麻素苷为指标）

Pairwise Comparisons

Dependent Variable: 升麻素苷

(I) 除杂溶剂	(J) 除杂溶剂	Mean Difference (I-J)	Std. Error	Sig.ᵃ	95% Confidence Interval for Differenceᵃ	
					Lower Bound	Upper Bound
1	2	-1.663*	.233	.000	-2.177	-1.150
	3	-.550*	.233	.038	-1.063	-3.674E-02
2	1	1.663*	.233	.000	1.150	2.177
	3	1.113*	.233	.001	.600	1.627
3	1	.550*	.233	.038	3.674E-02	1.063
	2	-1.113*	.233	.001	-1.627	-.600

Based on estimated marginal means

*. The mean difference is significant at the .05 level.

图 5-19 因素 B 各水平间显著性差异比较（以升麻素苷为指标）

表 5-15 正交试验结果（以 5-O-甲基维斯阿米醇苷为指标）

试验号	5-O-甲基维斯阿米醇苷		
	含量/%	吸附-解吸率/%	得率/%
1	2.37	97.14	26.19
2	3.01	89.99	19.10
3	4.00	81.63	13.04
4	2.34	91.62	25.02
5	3.25	87.51	18.66
6	3.56	92.49	16.51
7	2.36	92.84	25.27

续表

试验号	5-O-甲基维斯阿米醇苷		
	含量/%	吸附-解吸率/%	得率/%
8	3.05	95.74	20.06
9	4.01	91.37	15.56

实验结果表明，以 5-O-甲基维斯阿米醇苷含量为指标进行分析，因素 B（除杂溶剂）和因素 C（除杂溶剂用量）有显著性差异，用 SPSS 统计软件分析因素 B 和因素 C 中各水平间差异，结果见图 5-20 和图 5-21。因素 B 中水平 1、2、3 之间均存在显著性差异，因素 C 中水平 3 与水平 1 和 2 间存在显著性差异。因此以 5-O-甲基维斯阿米醇苷含量为指标进行分析时，最佳除杂条件为 $A_{1~3}B_3C_3$。

Pairwise Comparisons

Dependent Variable: 5-o-甲基

(I) 除杂溶剂	(J) 除杂溶剂	Mean Difference (I-J)	Std. Error	Sig.[a]	95% Confidence Interval for Difference[a]	
					Lower Bound	Upper Bound
1	2	-.745*	.071	.000	-.900	-.590
	3	-1.498*	.071	.000	-1.654	-1.343
2	1	.745*	.071	.000	.590	.900
	3	-.753*	.071	.000	-.909	-.598
3	1	1.498*	.071	.000	1.343	1.654
	2	.753*	.071	.000	.598	.909

Based on estimated marginal means

*. The mean difference is significant at the .05 level.

图 5-20 因素 B 各水平间显著性差异比较（以 5-O-甲基维斯阿米醇苷为指标）

（3）结论 综合分析上述实验结果，以总色原酮和升麻素苷、5-O-甲基维斯阿米醇苷含量为考察指标，确定 AB-8 型大孔吸附树脂对防风色原酮部位最佳除杂条件为 $A_2B_2C_1$，即上样量为 7.68mg/mL（以总色原酮计），10% 乙醇洗脱 2BV。由吸附-解析率可知，上样量为 7.68mg/mL（以总色原酮计）时，采用 10% 乙醇洗脱除杂，吸附-解析率均在 85% 以上，故上述最佳工艺可以满足转移率要求。

5. 树脂洗脱条件的优化

（1）洗脱剂浓度的考察 取 AB-8 树脂，分别装于 3 根相同规格的树脂柱中（树脂体积 20mL），按最佳吸附工艺操作，待吸附结束后，按"第一节二（二）4.（3）结论"项下的最佳除杂工艺进行除杂，再分别用 50% 乙醇，

Pairwise Comparisons

Dependent Variable: 5-o-甲基

(I) 除杂溶剂用量	(J) 除杂溶剂用量	Mean Difference (I-J)	Std. Error	Sig.[a]	95% Confidence Interval for Difference[a]	
					Lower Bound	Upper Bound
1	2	-.125	.071	.104	-.280	3.047E-02
	3	-.198*	.071	.017	-.354	-4.287E-02
2	1	.125	.071	.104	-3.047E-02	.280
	3	-7.333E-02	.071	.321	-.229	8.213E-02
3	1	.198*	.071	.017	4.287E-02	.354
	2	7.333E-02	.071	.321	-8.213E-02	.229

Based on estimated marginal means

*. The mean difference is significant at the .05 level.

图 5 - 21　因素 C 各水平间显著性差异比较（以 5 - O - 甲基维斯阿米醇苷为指标）

70% 乙醇和 90% 乙醇洗脱至洗脱液近无色，洗脱流速为 2.0mL/min，记录洗脱剂用量。分别收集洗脱液，回收溶剂，减压干燥，测定总色原酮和升麻素苷、5 - O - 甲基维斯阿米醇苷含量，计算吸附 - 解析率。结果见表 5 - 16。

表 5 - 16　洗脱剂考察结果

洗脱剂	洗脱剂用量/mL	洗脱物重量/mg	总色原酮		升麻素苷		5 - O - 甲基维斯阿米醇苷	
			含量/%	吸附 - 解析率/%	含量/%	吸附 - 解析率/%	含量/%	吸附 - 解析率/%
50% 乙醇	160	0.2072	58.67	86.21	5.67	82.60	2.62	82.00
70% 乙醇	100	0.2128	60.90	91.87	5.69	83.40	2.69	82.93
90% 乙醇	80	0.2160	61.53	94.23	5.80	84.73	2.84	88.88

由上表可知，以 50% 乙醇、70% 乙醇和 90% 乙醇作为洗脱剂，总色原酮和升麻素苷、5 - O - 甲基维斯阿米醇苷含量和吸附 - 解析率变化不大，但 70% 乙醇用量较 50% 乙醇少，与 90% 乙醇差别不大。故根据总色原酮和升麻素苷、5 - O - 甲基维斯阿米醇苷含量和吸附 - 解析率，综合考虑生产成本和生产效率，选择 70% 乙醇作为洗脱溶剂。

（2）洗脱流速的考察　取 AB - 8 型树脂，分别装于 3 根相同规格的树脂柱中（树脂体积 20mL），按最佳吸附条件进行操作，吸附结束后按最佳除杂条件进行除杂，再用 70% 乙醇洗脱至洗脱液近无色，洗脱流速分别为 1.0、2.0 和 3.0mL/min。记录洗脱剂用量，分别收集洗脱液，回收溶剂，减压干燥，分别测定总色原酮和升麻素苷、5 - O - 甲基维斯阿米醇苷的含量，计算吸附 - 解析率。结果见表 5 - 17。

表 5 − 17　　洗脱流速考察结果

洗脱流速	洗脱剂用量/mL	洗脱物重量/mg	总色原酮		升麻素苷		5 − O − 甲基维斯阿米醇苷	
			含量/%	吸附 − 解析率/%	含量/%	吸附 − 解析率/%	含量/%	吸附 − 解析率/%
1.0	80	0.2398	60.45	90.04	5.71	80.39	2.68	87.24
2.0	95	0.2222	59.60	88.30	5.80	80.67	2.82	90.69
3.0	110	0.2227	59.90	88.97	5.74	80.12	2.52	81.32

由上表可知，洗脱流速对总色原酮和升麻素苷的含量和吸附 − 解析率影响不大，对 5 − O − 甲基维斯阿米醇苷的含量和吸附 − 解析率有一定影响。当洗脱流速为 3.0mL/min 时，5 − O − 甲基维斯阿米醇苷含量和吸附 − 解析率均较洗脱流速为 1.0 和 2.0mL/min 时下降明显。综合分析上述实验结果，结合生产需要，确定洗脱流速为 2.0mL/min。

（3）洗脱曲线的制备及洗脱终点的确定　按上述所确定的吸附条件、除杂条件和洗脱条件操作，70% 乙醇洗脱液每 20mL 收集 1 份，收集 8 份共 160mL，蒸干，减压干燥，测定总色原酮和升麻素苷、5 − O − 甲基维斯阿米醇苷含量，计算洗脱量，结果见表 5 − 18。以洗脱量为纵坐标，洗脱体积为横坐标，绘制洗脱曲线（图 5 − 22）（书后彩插）。由洗脱曲线可知，当 70% 乙醇洗脱 5 倍树脂体积时，可将总色原酮、升麻素苷和 5 − O − 甲基维斯阿米醇苷洗脱完全。

表 5 − 18　　各流份洗脱量测定结果

洗脱液体积/mL	总色原酮洗脱量/mg	升麻素苷洗脱量/mg	5 − O − 甲基维斯阿米醇苷/mg
20	21.28	6.70	2.6
40	2.66	5.45	1.75
60	0.472	1.15	0.698
80	0.133	0.346	0.112
100	0.0103	0.0639	0.0561
120	0.006	0.0012	0.0021
140	–	–	–
160	–	–	–

6. 树脂重复使用次数考察　按上述所确定的吸附条件、除杂条件和洗脱条件，取样品液进行吸附，除杂和洗脱，在同一根树脂柱上重复操作，测定

每次操作所得防风色原酮部位中总色原酮、升麻素苷和 5 - O - 甲基维斯阿米苷含量，计算吸附 - 解析率。当某一个指标吸附 - 解析率下降至 75% 以下时，对树脂进行再生。循环上述操作，直至树脂不能再生和重复使用为止，结果见表 5 - 19。

表 5 - 19　树脂重复使用次数考察

次数	再生溶剂用量/mL		吸附 - 解析率/%		
	95% 乙醇	0. 1mol/l NaOH	总色原酮	升麻素苷	5 - O - 甲基维斯阿米醇苷
1			90. 85	88. 30	88. 97
2			85. 59	84. 67	86. 25
3			80. 27	79. 12	78. 53
4			74. 17	70. 12	75. 69
5	40		89. 20	83. 65	84. 76
6			85. 80	81. 47	82. 16
7			75. 57	70. 23	76. 30
8		60	81. 35	82. 63	82. 36
9			79. 66	78. 92	79. 01
10			73. 56	71. 90	73. 41
11	60	80	80. 64	81. 56	82. 73
12			70. 69	73. 04	72. 36

由表 5 - 19 可知，新树脂使用 3 次后，需要再生。用 2 倍树脂体积的 95% 乙醇清洗再生后可使用 2 次，用 3 倍树脂体积的 5% NaOH 溶液再生后可继续使用 2 次，最后依次用 3 倍树脂体积的 95% 乙醇和 4 倍树脂体积的 5% NaOH 溶液再生后可使用 1 次。建议实际应用时树脂按上述方法再生处理后使用 8 次，弃去。

（三）总结与讨论

1. 以防风中总色原酮和指标性成分升麻素苷、5 - O - 甲基维斯阿米醇苷提取量为指标，对提取工艺进行考察，确定防风最佳提取工艺为 70% 乙醇提取 3 次，每次提取 2h，溶剂用量为 10 倍量。

2. AB - 8 型大孔吸附树脂对防风色原酮部位的最佳纯化工艺为：防风 70% 乙醇提取物上样液浓度 3.84mg/mL（以总色原酮量计），吸附流速

1.0mL/min，树脂柱径高比为1:8，上样量为7.68mg/mL（以总色原酮量计），10%乙醇洗脱2倍树脂体积后进行除杂，除杂流速为1.0mL/min，用70%乙醇洗脱5倍树脂体积，洗脱流速为2.0mL/min。

3. 由于防风色原酮类成分在AB-8型树脂上泄漏比较缓慢，采用磷钨酸钼-硫酸锂方法作为饱和吸附检查并不专属和实用，我们通过筛选最大上样量来实现对上样量的控制，可以保证纯化工艺的稳定性，实际应用简便可行、重复操作性好。

4. 在对树脂吸附条件和除杂条件进行优化时，采用了$L_9(3^4)$正交实验，综合考虑了对结果可能产生影响的因素。吸附工艺优化时我们以吸附-解析率为考察指标，考察了吸附流速、径高比和上样液浓度等3个因素，确定了树脂最佳吸附工艺，最大限度提高了树脂利用率。除杂步骤是提高有效成分含量的重要步骤，我们以含量为主要考察指标，以吸附-解析率为参考指标，考察了上样量，除杂溶剂和除杂溶剂用量等3个因素，确定了树脂最佳除杂条件，使防风色原酮部位中总色原酮含量达到60%左右。

三、防风色原酮部位提取纯化工艺验证

为后期选取防风色原酮类指标性成分和建立防风色原酮类对照提取物的制备工艺提供研究依据，针对已建立的防风总色原酮部位提取纯化工艺进行重现及验证（工艺流程图如图5-23所示）。

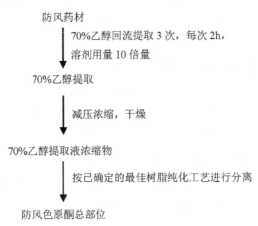

图5-23 防风色原酮部位提取分离纯化工艺流程图

（一）试药

防风药材购自国内各大医药市场，经鉴定均为伞形科植物防风 *Saposhnik-ovia divaricate*（Turcz.）Schischk. 的干燥根。对照品升麻素（成都曼思特生物科技有限公司，批号：MUST－15071508），升麻素苷（成都曼思特生物科技有限公司，批号：MUST－19102402），5－O－甲基维斯阿米醇苷（成都曼思特生物科技有限公司，批号：MUST－19040410），亥茅酚苷（上海源叶生物科技有限公司，批号：MUST－15102402），纯度均大于98%。

（二）方法与结果

1. 高效液相色谱条件   色谱柱为 CAPCELL PAK C$_{18}$ 色谱柱（4.6 × 150mm，5μm）；流动相为甲醇（A）－0.3%甲酸水溶液（B）；梯度洗脱条件为 0～12min，32%（A）；12～40min，32%～50%（A）；40～50min，50～70%（A）；50～52min，70%（A）。流速 1.0mL/min；检测波长 254nm；柱温 25℃；进样体积 10μL。

2. 对照品溶液制备   精密称取升麻素苷、升麻素、5－O－甲基维斯阿米醇苷和亥茅酚苷对照品分别为 5.24、3.05、8.35、4.09mg，置于 25mL 量瓶中；精密量取上述 5－O－甲基维斯阿米醇、亥茅酚对照品溶液各 2.5mL，置于同一 25mL 量瓶中，加甲醇稀释至刻度，制成浓度分别为 0.2096（升麻素苷）、0.1220（升麻素）、0.3340（5－O－甲基维斯阿米醇苷）、0.1636mg（亥茅酚苷）的混合对照品溶液。

3. 防风色原酮部位提取纯化工艺验证

（1）防风色原酮部位的提取   采用实验室前期确定的最佳提取工艺〔加乙醇回流提取，以溶剂浓度、乙醇用量、提取时间和提取次数为考察因素，以总色原酮含量、提取物得率为考察指标，选用 L$_9$（3^4）正交试验进行实验〕，分别称取防风药材 20g、1kg、1kg 三批，以 10 倍药材量的 70%乙醇进行回流提取，提取 3 次，每次 2h，合并醇提取液，滤过，减压回收乙醇至无醇味，置于干燥至恒重的蒸发皿中，水浴蒸干，分别得到 3 批次防风色原酮粗提物醇浸膏。

（2）防风色原酮部位大孔树脂分离   将上述得到的防风色原酮类粗提物，补充适量水，使每毫升相当于 0.1g 生药，即得到上柱溶液。采用实验室前期确定的最佳树脂纯化工艺，经大孔树脂种类筛选，综合考虑预试验结果和工业生产要求，对吸附流速、树脂柱径高比、上样液浓度等吸附条件进行考察，以总色原酮类成分为考察指标，采用 L$_9$（3^4）正交试验表进行实验，最终确定防风药液上样液浓度为 0.1g/mL（以生药量计），吸附流速 1.0mL/min，树脂柱径高比为 1：8，上样量为 0.2g/mL（以生药量计），10% 乙醇洗脱 2 倍树脂体积进行除杂，除杂流速为 1.0mL/min，70% 乙醇洗脱 5 倍树脂体积，洗脱流速为 2.0mL/min，收集 70% 乙醇洗脱液，回收溶剂，减压干燥，即为防风色原酮部位。制备结果见表 5 - 20。

表 5 - 20　3 批次防风色原酮部位最佳提取工艺验证试验结果

批次	1	2	3
生药量	20.0g	1.0kg	1.0kg
防风色原酮粗提取物得率/%	23.75	24.01	25.20
防风色原酮部位得率/%	3.70	3.66	3.30

4. 含量测定

分别对 3 批防风药材及其对应的防风色原酮粗提取物、防风色原酮部位进行含量测定。

（1）防风药材中升麻素苷等 4 种成分含量测定　取 3 批防风药材细粉（80 目）各 2 份，每份约 0.25g，精密称定，置 25mL 具塞烧瓶中，精密加入甲醇 10mL，称定重量。水浴回流提取 2h，放冷，用甲醇补足减失的重量，摇匀，滤过，取续滤液备用，作为防风药材中升麻素苷、升麻素、5 - O - 甲基维斯阿米醇苷和亥茅酚苷含量测定的供试品溶液。分别精密吸取供试品溶液 10μL，注入高效液相色谱仪，测定各色谱峰峰面积，计算含量，结果见表 5 - 21。

表 5 - 21　防风药材中升麻素苷等 4 种成分的含量测定结果（%）

批次	升麻素苷		升麻素		5 - O - 甲基维斯阿米醇苷		亥茅酚苷	
	含量	RSD	含量	RSD	含量	RSD	含量	RSD
1	0.225	1.42	0.039	1.09	0.151	1.92	0.043	1.21
2	0.240	0.98	0.042	2.04	0.182	2.32	0.048	2.08
3	0.207	2.01	0.052	2.31	0.129	1.43	0.041	2.24

（2）防风色原酮粗提取物中升麻素苷等4种成分含量测定　精密称取3批防风色原酮提取物醇浸膏各2份，每份约30mg，置10mL量瓶中，加70%乙醇超声溶解并稀释至刻度，摇匀，作为防风色原酮提取物中升麻素苷、升麻素、5－O－甲基维斯阿米醇苷和亥茅酚苷含量测定的供试品溶液。分别精密吸取供试品溶液20μL，注入高效液相色谱仪，测定各色谱峰峰面积，计算含量，结果见表5－22。

表5－22　防风提取物中升麻素苷等4种成分含量测定结果（%）

批次	升麻素苷		升麻素		5－O－甲基维斯阿米醇苷		亥茅酚苷	
	含量	RSD	含量	RSD	含量	RSD	含量	RSD
1	0.83	2.53	0.14	2.02	0.57	2.10	0.16	1.24
2	0.86	1.99	0.15	1.83	0.67	2.43	0.15	1.69
3	0.71	1.53	0.17	1.38	0.44	1.63	0.16	2.47

（3）防风色原酮部位中升麻素苷等4种成含量测定　精密称取3批防风色原酮部位样品各2份，每份约20mg，置25mL量瓶中，加70%乙醇超声溶解并稀释至刻度，摇匀，作为防风色原酮部位中升麻素苷、升麻素、5－O－甲基维斯阿米醇苷和亥茅酚苷含量测定的供试品溶液。精密吸取上述供试品溶液10μL，注入高效液相色谱仪，测定各色谱峰峰面积，计算含量，结果见表5－23。

表5－23　防风色原酮部位中升麻素苷等4种成分含量测定结果（%）

批次	升麻素苷		升麻素		5－O－甲基维斯阿米醇苷		亥茅酚苷	
	含量	RSD	含量	RSD	含量	RSD	含量	RSD
1	4.56	1.11	0.93	1.81	3.17	1.82	0.88	1.53
2	4.90	1.96	0.99	1.52	3.83	1.63	0.96	2.01
3	4.80	1.62	1.29	1.76	3.04	1.12	0.95	1.95

（4）提取率、吸附－解析率及转移率的计算　对3批防风色原酮部位提取纯化过程中所涉及的提取率、吸附－解析率及转移率进行计算，结果见表5－24。

表 5 - 24　3 批次防风色原酮部位提取率、吸附 - 解析率及转移率结果（%）

批次		1	2	3	平均值
提取率	升麻素苷	87.03	85.97	86.03	86.33
	升麻素	86.59	86.29	86.35	86.41
	5 - O - 甲基维斯阿米醇苷	89.01	88.35	85.84	87.73
	亥茅酚苷	85.69	86.01	86.23	85.98
吸附 - 解吸率	升麻素苷	75.80	70.74	80.23	75.59
	升麻素	85.32	84.99	79.26	83.19
	5 - O - 甲基维斯阿米醇苷	77.05	76.81	74.24	76.03
	亥茅酚苷	76.24	76.23	73.21	75.23
转移率	升麻素苷	75.00	73.50	76.30	74.93
	升麻素	87.18	85.71	81.87	84.92
	5 - O - 甲基维斯阿米醇苷	77.68	77.02	77.68	77.46
	亥茅酚苷	75.72	73.20	76.46	75.13

（三）讨论与小结

对不同批次、不同倍量的防风药材进行色原酮部位的制备，以升麻素苷、升麻素、5 - O - 甲基维斯阿米醇苷及亥茅酚苷为指标，对防风药材、粗提取及制备所得防风色原酮部位的含量进行测定。并对制备过程中提取率，吸附 - 解析率，转移率进行计算，以验证所建立制备工艺的合理性及稳定性。通过所得结果可知，该制备所得防风色原酮部位中 4 个指标性成分升麻素苷、升麻素、5 - O - 甲基维斯阿米醇苷和亥茅酚苷的含量分别为 4.56 ~ 4.90%，0.93 ~ 1.29%，3.04 ~ 3.83%，0.88 ~ 0.96%，并且制备过程中 4 个指标性成分的提取率、吸附 - 解析率及转移率均在 70% 以上，结果稳定，基本符合要求，说明所建立防风色原酮类提取纯化工艺稳定可行。

四、分离工艺

（一）方法与结果

1. 高效液相色谱条件　色谱柱为 CAPCELL PAK C_{18} 柱（4.6 × 150mm，5μm）；流动相为甲醇（A） - 0.3% 磷酸水溶液（B）；梯度洗脱条件为 0 ~ 12min，32%（A）；12 ~ 40min，32% ~ 50%（A）；40 ~ 50min，50% ~ 70%（A）；50 ~ 52min，70%（A）。流速 1.0mL/min；检测波长 254nm；柱温

25℃；进样体积 10μL。

2. 对照品溶液制备　精密称取升麻素苷对照品 5.24mg、升麻素对照品 3.05mg、5 - O - 甲基维斯阿米醇苷对照品 8.35mg、亥茅酚苷对照品 4.09mg，置于 25mL 量瓶中，制成浓度分别为 0.2096（升麻素苷）、0.1220（升麻素）、0.3340（5 - O - 甲基维斯阿米醇苷）、0.1636mg（亥茅酚苷）的混合对照品溶液。

3. 供试品溶液的制备　取防风 70% 乙醇洗脱物（防风色原酮部位制备物）4g，精密称定，加入 50 倍量甲醇，充分搅拌，超声分散，4000r/min，离心 15min，取上清液。沉淀重复上述操作 3 次，合并上清液，减压浓缩至 0.1g/mL，备用。

4. 防风色原酮类对照提取物硅胶柱色谱纯化　硅胶干柱的制备工艺较为简单，节约溶剂的使用量，且制备周期短，同时可大批量生产。课题组前期采用硅胶干柱的方法对防风中的化学成分、防风色原酮部位均进行了研究，且均取得了较好的实验结果，具有良好的研究基础。同时结合升麻素苷、升麻素、5 - O - 甲基维斯阿米醇苷和亥茅酚苷 4 个指标成分的理化性质，故本实验采用硅胶干柱色谱法对防风色原酮部位制备物进行纯化研究，从而制备出防风色原酮类对照提取物。

如图 5 - 24 所示（书后彩插），防风色原酮部位的杂质主要有 3 部分：① 第 1 部分杂质主要为硅胶 G 薄层板原点位置和升麻素苷成分之间极性较大的杂质。②第 2 部分杂质主要在升麻素上方的极性略小的杂质。③第 3 部分杂质主要为靠近溶剂前沿位置之间的极性较小的杂质，据推测因为亥茅酚及 5 - O - 甲基维斯阿米醇。通过观察防风总色原酮部位在薄层色谱板的点板情况，发现 4 个指标性成分与杂质成分之间有较好的分离状态，其中升麻素苷与 5 - O - 甲基维斯阿米醇苷极性类似，亥茅酚苷及升麻素极性差别不大，5 - O - 甲基维斯阿米醇苷与亥茅酚苷相距较远但之间杂质较少，故可尝试使用硅胶干柱色谱法进行防风色原酮类对照提取物的制备。通过实验，采用硅胶干柱对防风色原酮部位进行纯化，将硅胶干柱分段，并采用薄层色谱板鉴别各硅胶段所含成分类别，将含有指标成分的硅胶段全部合并在一起，甲醇洗脱，收集甲醇洗脱液，减压回收溶剂，干燥，得到防风色原酮类对照提取物纯化物，其 4 个指标成分总含量高于 60%，符合对照提取物对含量的要求。硅胶干柱示意图见图 5 - 25（书后彩插）。

（1）固定相与色谱柱的选择　采用 200～300 目硅胶作为固定相，使用前进行活化处理，置于干燥箱中120℃温度干燥24h，备用。根据上样量与硅胶的用量，本实验采用的玻璃色谱柱规格：3.2×180cm。

（2）洗脱剂的选择　取防风色原酮部位制备物适量，加甲醇溶解，点样于硅胶G薄层板，以不同的展开剂展开，选择最佳洗脱剂。当选择环己烷–醋酸乙酯–甲醇（1:9:1.5）为展开剂时，升麻素的R_f值为0.4772，亥茅酚苷的R_f值为0.4090，5-O-甲基维斯阿米醇苷的R_f值为0.1477，升麻素苷R_f值为0.1477，与前后组分分离度良好，故选取环己烷–醋酸乙酯–甲醇（1:9:1.5）混合溶液为硅胶柱色谱法的洗脱剂。

（3）装柱与上样方法的选择　采用干法装柱，干法上样，硅胶用量为样品量的50倍。干法装柱：取直径为3.2cm的玻璃通柱，取薄薄一层脱脂棉及纱布，将玻璃通柱的一方加以封闭固定（以加入硅胶后不泄露为标准），将已活化的硅胶加入玻璃通柱中加以填充，使硅胶填装均匀紧实。干法上样：取已制备样品溶液，与硅胶（200~300目）按质量比为1:1.3拌样，得拌样硅胶。将拌好的硅胶缓缓加至上述色谱柱中，压实。

（4）上样量考察　分别取防风色原酮部位提取物3、4、5、7g，精密称定，共4份，制备供试品溶液，与柱色谱硅胶（200~300目）按样品与硅胶质量比为1:1.5的比例进行拌样，得到4份拌样硅胶。称取柱色谱硅胶（200~300目）适量，选取直径为3.2cm的色谱柱，按照径高比为1:17的比例进行干法装柱，加入拌样硅胶，以环己烷–醋酸乙酯–甲醇（1:9:1.5）洗脱，收集硅胶柱下方流出液，待检测到4个指标性成分中的升麻素泄露时，停止洗脱，将硅胶柱置阴凉避光处挥干洗脱剂。将硅胶柱自柱头向底部平均切割成24段，分别取各硅胶段适量，甲醇洗脱，洗脱液采用薄层色谱法检识，合并含有指标成分且杂质少的硅胶段，甲醇洗脱，减压回收溶剂，干燥，得4份浸膏粉末，即防风色原酮类对照提取物。采用高效液相色谱法检测各提取物中目标成分含量，确定最佳上样量。结果见表5-25。

表5-25　上样量考察结果

上样量/g（上样量-空白硅胶量）	含量/%				总含量/%	转移率/%
	升麻素苷	升麻素	5-O-甲基维斯阿米醇苷	亥茅酚苷		
3g（1:60）	31.79	4.25	27.21	3.28	66.53	71.33
4g（1:50）	32.93	4.33	24.34	3.30	64.89	75.71
5g（1:40）	22.54	5.80	26.39	4.44	59.17	57.85

续表

| 上样量/g（上样量－空白硅胶量） | 含量/% | | | | 总含量/% | 转移率/% |
	升麻素苷	升麻素	5－O－甲基维斯阿米醇苷	亥茅酚苷		
7g（1:30）	27.17	6.39	21.13	2.66	57.34	65.86

　　通过观察实验结果发现，当上样量为7g或者5g时，制备所得对照提取物中4个指标性成分的含量分别为57.34%和59.17%，含量略低，未达到中药对照提取物的含量要求，这可能与上样量过大，导致上样超载，从而不能够完全洗脱分离。当上样量为3g或者4g时，所制备对照提取物中所含目标成分的含量分别为66.53%和64.89%，均大于60%，且转移率分别问71.33%和75.71%，综合考虑分离效率，所得对照提取物含量，以及各种成本等影响因素，选取上样量为4g时更加经济方便，可明显提高效率。此时上样量与空白硅胶量的比例为1:50。

　　（5）色谱柱径高比考察　取防风色原酮部位制备物4g，精密称定，平行共4份，制备供试品溶液，与柱色谱硅胶（200～300目）按样品与硅胶质量比为1:1.3的比例进行拌样，得4份拌样硅胶。取柱色谱硅胶（200～300目）适量，选用直径为3.2cm的色谱柱，分别按照径高比为1:13、1:15、1:17、1:19干法装柱，加入拌样硅胶，以环己烷－醋酸乙酯－甲醇（1:9:1.5）洗脱，收集硅胶柱下方流出液，待检测到4个指标性成分中的升麻素泄露时，停止洗脱，将硅胶柱置阴凉避光处挥干洗脱剂。将硅胶柱自柱头向底部平均切割成24段，分别取各硅胶段适量，甲醇洗脱，洗脱液采用薄层色谱法检识，合并含有指标成分且杂质少的硅胶段，甲醇洗脱，减压回收溶剂，干燥，得4份浸膏粉末，即防风色原酮类对照提取物。采用高效液相色谱法测定所得防风色原酮类对照提取物中4个指标性成分（升麻素、升麻素苷、5－O－甲基维斯阿米醇苷和亥茅酚苷）含量。同时，将4份柱头硅胶也分别用甲醇进行洗脱，薄层色谱板检识，看是否含有目标成分。径高比考察结果见表5－26。

表5－26　径高比考察结果

| 径高比 | 含量/% | | | | 总含量/% | 转移率/% |
	升麻素苷	升麻素	5－O－甲基维斯阿米醇苷	亥茅酚苷		
1:13	29.04	1.00	25.21	4.35	59.61	71.33
1:15	25.43	5.21	30.25	4.36	65.25	75.71

续表

径高比	含量/%				总含量/%	转移率/%
	升麻素苷	升麻素	5-O-甲基维斯阿米醇苷	亥茅酚苷		
1:17	22.08	4.34	33.69	5.67	65.78	57.85
1:19	33.11	4.86	25.49	5.40	68.89	65.86

通过观察硅胶薄层色谱板检识结果可知，径高比为 1:13 时柱头有升麻素苷的残留。径高比为 1:15、1:17 和 1:19 时，柱头无目标成分明显残留，说明洗脱较完全。结合含量测定结果可知，随着色谱柱径高比的不断增加，目标成分的总含量亦不断增加，但目标成分的转移率呈先上升后下降的趋势。所以，当色谱柱径高比为 1:13 时，柱头升麻素苷残留量过大，应该予以排除。当色谱柱径高比为 1:19 时，硅胶使用量过大，且不易放大处理，故予以排除。当色谱柱径高比为 1:15 或 1:17 时，制备所得防风色原酮对照提取物含量及转移率无较大差异，结合生产成本及放大操作的难易程度，径高比为 1:15 优于径高比 1:17，故综合考虑目标成分的总含量、转移率及生产成本等，最终将色谱柱的径高比确定为 1:15。

（6）洗脱剂洗脱体积的考察　取防风色原酮部位制备物 4g，精密称定，共 4 份，制备供试品溶液，与柱色谱硅胶（200～300 目）按样品与硅胶质量比为 1:1.3 的比例拌样。取柱色谱硅胶（200～300 目）200g 干法装柱（径高比 1:15），加入拌样硅胶，分别以环己烷-醋酸乙酯-甲醇（1:9:1.5）洗脱 1.1、1.3、1.5 和 1.7BV，洗脱结束后，将硅胶柱置于阴凉避光处挥干洗脱剂。将硅胶柱自柱头向底部平均切割成 24 段，分别取各硅胶段适量，甲醇洗脱，洗脱液采用薄层色谱法检识，合并含有指标成分且杂质少的硅胶段，甲醇洗脱，减压回收溶剂，干燥，得 4 份浸膏粉末测定其中升麻素苷、升麻素、5-O-甲基维斯阿米醇苷和亥茅酚苷的含量，计算转移率（按防风色原酮部位制备物计算转移率），结果见表 5-27。

表 5-27　洗脱体积考察结果

洗脱体积/BV	含量/%				总含量/%	转移率/%
	升麻素苷	升麻素	5-O-甲基维斯阿米醇苷	亥茅酚苷		
1.1	22.50	5.33	22.74	2.56	53.14	58.10
1.3	30.77	5.21	24.82	3.45	64.25	66.21

续表

洗脱体积/BV	含量/%				总含量/%	转移率/%
	升麻素苷	升麻素	5-O-甲基维斯阿米醇苷	亥茅酚苷		
1.5	28.85	3.16	25.72	4.19	61.81	68.01
1.7	44.02	0.54	25.94	1.99	72.50	52.03

由表 5-27 数据可以看出，随洗脱体积的不断增加，目标成分的总含量不断增加，其中，当洗脱体积为 1.1BV 时，所得制备物中指标成分总含量较低，不符合要求，弃去。当洗脱体积为 1.7BV 时，所得制备物 4 个指标成分总含量达标，但升麻素及亥茅酚苷流失严重，所得对照提取物 2 种成分的转移率过低，故弃去。当洗脱体积为 1.3BV 或 1.5BV 时，所得制备物中 4 个指标性成分的总含量均大于 60%，综合考虑制备成本、时间成本、单个指标成分含量、总含量及转移率等多种因素，最终确定洗脱体积为 1.3BV。

通过对硅胶色谱柱的洗脱剂、径高比、洗脱体积等条件进行考察后，最终确定硅胶柱的纯化方法为：取防风色原酮部位制备物加适量甲醇溶解，与硅胶（200~300 目）按比例 1:1.3 的比例拌样，得拌样硅胶；取内径为 3.2cm 的色谱柱，另将硅胶（200~300 目）按径高比为 1:15 干法装柱，使硅胶柱填装均匀紧实，加入拌样硅胶，压实；再以环己烷-醋酸乙酯-甲醇（1:9:1.5）洗脱，洗脱体积为 1.3BV；洗脱结束后，将色谱柱自柱头向底部平均切割 24 份，薄层色谱检测，合并含有目标成分的硅胶部分，加甲醇洗脱，回收溶剂，减压干燥，得到防风色原酮类对照提取物干燥粉末，其中 4 个指标性成分总含量大于 60%，且升麻素苷、升麻素、5-O-甲基维斯阿米醇苷及亥茅酚苷的含量分别为 37.07%、4.56%、23.06% 和 2.52%。

5. 工艺验证

（1）同一批药材制备防风对照提取物的验证　为验证所建立的防风色原酮类对照提取物制备工艺的重现性，取同一批的防风药材，采用上述最佳制备工艺分别制备 3 批防风色原酮类对照提取物。精密称取各批次样品 15mg，置于 50mL 量瓶中，加入甲醇超声溶解并稀释至刻度，摇匀，0.45μm 微孔滤膜滤过，精密吸取 10μL 进样，对升麻素苷、升麻素、5-O-甲基维斯阿米醇苷和亥茅酚苷的含量进行测定，计算转移率（按防风色原酮部位制备物计算转移率），结果见表 5-28。

表 5 – 28　同批次药材制备防风色原酮类对照提取物的工艺验证

编号	含量/%				总含量/%	转移率/%
	升麻素苷	升麻素	5 – O – 甲基维斯阿米醇苷	亥茅酚苷		
1	37. 47	4. 21	22. 70	2. 46	66. 84	66. 00
2	37. 93	4. 12	22. 87	2. 75	67. 67	62. 00
3	37. 07	4. 56	23. 06	2. 52	67. 21	69. 00

结果表明，按所建立的硅胶干柱工艺制备得到的 3 批防风色原酮类对照提取物的升麻素苷、升麻素、5 – O – 甲基维斯阿米醇苷和亥茅酚苷的含量和转移率均较稳定，表明该制备工艺稳定可靠、重复性良好。

（2）不同批次药材制备防风对照提取物的验证　为了验证所建立防风色原酮类对照提取物的制备工艺的适用性，取 S1 – S10 不同产地批次的防风药材，采用上述最佳制备工艺分别制备 10 批防风色原酮类对照提取物，取每个批次防风对照提取物适量，测定升麻素苷、升麻素、5 – O – 甲基维斯阿米醇苷和亥茅酚苷的含量，结果见表 5 – 29。

表 5 – 29　不同批次防风药材制备防风对照提取物的工艺验证

编号	批号	含量/%				总含量/%	转移率/%
		升麻素苷	升麻素	5 – O – 甲基维斯阿米醇苷	亥茅酚		
S1	C19040820	37. 47	4. 21	22. 70	2. 46	66. 84	0. 42
S2	178190101	32. 93	5. 12	22. 87	2. 75	63. 67	0. 40
S3	181161881	37. 07	3. 56	25. 06	2. 52	68. 21	0. 48
S4	115085	33. 82	2. 43	22. 95	5. 57	64. 77	0. 44
S5	2019030206	31. 38	2. 31	29. 70	1. 09	64. 48	0. 42
S6	20190411012	37. 19	4. 31	21. 62	3. 87	66. 99	0. 41
S7	2019060701	33. 56	5. 29	20. 85	3. 57	63. 27	0. 41
S8	19100501	34. 51	3. 24	22. 77	3. 12	63. 64	0. 40
S9	C19040820	42. 81	2. 41	21. 83	3. 14	70. 19	0. 56
S10	190911001	38. 61	5. 27	23. 09	2. 85	69. 82	0. 53

实验结果表明，不同批次防风药材制备所得的防风色原酮类对照提取物中 4 个指标成分含量有明显差异，但 4 个指标成分总含量均大于 60%，说明防风对照提取物制备工艺稳定可靠，有较好的重现性。

进一步分析实验结果推测知，10 批防风色原酮类对照提取物的 4 个指标成分之间之所以存在差异，可能是因为不同原料药材之间质量存在差异，故本实验对原料药材与相应对照提取物中 4 个指标成分含量间的相关性进行研究。对 10 批防风原料药材进行含量测定，并与对应对照提取物中 4 个指标成分的含量制成相关图（为方便比较，将防风药材中 3 个指标成分的含量均扩大 100 倍，见图 5 - 26 至 5 - 29）（书后彩插）。由图可知，4 个指标成分的含量在防风原料药材和防风色原酮类对照提取物有较强的相关性，当原料药中指标成分含量高，所制备的对照提取物中指标成分相应也较高。

（3）制备工艺放大验证　为了验证所建立的防风色原酮类对照提取物的制备工艺是够可用于大量制备生产，分别取不同批次防风药材 1kg、1kg 和 2.5kg 防风药材，按照上述制备工艺制备 3 批防风色原酮类对照提取物，测定含量，结果见表 5 - 30。

表 5 - 30　防风色原酮类对照提取物制备工艺放大验证

投药量/kg	含量/%				总含量/%	转移率/%
	升麻素苷	升麻素	5 - O - 甲基维斯阿米醇苷	亥茅酚苷		
1	31. 38	2. 31	29. 70	1. 09	64. 49	72. 83
1	34. 63	5. 38	24. 05	2. 89	66. 95	60. 13
2. 5	28. 82	4. 92	27. 83	1. 57	63. 14	65. 27

结果显示，3 批放大制备的防风色原酮类对照提取物含量均在 60% 以上，表明所建立防风色原酮类对照提取物的制备工艺能够用于大批量制备生产。

（二）小结与讨论

通过对防风色原酮类对照提取物的制备工艺研究，确定防风色原酮类对照提取物的制备路线，如图 5 - 30 所示，该制备方法较为可行，操作简单，可有效节约生产成本，且该方法稳定可靠，重现性良好。

防风药材

70%乙醇回流提取3次，每次2h，溶济用量10倍量

70%乙醇提取液

减压浓缩，回收溶剂，干燥

70%乙醇提取液浓缩物

加水分散至0.1/ml

上样液

AB-8大孔树脂柱分离。取上样液缓慢上样于AB-8型大孔树脂，上样量为0.2g/ml，树脂的径高比为1∶8，吸附流速为1.0ml/min，依次用10%乙醇溶液洗脱2BV进行除杂，除杂流速为1.0ml/min，再用70%乙醇溶液洗脱，洗脱流速为2.0ml/min。收集70%乙醇溶液洗脱部分

防风70%乙醇洗脱液

减压浓缩，回收溶剂，干燥

防风色原酮部位

50倍量甲醇超声分散，4000r/min，离心15min，取上清液，沉淀重复上述操作3次，合并上清液，减压浓缩至浓度为0.1g/ml

样品溶液

硅胶柱干柱纯化，按样品∶空白硅胶（200~300目）=1∶1.3拌样

拌样硅胶

按样品与硅胶（200~300目）质量比为1∶50干法装柱，径高比为1∶15，环己烷-醋酸乙酯-甲醇（1∶9∶1.5）洗脱1.6BV，硅胶柱自柱头向底部平均切割24段，薄层色谱检识，合并目标硅胶段

目标硅胶

甲醇洗脱至五色，回收溶剂，真空干燥

防风色原酮类对照提取物

图5－30 防风色原酮类对照提取物制备路线图

第二节　化学表征

一、化学成分分析

（一）定性分析

1. 对照品溶液制备　分别称取升麻素苷、升麻素、5 - O - 甲基维斯阿米醇苷及亥茅酚苷对照品适量，精密称定，加甲醇制成每 1mL 含升麻素苷、升麻素、5 - O - 甲基维斯阿米醇苷和亥茅酚苷各 1mg 的混合对照品溶液，作为对照品溶液。

2. 供试品溶液制备　取防风色原酮类对照提取物 10mg，于 10mL 量瓶中，加甲醇溶解并稀释至刻度，摇匀，作为供试品溶液。

3. 定性分析　按薄层色谱法（2020 版《中国药典》（四部）通则 0502）试验，吸取上述对照品溶液 3μL、供试品溶液 6μL，分别点于同一硅胶 G 薄层板上，以二氯甲烷 - 甲醇（8∶1）为展开剂，置于展开剂预饱和 15min 的展开缸内，展开，取出，晾干，喷以 10% 硫酸乙醇溶液，热风吹至斑点显色清晰，结果见图 5 - 31（书后彩插）。通过在日光下观察供试品色谱中，结果显示样品中升麻素，5 - O - 甲基维斯阿米醇苷及升麻素苷与其对应的对照品在相同位置上显相同颜色的斑点，杂质无干扰。后将此硅胶板置于 254nm 紫外灯下，观察各斑点显色情况，结果发现，样品中的亥茅酚苷与其相应的对照品在相同位置显相同紫色荧光，杂质无干扰。

4. 样品鉴别　根据上述分析方法，对 10 批防风色原酮类对照提取物进行定性鉴别，结果见图 5 - 32（书后彩插）。结果表明制备的对照提取物主斑点明显，分离度良好。

5. 小结　通过对防风色原酮类对照提取物进行定性研究，采用薄层色谱法对防风色原酮类对照提取物进行了指认和定性鉴别，确认了防风色原酮类对照提取物的 4 个主要成分为升麻素苷、升麻素、5 - O - 甲基维斯阿米醇苷和亥茅酚苷。

（二）定量分析

1. 高效液相色谱条件　色谱柱为 CAPCELL PAK C_{18} 柱（4.6 × 150mm，

5μm）；流动相为甲醇（A）－0.3%磷酸水溶液（B）；梯度洗脱条件为0～12min，32%（A）；12～40min，32%～50%（A）；40～50min，50%～70%（A）；50～52min，70%（A）。流速1.0mL/min；检测波长254nm；柱温25℃；进样体积10μL。

2. 对照品溶液制备　精密称取升麻素苷对照品5.28mg、升麻素对照品0.7mg、5－O－甲基维斯阿米醇苷对照品3.32mg、亥茅酚苷对照品0.56mg，置于25mL量瓶中，加甲醇溶解并稀释至刻度，制成每1mL分别含0.2112mg（升麻素苷）、0.028mg（升麻素）、0.1328mg（5－O－甲基维斯阿醇苷）、0.0224mg（亥茅酚苷）的混合对照品溶液A。取混合对照品溶液A加入甲醇进行稀释，依次稀释2、5、10、20、50倍，得一系列混合对照品溶液B、C、D、E、F。

3. 供试品溶液制备　精密称取防风色原酮类对照提取物15mg，置于50mL量瓶中，加甲醇溶解并稀释至刻度，摇匀，0.45μm微孔滤膜滤过，取续滤液作为供试品溶液。

4. 方法学考察

（1）专属性考察　分别精密吸取混合对照品溶液和供试品溶液各10μL分别进样，对照品溶液和供试品溶液色谱图见图5－33。

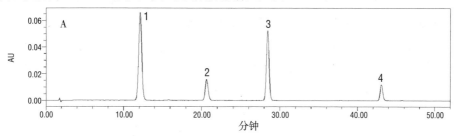

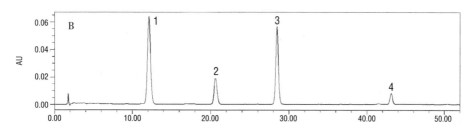

1. 升麻素苷；2. 升麻素；3.5－O－甲基维斯阿米醇苷；4. 亥茅酚苷

图5－33　对照品（A）及供试品（B）HPLC色谱图

（2）线性关系考察　精密吸取对照品溶液 A、B、C、D、E、F 混合对照品溶液各 10μL，注入高效液相色谱仪，测定升麻素苷、升麻素、5 - O - 甲基维斯阿米醇苷和亥茅酚苷色谱峰峰面积，以对照品进样量（x）为横坐标，色谱峰峰面积（y）为纵坐标，分别绘制标准曲线并进行线性回归。结果表明，升麻素苷、升麻素、5 - O - 甲基维斯阿米醇苷和亥茅酚苷分别在 0.04224 ~ 2.112、0.0056 ~ 0.280、0.02656 ~ 1.328、0.00448 ~ 0.224μg 范围内线性关系良好。

（3）仪器精密度考察　取防风色原酮类对照提取物约 15mg，精密称定，制备供试品溶液，连续进样 6 次，测定升麻素苷、升麻素、5 - O - 甲基维斯阿米醇苷和亥茅酚苷色谱峰峰面积，计算 RSD 值。结果显示所得 RSD 值均小于 3%，表明仪器精密度良好。

（4）中间精密度考察　取防风色原酮类对照提取物约 15mg，精密称定，制备供试品溶液，由不同分析人员于不同时间，分别采用 Waters 1525 - 2998 - 2707 和 Waters 1525 - 2489 高效液相色谱仪测定升麻素、升麻素苷、5 - O - 甲基维斯阿米醇苷和亥茅酚苷的色谱峰峰面积，计算各成分含量和 RSD 值。结果显示各成分 RSD 值均小于 3%，表明该方法中间精密度良好。

（5）重复性考察　取同一批防风色原酮类对照提取物 6 份，每份 15mg，精密称定，制备供试品溶液，分别测定升麻素、升麻素苷、5 - O - 甲基维斯阿米醇苷和亥茅酚苷的色谱峰峰面积，计算各成分含量和 RSD 值。结果显示 RSD 值均小于 3%，表明该方法重复性良好。

（6）稳定性考察　取对照提取物约 15mg，精密称定，制备供试品溶液，分别于制备后 0、2、4、8、12、24h 进样，测定升麻素、升麻素苷、5 - O - 甲基维斯阿米醇苷和亥茅酚苷的色谱峰峰面积，计算 RSD 值。结果显示 RSD 值均小于 3%，表明供试品溶液在 24h 内稳定性良好。

（7）准确度考察　取同一批防风色原酮类对照提取物 6 份，每份 5mg，精密称定，加入一定量的混合对照品溶液，制备供试品溶液，分别测定升麻素、升麻素苷、5 - O - 甲基维斯阿米醇苷和亥茅酚苷色谱峰峰面积，计算各成分回收率及 RSD 值。结果显示升麻素、升麻素苷、5 - O - 甲基维斯阿米醇苷和亥茅酚苷的回收率分别为 97.85%、101.58%、97.96%、97.32%，RSD 值分别为 1.53%、1.84%、1.73%、0.90%，表明该方法准确度良好。

（8）耐用性考察　分别用 Agilent Extend C$_{18}$、Waters SunFire C$_{18}$、CAPCELL PAK C$_{18}$色谱柱测定升麻素、升麻素苷、5 - O - 甲基维斯阿米醇苷和亥

茅酚苷峰面积，计算各成分含量和 RSD 值。结果显示 3 个指标成分含量基本稳定，RSD 值均小于 3%，表明该方法耐用性良好。

5. 样品分析　取制备得到的 10 批防风色原酮类对照提取物各 2 份，每份约 15mg，精密称定，制备供试品溶液，测定升麻素、升麻素苷、5 - O - 甲基维斯阿米醇苷和亥茅酚苷峰面积，计算各成分含量，取平均值。结果见表 5 - 31。

表 5 - 31　样品分析结果

编号	含量/%				总含量/%
	升麻素苷	升麻素	5 - O - 甲基维斯阿米醇苷	亥茅酚苷	
1	37.47	4.21	22.70	2.46	66.84
2	32.93	5.12	22.87	2.75	63.67
3	37.07	3.56	25.06	2.52	68.21
4	33.82	2.43	22.95	5.57	64.77
5	31.38	2.31	29.70	1.09	64.48
6	37.19	4.31	21.62	3.87	66.99
7	33.56	5.29	20.85	3.57	63.27
8	34.51	3.24	22.77	3.12	63.64
9	42.81	2.41	21.83	3.14	70.19
10	38.61	5.27	23.09	2.85	69.82

6. 小结　采用 HPLC 含量测定方法对防风色原酮类对照提取物中升麻素、升麻素苷、5 - O - 甲基维斯阿米醇苷和亥茅酚苷 4 个指标成分进行了分析，并作了方法学考察，结果表明该方法重复性良好，准确度良好，对不同色谱柱耐用性良好。

二、均匀性考察

1. 高效液相色谱条件　色谱柱为 CAPCELL PAK C$_{18}$ 柱（4.6 × 150mm，5μm）；流动相为甲醇（A）- 0.3% 磷酸水溶液（B）；梯度洗脱条件为 0 ~ 12min，32%（A）；12 ~ 40min，32% ~ 50%（A）；40 ~ 50min，50% ~ 70%（A）；50 ~ 52min，70%（A）。流速 1.0mL/min；检测波长 254nm；柱温 25℃；进样体积 10μL。

2. 对照品溶液制备　分别取升麻素苷、升麻素、5 - O - 甲基维斯阿米醇苷及亥茅酚苷对照品适量，精密称定，加甲醇制成每 1mL 含升麻素苷、升麻素、5 - O - 甲基维斯阿米醇苷和亥茅酚苷各 1mg 的混合对照品溶液。

3. 取样和供试品溶液制备　根据《标准物质定值的通用原则及统计学原理》，随机取防风色原酮类对照提取物 10 支，每支称取 3 份。

取防风色原酮类对照提取物约 15mg，精密称定，置于 50mL 量瓶中，加入甲醇超声溶解并稀释至刻度，摇匀，0.45μm 微孔滤膜滤过，取续滤液作为供试品溶液。

4. 测定结果　取对照品溶液和供试品溶液，分别注入高效液相色谱仪，测定样品中的升麻素苷、升麻素、5 - O - 甲基维斯阿米醇苷和亥茅酚苷的含量。采用 SPSS 统计软件对测定结果数据进行分析，采用单因素方差分析（ANOVA）对均匀度进行检验，结果升麻素苷、升麻素、5 - O - 甲基维斯阿米醇苷和亥茅酚苷的 F 值均小于 $F_{0.05(9, 20)}$，表明防风色原酮类对照提取物均匀性良好。

三、稳定性考察

1. 高效液相色谱条件　色谱柱为 CAPCELL PAK C_{18} 柱（4.6 × 150mm，5μm）；流动相为甲醇（A）- 0.3% 磷酸水溶液（B）；梯度洗脱条件为 0 ~ 12min，32%（A）；12 ~ 40min，32% ~ 50%（A）；40 ~ 50min，50% ~ 70%（A）；50 ~ 52min，70%（A）。流速 1.0mL/min；检测波长 254nm；柱温 25℃；进样体积 10μL。

2. 对照品溶液制备　分别取升麻素苷、升麻素、5 - O - 甲基维斯阿米醇苷及亥茅酚苷对照品适量，精密称定，加甲醇制成每 1mL 含升麻素苷、升麻素、5 - O - 甲基维斯阿米醇苷和亥茅酚苷各 1mg 的混合对照品溶液。

3. 取样和供试品溶液制备　在对照提取物制备后 0、5、15、30、60、90 天抽样检测，每次取 3 个包装，分析样品中升麻素苷、升麻素、5 - O - 甲基维斯阿米醇苷和亥茅酚苷含量。

取防风色原酮类对照提取物约 15mg，精密称定，置于 50mL 量瓶中，加入甲醇超声溶解并稀释至刻度，摇匀，0.45μm 微孔滤膜滤过，取续滤液作为供试品溶液。

4. 测定结果　取对照品溶液和供试品溶液，分别注入高效液相色谱仪，测定样品中的升麻素苷、升麻素、5 - O - 甲基维斯阿米醇苷和亥茅酚苷的含量。通过采用所建立的 HPLC 含量测定方法考察防风色原酮类对照提取物的稳定性，结果显示升麻素苷、升麻素、5 - O - 甲基维斯阿米醇苷和亥茅酚苷的 t 值均小于 $t_{(0.05, 2)}$ 值 4.303，表明防风色原酮类对照提取物在 90 天内具有良好稳定性。

四、水分测定

参照 2020 版《中国药典》四部通则 0832 进行水分测定，采用卡尔费休库仑法测定玄参对照提取物中的水分，具体操作如下：取防风色原酮类对照提取物 3 份，每份约 10mg，精密称定，置反应杯中，输入称量质量，进行测量。温度：25℃，湿度 < 20%，初始漂移 ≤ 5μg/min，转速 60r/s，结果显示防风色原酮类对照提取物中平均含水量为 2.47%。

五、引湿性测定

参照 2020 年版《中国药典》四部通则 9103 进行引湿性测定，具体操作如下：取干燥的具塞玻璃称量瓶（外径为 50mm，高为 15mm），于试验前一天置于适宜的 25 ± 1℃ 恒温干燥器（下部放置氯化铵饱和溶液），精密称定重量，记为 m_1；取供试品适量，平铺于上述称量瓶中，供试品厚度约为 1mm，精密称定重量，记为 m_2；将称量瓶敞口，并与瓶盖同置于上述恒温恒湿条件下 24h。取出盖好称量瓶盖子，精密称定重量，记为 m_3，平行制备 3 份，按照公式（5 - 1）进行计算，结果见表 5 - 39。结果表明防风对照提取物的平均引湿增重率为 4.17%，表明其具有引湿性。

$$增重百分率 = \frac{m_3 - m_2}{m_2 - m_1} \times 100\% \qquad 公式（5 - 1）$$

第三节　定值

1. 高效液相色谱条件　色谱柱为 CAPCELL PAK C_{18} 柱（4.6 × 150mm，5μm）；流动相为甲醇（A）- 0.3% 磷酸水溶液（B）；梯度洗脱条件为 0 ~ 12min，32%（A）；12 ~ 40min，32% ~ 50%（A）；40 ~ 50min，50% ~ 70%（A）；50 ~ 52min，70%（A）。流速 1.0mL/min；检测波长 254nm；柱温 25℃；进样体积 10μL。

2. 对照品溶液制备　精密称取升麻素苷对照品 5.24mg、升麻素对照品 3.05mg、5 - O - 甲基维斯阿米醇苷对照品 8.35mg、亥茅酚苷对照品 4.09mg，置于 25mL 量瓶中，制成浓度分别为 0.2096（升麻素苷）、0.1220（升麻素）、

0.3340（5 - O - 甲基维斯阿米醇苷）、0.1636mg（亥茅酚苷）的混合对照品溶液。

3. 供试品溶液制备　取防风色原酮类对照提取物约15mg，精密称定，置于50mL量瓶中，加入甲醇超声溶解并稀释至刻度，摇匀，0.45μm微孔滤膜滤过，取续滤液作为供试品溶液。

4. 测定结果　由5人分别使用不同色谱柱［CAPCELL PAK C_{18}柱（4.6 × 150mm，5μm），Waters SunFire C_{18}柱（4.6 × 250mm，5μm），Agilent Extend C_{18}柱（4.6 × 250mm，5μm）］和高效液相色谱仪（Waters 1525 - 2998 PDA 高效液相色谱仪，Waters 1525 - 2489 UV 高效液相色谱仪，Waters e2695 - 2998 PDA 高效液相色谱仪）于不同实验室进行定值，每人取样3支。制备供试品溶液，采用外标法计算含量，测定结果见表5 - 32。

表5 - 32　协作定值结果

化合物	实验人员	X/%			X̄/%	SD/%	RSD/%
升麻素苷	1	33.94	33.64	33.58	33.72	0.19	0.57
	2	34.13	33.08	33.03	33.41	0.62	1.86
	3	33.57	34.00	33.77	33.78	0.22	0.64
	4	33.89	33.27	34.02	33.73	0.40	1.19
	5	33.21	33.31	34.09	33.54	0.48	1.44
升麻素	1	5.13	5.24	5.32	5.23	0.10	1.82
	2	5.16	5.36	5.26	5.26	0.10	1.90
	3	5.44	5.45	5.39	5.43	0.03	0.59
	4	5.47	5.54	5.49	5.50	0.04	0.66
	5	5.73	5.74	5.83	5.77	0.06	0.96
5 - O - 甲基维斯阿米醇苷	1	23.50	23.35	23.37	23.41	0.08	0.35
	2	23.53	22.97	22.84	23.11	0.37	1.59
	3	23.41	23.44	23.3	23.38	0.07	0.32
	4	23.46	23.1	23.66	23.41	0.28	1.21
	5	22.96	22.99	23.47	23.14	0.29	1.24
亥茅酚苷	1	2.17	2.21	2.14	2.17	0.04	1.62
	2	2.14	2.1	2.15	2.13	0.03	1.24
	3	2.18	2.15	2.21	2.18	0.03	1.38
	4	2.15	2.15	2.22	2.17	0.04	1.86
	5	2.18	2.12	2.19	2.16	0.04	1.75

采用科克伦准则判断 5 组数据是否等精度。对升麻素苷、升麻素、5 - O - 甲基维斯阿米醇苷、亥茅酚苷的测定结果分别计算统计量 $C = \dfrac{S_{max}^2}{\sum_{i=1}^{m} S_i^2}$。结果 $C_{升麻素苷} = 0.2693$，$C_{升麻素} = 0.1240$，$C_{5-O-甲基维斯阿米醇苷} = 0.4974$，$C_{亥茅酚苷} = 0.3458$，均小于 $C_{(0.05,5,3)}$ 值 0.5981，表明 5 组测量结果为等精度。

将各人员所测数据的平均值视为单次测量值，利用 Grubbs 法和 Dixon 法进行异常值检验，结果 2 种方法均无异常值检出。因此，合并 5 份平均值，计算总平均值和标准偏差，以总体平均值作为标示值，结果防风色原酮类对照提取物中升麻素苷的标示量为 33.64%，升麻素的标示量为 5.44%，5 - O - 甲基维斯阿米醇苷的标示量为 23.29%，亥茅酚苷的标示量为 2.16%。

5. 定值结果的不确定度来源和分析　　定值结果的不确定度主要由 3 部分组成：①HPLC 分析方法的不确定度。②协作定值引入的不确定度。③提取物均匀性引入的不确定度。

（1）HPLC 分析方法引入的不确定度

HPLC 外标法测定含量的数学模型为：

$$X = \frac{A_s \times V_s \times W_{ref} \times P}{A_{ref} \times V_{ref} \times W_s} \times 100\% \qquad 公式（5-2）$$

在公式（5-2）中，A_s 代表供试品峰面积，A_{ref} 代表对照品峰面积，V_s 代表供试品溶液稀释倍数，V_{ref} 代表对照品溶液稀释倍数，W_s 代表供试品称样量，W_{ref} 代表对照品称样量，P 代表对照品纯度。

实验中所用对照品未提供纯度的不确定度值，故此项忽略不计。根据操作流程及方法学考察数据，HPLC 分析方法的不确定度主要考虑对照品称量、对照品溶液配制、样品称量、样品溶液配制及重复性、回收率等因素所引入的不确定度。

1）对照品称量引入的不确定度

根据计量检定证书，所用电子天平（d = 0.01mg）的允许误差（Δm）为 0.1mg，按正态分布（分布系数 k = 1.96），根据公式（5-3）计算称量时所用电子天平的不确定度（u_m）为 0.051mg，称量对照品的相对标准不确定度（$u_{m1, rel}$）按公式（5-4）计算：

$$u_m = \frac{\Delta m}{k} \qquad 公式（5-3）$$

$$u_{m1, rel} = \frac{u_m}{m} \qquad 公式（5-4）$$

其中，m 为称样质量，不考虑重复性误差时，称量升麻素苷、升麻素、5 - O - 甲基维斯阿米醇苷和亥茅酚苷的相对标准不确定度分别为 0.009、0.073、0.015、0.091。

2）对照品溶液制备引入的不确定度

对照品溶液配制的不确定度主要由容量瓶和移液管引入的不确定度，包括校准时引入的不确定度、温度效应引入的不确定度。本实验对照品溶液配制过程中使用到 25mL A 级量瓶。不考虑重复性误差时，其不确定度评定如下：

根据《实验室玻璃仪器单标线容量瓶》，25mL A 级量瓶允许误差（Δv）分别为 ±0.030mL。按正态分布，$k = 1.96$，根据公式（5 - 5）计算 25mL A 级容量瓶的校准不确定度分别为：$u_{25(1)} = \dfrac{0.030}{1.96} = 0.015$。

$$u_{v(1)} = \frac{\Delta v}{k} \qquad 公式（5 - 5）$$

计算溶液的温度与校正时温度不同引入的不确定度，假设差值 $\Delta t = 5℃$，水的体积膨胀系数（α_{water}）为 2.1×10^{-4}，温度引入的不确定度按公式（5 - 6）计算，得 $u_{25(2)} = \dfrac{25 \times 5 \times 2.1 \times 10^{-4}}{1.96} = 0.0133$。

$$u_{v(2)} = \frac{v \times \Delta t \times \alpha_{water}}{k} \qquad 公式（5 - 6）$$

由 25ml A 级容量瓶引入的相对标准不确定度按公式（5 - 7）计算得

$$u_{25,rel} = \frac{\sqrt{0.015^2 + 0.0133^2}}{50} = 4.00 \times 10^{-4}。$$

$$u_{v,rel} = \frac{\sqrt{u_{v(1)}^2 + v_{v(2)}^2}}{v} \qquad 公式（5 - 7）$$

因此，根据公式（5 - 8）计算可知，配制升麻素苷、升麻素、5 - O - 甲基维斯阿米醇苷和亥茅酚苷对照品溶液的相对标准不确定度为 $u_{v1} = \sqrt{u_{25,rel}^2} = 4.00 \times 10^{-4}$。

$$u_{v1,rel} = \sqrt{u_{v1,rel}^2 + u_{v2,rel}^2 + \dots} \qquad 公式（5 - 8）$$

3）供试品称量引入的不确定度

供试品称量的相对标准不确定度（$u_{m2,rel}$）按公式（5 - 4）计算，不考虑重复性误差时，称量样品的相对标准不确定度 $u_{m2,rel}$ 为 0.0034。

4）供试品溶液制备引入的不确定度

供试品溶液的不确定度主要为容量瓶和移液管引入的不确定度。本实验供试品溶液配制过程中使用到 50 mL A 级量瓶，50 mL A 级量瓶的容量允差（Δv）为 ±0.050 mL，不考虑重复性误差，配制供试品溶液的相对标准不确定度（$u_{V2,rel}$）按公式（5-8）计算为 7.3×10^{-4}。

5）结果重复测定引入的不确定度

按照 B 类不确定度评定，由重复性引入的相对标准不确定度计算公式为：

$$u_{p,rel} = \frac{S}{C_0 \times \sqrt{n}} \qquad 公式（5-9）$$

公式（5-9）中，S 为标准偏差，C_0 为指标成分平均含量，n 为测定次数。在重复性条件下，对防风色原酮类对照提取物进行 6 次测定，升麻素苷的平均值为 35.00%，标准偏差为 0.21%；升麻素的平均值为 6.24%，标准偏差为 0.026%；5-O-甲基维斯阿米醇苷的平均值为 24.79%，标准偏差为 0.124%；亥茅酚苷的平均值为 2.49%，标准偏差为 0.014%，则升麻素苷、升麻素、5-O-甲基维斯阿米醇苷和亥茅酚苷由重复性引入的相对标准不确定度分别为 2.4×10^{-3}、1.7×10^{-3}、2.04×10^{-3}、2.29×10^{-3}。

6）方法回收率引入的不确定度

按照 B 类不确定度评定，由方法回收率引入的相对标准不确定度计算公式为：

$$u_{R,rel} = \frac{S}{R \times \sqrt{n}} \qquad 公式（5-10）$$

公式（5-10）中，S 为标准偏差，R 为指标成分平均回收率，n 为测定次数。在加样回收率试验中，平行测定 6 份样品（n=6），升麻素苷的平均回收率为 101.58%，标准偏差为 1.87%；升麻素的平均回收率为 97.85%，标准偏差为 1.49%，5-O-甲基维斯阿米醇苷的平均回收率为 97.96%，标准偏差为 1.69%，亥茅酚苷的平均回收率为 97.32%，标准偏差为 0.88%，则升麻素苷、升麻素、5-O-甲基维斯阿米醇苷和亥茅酚苷由方法回收率引入的相对标准不确定度分别为 7.5×10^{-3}、6.2×10^{-3}、7.0×10^{-3}、3.7×10^{-3}。

7）HPLC 分析方法的合成相对不确定度

综上，根据 HPLC 分析方法的合成相对不确定度按公式（5-11），得升麻素苷、升麻素、5-O-甲基维斯阿米醇苷和亥茅酚苷由 HPLC 分析方法的合成相对不确定度分别为 0.012、0.073、0.017、0.091。

$$u_{c,rel} = \sqrt{u_{m1,rel}^2 + u_{v1,rel}^2 + u_{m2,rel}^2 + u_{v2,rel}^2 + u_{R,rel}^2 + u_{p,rel}^2}$$

公式（5-11）

（2）协作定值引入的不确定度

协作定值的不确定度按公式计算公式为：

公式（5-12）

公式（5-12）中，S_i 为各组均值的标准偏差，n 为独立测定次数。计算得升麻素苷、升麻素、5-O-甲基维斯阿米醇苷和亥茅酚苷的不确定度分别为 0.04%、0.06%、0.09%、0.07%。

（3）均匀性引入的不确定度

均匀性引入的不确定度计算公式为：

$$ubb = \sqrt{\frac{M^2_{Samong} - M^2_{Swithin}}{n}} \qquad 公式（5-13）$$

公式（5-13）中，M^2_{Samong} 为组间方差，$M^2_{Swithin}$ 为组内方差，n 为测定次数，计算得升麻素苷、升麻素、5-O-甲基维斯阿米醇苷和亥茅酚苷均匀性的不确定度分别为 0.23%、0.32%、0.16%、0.002%。

（4）稳定性引入的不确定度

稳定性引入的不确定度计算公式为：

$$ubb = \sqrt{\frac{M^2_{Samong} - M^2_{Swithin}}{n}} \qquad 公式（5-14）$$

公式（5-14）中，M^2_{Samong} 为组间方差，$M^2_{Swithin}$ 为组内方差，n 为测定次数，计算得升麻素苷、升麻素、5-O-甲基维斯阿米醇苷和亥茅酚苷均匀性的不确定度分别为 0.606%、0.034%、0.247%、0.005%。

（5）总合成标准不确定度

由 HPLC 分析方法、协作定值、均匀性和稳定性引入的总合成标准不确定度计算公式为：

$$u(C) = \sqrt{(u_{c,rel} \times X)^2 + u^2_{char} + u^2_{bb}} \qquad 公式（5-15）$$

公式（5-15）中，X 为各成分的标示含量（%）。计算得升麻素苷、升麻素、5-O-甲基维斯阿米醇苷和亥茅酚苷的总合成标准不确定度分别为 0.65%、0.33%、0.31%、0.13%。

（6）扩展不确定度

扩展不确定度（U）按公式（5-16）计算：

$$U = k \times u(C) \qquad 公式（5-16）$$

当置信区间为 $P=95\%$ 时，k=2，计算得升麻素苷、升麻素、5-O-甲基维斯阿米醇苷和亥茅酚苷的扩展不确定度分别为 1.30%、0.66%、

0.62%，0.25%。

（7）定值结果及不确定度

综上，防风色原酮类对照提取物的标示量值及不确定度分别为：升麻素苷（34.69±1.30）%，升麻素（6.44±0.66）%，5-O-甲基维斯阿米醇苷（24.42±0.62）%，亥茅酚苷（2.46±0.25）%。

第四节　应用

一、在药材质量控制中的应用

1. 高效液相色谱条件　色谱柱为 CAPCELL PAK C_{18} 柱（4.6×150mm，5μm）；流动相为甲醇（A）-0.3%磷酸水溶液（B）；梯度洗脱条件为0~12min，32%（A）；12~40min，32%~50%（A）；40~50min，50%~70%（A）；50~52min，70%（A）。流速 1.0mL/min；检测波长 254nm；柱温25℃；进样体积 10μL。

2. 对照提取物溶液制备　精密称取已标定含量的防风色原酮类对照提取物 15mg，于 50mL 量瓶中，加甲醇溶解并稀释至刻度，摇匀，制得每 1mL 含0.1117mg 升麻素、0.0125mg 升麻素苷、0.0689mg 5-O-甲基维斯阿米醇苷和0.0074mg 亥茅酚苷的对照提取物溶液 A。对照提取物溶液 A 依次稀释 2、5、10、20 和 50 倍，得对照提取物溶液 B、C、D、E、F。

3. 供试品溶液制备　取防风药材粉末（过六号筛）约 0.25g，精密称定，置具塞锥形瓶中，精密加入甲醇 10mL，称定重量，80℃ 水浴回流提取120min，冷却至室温，甲醇补足重量，摇匀，0.45μm 滤膜滤过，取续滤液作为供试品溶液。

4. 方法学考察

（1）专属性考察　分别精密吸取对照提取物溶液、供试品溶液各 10μL，分别进样。对照提取物溶液和供试品溶液色谱图见图 5-34。

（2）线性关系考察　分别精密吸取对照提取物溶液 10μL，注入高效液相色谱仪，测定升麻素苷、升麻素、5-O-甲基维斯阿米醇苷和亥茅酚苷色谱峰峰面积，以对照提取物进样量（x）为横坐标，色谱峰峰面积（y）为纵坐标，进行线性回归。结果表明，升麻素苷、升麻素、5-O-甲基维斯阿米醇苷和亥茅酚苷分别在 0.0039~0.1958、0.0007~0.0350、0.0028~0.1392、

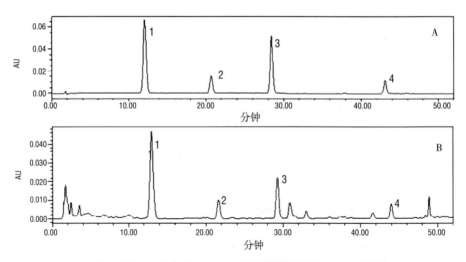

1. 升麻素苷；2. 升麻素；3. 5 - O - 甲基维斯阿米醇苷；4. 亥茅酚苷

图 5 - 34　对照提取物（A）与供试品（B）HPLC 图

0.0003 ~ 0.0139μg 范围内线性关系良好。

（3）仪器精密度考察　取防风药材（过六号筛）约 0.25g，精密称定，制备防风供试品溶液，重复进样 6 次，测定升麻素苷、升麻素、5 - O - 甲基维斯阿米醇苷和亥茅酚苷色谱峰峰面积，计算 RSD 值。结果显示所得 RSD 值均小于 3%，表明仪器精密度良好。

（4）中间精密度考察　取防风药材（过六号筛）约 0.25g，精密称定，制备供试品溶液，由不同分析人员于不同时间，分别采用 Waters 1525 - 2998 - 2707 和 Waters 1525 - 2489 高效液相色谱仪测定升麻素苷、升麻素、5 - O - 甲基维斯阿米醇苷和亥茅酚苷色谱峰峰面积，计算各成分含量和 RSD 值。结果显示 RSD 值均小于 3%，表明该方法中间精密度良好。

（5）重复性考察　取同一批防风药材（过六号筛）6 份，每份 0.25g，精密称定，制备供试品溶液，分别测定升麻素苷、升麻素、5 - O - 甲基维斯阿米醇苷和亥茅酚苷色谱峰峰面积，计算各成分 RSD 值。结果显示 RSD 值均小于 3%，表明该方法重复性良好。

（6）稳定性考察　取防风药材（过六号筛）约 0.25g，精密称定，制备供试品溶液，分别于制备后 0、2、4、8、12、24h 时进样，测定升麻素苷、升麻素、5 - O - 甲基维斯阿米醇苷和亥茅酚苷色谱峰峰面积，计算 RSD 值。结果显示 RSD 值均小于 3%，表明供试品溶液在 24h 内稳定性良好。

（7）准确度考察　取已知含量的防风药材粉末（过 6 号筛）（升麻素、

升麻素苷、5-O-甲基维斯阿米醇苷和亥茅酚苷的量分别为 0.333%、0.039%、0.116%、0.025%）6 份，每份 0.125g，精密称定，分别置于 25mL 具塞瓶中，精密加入一定量的防风色原酮类对照提取物溶液 A，制备供试品溶液，分别精密称取 10μL，注入液相色谱仪，测定色谱峰峰面积，计算 4 个指标性成分的加样回收率及 RSD 值。结果显示升麻素、升麻素苷、5-O-甲基维斯阿米醇苷和亥茅酚苷的加样回收率分别为 101.23%、101.87%、96.82%、100.81%，RSD 值分别为 1.54%、1.96%、1.89%、1.93%，表明该方法准确度良好。

5. 样品分析 取 20 批次不同产地防风药材粉末（过 6 号筛），精密称定，制备供试品溶液，分别以防风色原酮类对照提取物和单体对照品为对照，测定升麻素苷、升麻素、5-O-甲基维斯阿米醇苷和亥茅酚苷的含量，结果见表 5-33。采用配对 t 检验法比较防风 2 种含量测定方法结果间的差异性，结果显示 2 种方法之间无显著性差异，表明对照提取物法与对照品法所得测定结果具有一致性。因此，防风色原酮类对照提取物可以有效代替单体对照品进行防风质量评价。

表 5-33　20 批防风药材含量测定结果

编号	含量/%							
	升麻素苷		升麻素		5-O-甲基维斯阿米醇苷		亥茅酚苷	
	对照品	对照提取物	对照品	对照提取物	对照品	对照提取物	对照品	对照提取物
1	0.3311	0.3321	0.0388	0.0379	0.1153	0.1150	0.0257	0.0246
2	0.3400	0.3415	0.0397	0.0390	0.1174	0.1172	0.0256	0.0242
3	0.3047	0.3058	0.0356	0.0362	0.1054	0.1050	0.0227	0.0231
4	0.1892	0.1887	0.0172	0.0170	0.0950	0.0956	0.0198	0.0190
5	0.1939	0.1925	0.0254	0.0250	0.1486	0.1479	0.0229	0.0235
6	0.3393	0.3390	0.0392	0.0385	0.1141	0.1135	0.0262	0.0253
7	0.3298	0.3312	0.0364	0.0360	0.1109	0.1153	0.0252	0.0246
8	0.1701	0.1723	0.0233	0.0242	0.1333	0.1339	0.0118	0.0125
9	0.1685	0.1692	0.0235	0.0242	0.1313	0.1325	0.0114	0.0125
10	0.1665	0.1678	0.0260	0.0253	0.0740	0.0731	0.0355	0.0349
11	0.2096	0.2106	0.0380	0.0392	0.1284	0.1296	0.0419	0.0426
12	0.1847	0.1826	0.0313	0.0325	0.1159	0.1163	0.0406	0.0412

编号	含量/%							
	升麻素苷		升麻素		5-O-甲基维斯阿米醇苷		亥茅酚苷	
	对照品	对照提取物	对照品	对照提取物	对照品	对照提取物	对照品	对照提取物
13	0.1665	0.1673	0.0221	0.0231	0.1291	0.1302	0.0198	0.0206
14	0.2689	0.2692	0.0283	0.0293	0.0958	0.0963	0.0209	0.0203
15	0.1502	0.1509	0.0295	0.0305	0.0759	0.0763	0.0226	0.0234
16	0.2486	0.2501	0.0379	0.0372	0.2124	0.2123	0.0212	0.0222
17	0.2665	0.2653	0.0304	0.0310	0.1003	0.1010	0.0213	0.0285
18	0.1764	0.1759	0.0183	0.0180	0.1675	0.1673	0.0206	0.0209
19	0.2440	0.2432	0.0422	0.0125	0.1994	0.1987	0.0379	0.0386
20	0.2419	0.2426	0.0431	0.0432	0.1943	0.1953	0.0365	0.0376

二、在中药复方质量控制中的应用

(一) 基于防风色原酮对照提取物的玉屏风颗粒的含量测定

玉屏风颗粒是一种已上市的中药制剂，出于元代危亦林《世医得效方》，是"益气固表，祛风御邪"的经典名方，属于补益剂，临床上常应用于机体免疫力的提高以及免疫功能失衡或低下引起的反复感冒，过敏性鼻炎、哮喘等各种疾病。玉屏风颗粒由黄芪、炒白术、防风3味药组成，其中防风作为主要组成成分，具有提高疼痛阈值，抗病原微生物，解热等药理活性，其主要活性成分为色原酮类，故采用对照提取物法测定玉屏风颗粒中升麻素苷、升麻素、5-O-甲基维斯阿米醇苷和亥茅酚苷含量。

1. 色谱条件　色谱柱为 CAPCELL PAK C_{18}柱（$4.6 \times 150mm$，$5\mu m$）；流动相为甲醇（A）-0.3%磷酸水溶液（B）；梯度洗脱条件为 0~10min，15%（A）~20%（A）；10~15min，20%~30%（A）；15~25min，30%~35%（A）；流速1.0mL/min；检测波长为254nm；柱温25℃；进样量10μL。

2. 对照品溶液制备　精密移取浓度为 0.2mg/mL 的升麻素苷标准品 0.478mL、浓度为 0.2mg/mL 的升麻素标准品溶液 0.0735mL、浓度为 0.2mg/mL 的 5-O-甲基维斯阿米醇苷标准品溶液 0.6335mL、浓度为 0.2mg/mL 的亥茅酚苷标准品溶液 0.054mL，置于 10mL 量瓶中，加甲醇溶解并稀释至刻度，制成每 1mL 分别含 0.00956mg（升麻素苷）、0.0147mg（升麻素）、0.01267mg（5 - O - 甲基维斯阿醇苷）、0.00108mg（亥茅酚苷）的混合标准品溶液。

精密称取已标定含量的防风对照提取物 3.99mg，于 10mL 量瓶中，加甲醇溶解并稀释至刻度，摇匀，即得对照提取物母液。将对照提取物母液稀释 10 倍制成每 1mL 分别含 0.0127mg（升麻素苷）、0.0018mg（升麻素）、0.0106mg（5 - O - 甲基维斯阿米醇苷）、0.010mg（亥茅酚苷）的混合标准品溶液。

3. 供试品溶液制备 取玉屏风颗粒粉末约 1g，精密称定，置于 50mL 具塞锥形瓶中，精密加入 75% 甲醇 20mL，密塞，称重，超声（700W，50kHz）处理 45min，放冷，用 75% 甲醇补足减失的重量，过 0.45μm 微孔滤膜，取续滤液，作为供试品溶液。

4. 阴性样品溶液制备

取黄芪、白术（炒）2 味药材，按照处方制得阴性样品，制得阴性样品溶液。

5. 方法学考察

（1）专属性考察

精密吸取对照提取物溶液、供试品溶液和阴性样品溶液各 10μL，分别进样。在对照提取物溶液和供试品溶液色谱图相应位置上，有相同保留时间的色谱峰，且样品中 4 种成分与其他成分分离良好，无干扰，而阴性样品溶液则无相应的色谱峰，结果见图 5 - 35。

（2）线性关系考察 分别精密吸取对照品溶液和对照提取物溶液各 5、10、15、20、25μL，分别注入液相色谱仪测定峰面积。以进样量（x）为横坐标，色谱峰峰面积（y）为纵坐标，进行线性回归，对照品法研究结果表明升麻素、升麻素苷、5 - O - 甲基维斯阿米醇苷和亥茅酚苷分别在 0.0478 ~ 0.2390、0.0074 ~ 0.0368、0.0634 ~ 0.3168、0.0054 ~ 0.0270μg 范围内线性关系良好。对照提取物法研究结果表明升麻素、升麻素苷、5 - O - 甲基维斯阿米醇苷和亥茅酚苷分别在 0.0636 ~ 0.03178、0.0090 ~ 0.0449、0.0531 ~ 0.2655、0.0048 ~ 0.0239μg 范围内线性关系良好。

（3）仪器精密度考察 取玉屏风颗粒粉末 1g，精密称定，制得供试品溶液，连续进样 6 次，每次 10μL，以色谱峰峰面积计算升麻素苷、升麻素、5 - O - 甲基维斯阿米醇苷和亥茅酚苷各成分的 RSD 值。结果显示 RSD 值均小

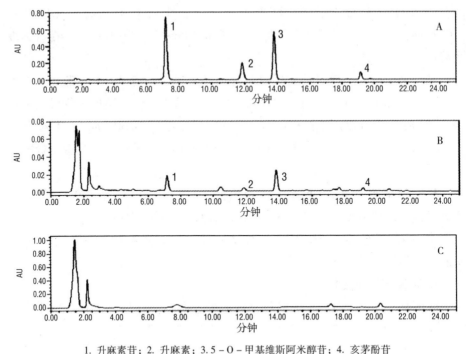

1. 升麻素苷；2. 升麻素；3. 5 - O - 甲基维斯阿米醇苷；4. 亥茅酚苷

图 5 - 35　对照提取物（A）、供试品（B）及阴性样品（C）HPLC 色谱图

于 3%，表明仪器精密度良好。

（4）稳定性考察　取玉屏风颗粒粉末 1g，精密称定，制得供试品溶液，分别于制备后 0、2、4、8、12、24h 进样，测定升麻素苷、升麻素、5 - O - 甲基维斯阿米醇苷和亥茅酚苷色谱峰峰面积，计算 RSD 值。结果显示所得 RSD 值均小于 3%，表明供试品溶液在 24h 内稳定性良好。

（5）重复性考察　取同一批玉屏风颗粒粉末 6 份，每份 1g，精密称定，制备供试品溶液，测定色谱峰峰面积，计算含量升麻素苷、升麻素、5 - O - 甲基维斯阿米醇苷和亥茅酚苷的 RSD 值。结果显示两种方法测定结果的 RSD 值均小于 3%，表明该方法重复性良好。

（6）中间精密度考察　取同一批玉屏风颗粒粉末 6 份，每份 1g，精密称定，由不同的分析人员在不同的时间制备玉屏风颗粒样品溶液，分别采用 Waters 1525 - 2998 - 2707 和 Waters 1525 - 2489 高效液相色谱仪进行测定升麻素苷、升麻素、5 - O - 甲基维斯阿米醇苷和亥茅酚苷色谱峰峰面积，计算各成分含量和 RSD 值。结果显示所得 RSD 值均小于 3%，表明该方法中间精密度良好。

（7）准确度考察　取已知含量的玉屏风颗粒粉末 12 份，每份 0.5g，精密称定，取其中 6 份分别加入一定量的混合对照品溶液，另取其余 6 份分别加入一定量的对照提取物溶液制备供试品溶液，分别精密吸取 10μL，注入液相色谱仪，测定色谱峰峰面积，计算加样回收率及 RSD 值。对照品法研究结果显示升麻素、升麻素苷、5 - O - 甲基维斯阿米醇苷和亥茅酚苷的加样回收率分别为 101.23%、101.87%、96.82%、100.81%，RSD 值分别为 1.54%、1.96%、1.89%、1.93%。对照提取物法研究结果显示升麻素、升麻素苷、5 - O - 甲基维斯阿米醇苷和亥茅酚苷的加样回收率分别为 101.23%、101.87%、96.82%、100.81%，RSD 值分别为 1.54%、1.96%、1.89%、1.93%，表明两种方法的准确度均良好。

6. 不同方法结果对比分析　取 3 批玉屏风颗粒，各 4 份，制备供试品溶液，分别以单体对照品和已定值防风色原酮类对照提取物为对照，测定升麻素苷、升麻素、5 - O - 甲基维斯阿米醇苷和亥茅酚苷的含量，结果见表 5 - 34。采用配对 t 检验比较对照品法和对照提取物法两种方法测定结果间的差异，见表 5 - 35 至 5 - 38，结果 P 值均大于 0.05，对照提取物测得结果均与对照品法测得结果之间无显著性差异，表明采用对照提取物法和对照品法测得结果具有一致性，对照提取物可以替代对照品进行复方玉屏风颗粒质量评价。

（二）基于防风色原酮对照提取物的黄芪赤风汤的含量测定

黄芪赤风汤出自清代王清任《医林改错》，全方扶正祛邪，共奏益气通泄、祛风通络之功，主治瘫腿、诸疮、因病虚弱等诸病。该组方立意明确，药少而力专，如临床辨证准确，可灵活加减或配合他方，常可收到较好疗效。全方由生黄芪二两、赤芍一钱、防风一钱组成，其中防风为风中之润剂，祛风且能壮气，可增强黄芪补气之功效。色原酮类成分是防风活性成分之一，具有镇痛和抗炎作用，采用对照提取物法测定方中升麻素苷、升麻素、5 - O - 甲基维斯阿米醇苷和亥茅酚苷含量。

1. 色谱条件　色谱柱为 CAPCELL PAK C_{18} 柱（4.6×150mm，5μm）；流动相为甲醇（A）- 0.3% 磷酸水溶液（B）；梯度洗脱条件为 0～10min，15%（A）～20%（A）；10～15min，20%～30%（A）；15～25min，30%～35%（A）；流速 1.0mL/min；检测波长 254nm；柱温 25℃；进样量 10μL。

2. 对照品溶液制备　精密移取浓度为 0.2mg/mL 的升麻素苷标准品 0.1709mL、浓度为 0.2mg/mL 的升麻素标准品溶液 0.02409mL、浓度为

0.2mg/mL 的 5 - O - 甲基维斯阿米醇苷标准品溶液 0.1606mL、浓度为 0.2mg/mL 的亥茅酚苷标准品溶液 0.0365mL，置于 10mL 量瓶中，加甲醇溶解并稀释至刻度，制成每 1mL 分别含 0.003418mg（升麻素苷）、0.000482mg（升麻素）、0.003212 mg（5 - O - 甲基维斯阿米醇苷）、0.00073mg（亥茅酚苷）的混合标准品溶液。

精密称取已标定含量的防风对照提取物 3.99mg，于 10mL 量瓶中，加甲醇溶解并稀释至刻度，摇匀，即得对照提取物母液。将对照提取物母液稀释 44 倍制成每 1mL 分别含 0.0029mg（升麻素苷）、0.0004mg（升麻素）、0.0024mg（5 - O - 甲基维斯阿米醇苷）、0.002mg（亥茅酚苷）的混合标准品溶液。

3. 供试品溶液制备　按黄芪 - 赤芍 - 防风（50:1:1）比例取黄芪 100g、赤芍 10g、当归 10g，10 倍量水回流提取 2 次，每次 2h，提取液滤过，合并滤液，减压浓缩至 200mL，即为黄芪赤风汤水提液。将黄芪赤风汤水提液上样于内径为 3cm、高度为 48cm 的 AB - 8 大孔吸附树脂，柱体积为 340mL，2BV 10% 乙醇洗脱除杂之后，用 70% 乙醇溶液洗脱 5BV，收集洗脱液，回收溶剂，真空干燥，得黄芪赤风汤中色原酮部位富集物。称取富集物 1g，精密称定，置于 25mL 容量瓶，加甲醇溶液溶解并稀释至刻度，摇匀，即得供试品溶液。

4. 阴性样品溶液制备　取黄芪，赤芍 2 味药材，按照处方制得阴性样品，制得阴性样品溶液。

5. 方法学考察

（1）专属性考察　精密吸取对照提取物溶液、供试品溶液和阴性样品溶液各 10μL，分别进样。在对照提取物溶液和供试品溶液色谱图相应位置上，有相同保留时间的色谱峰，且样品中 4 种成分与其他成分分离良好，无干扰，而阴性样品溶液则无相应的色谱峰，结果见图 5 - 36。

（2）线性关系考察　线性关系考察分别精密吸取对照品溶液和对照提取物溶液各 5、10、15、20 和 25μL，分别注入液相色谱仪测定峰面积，以进样量（x）为横坐标，色谱峰峰面积（y）为纵坐标，进行线性回归。对照品法研究结果表明升麻素、升麻素苷、5 - O - 甲基维斯阿米醇苷和亥茅酚苷分别在 0.01709 ~ 0.08545、0.00241 ~ 0.01205、0.01606 ~ 0.0803、0.00265 ~ 0.01825μg 范围内线性关系良好。对照提取物法研究结果表明升麻素、升麻素苷、5 - O - 甲基维斯阿米醇苷和亥茅酚苷分别在 0.0143 ~ 0.0715、0.0020 ~ 0.0101、0.0119 ~ 0.0597、0.0011 ~ 0.0054μg 范围内线性关系良好。

（3）仪器精密度考察　取黄芪赤风汤色原酮部位富集物 1g，精密称定，

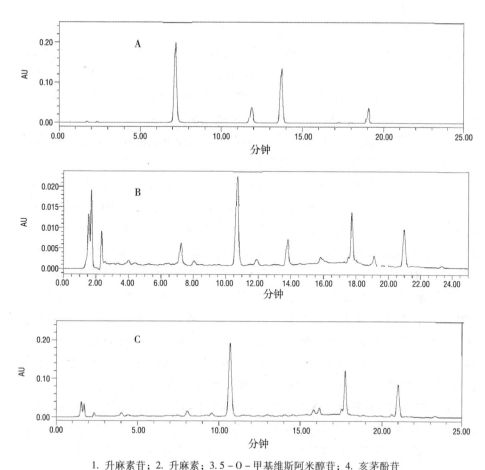

1. 升麻素苷；2. 升麻素；3. 5 - O - 甲基维斯阿米醇苷；4. 亥茅酚苷

图 5 - 36 对照提取物（A）、供试品（B）及阴性样品（C）HPLC 色谱图

制备供试品溶液，连续进样 6 次，每次 10μL，以色谱峰峰面积计算升麻素苷、升麻素、5 - O - 甲基维斯阿米醇苷和亥茅酚苷的 RSD 值。结果显示各成分 RSD 值均小于 3%，表明仪器精密度良好。

（4）稳定性考察 取黄芪赤风汤色原酮部位富集物 1g，精密称定，制备供试品溶液，分别于制备后 0、2、4、8、12、24h 进样，测定升麻素苷、升麻素、5 - O - 甲基维斯阿米醇苷和亥茅酚苷色谱峰峰面积，计算 RSD 值。结果显示各成分 RSD 值均小于 3%，表明供试品溶液在 24h 内稳定性良好。

（5）重复性考察 取同一批黄芪赤风汤色原酮部位富集物 6 份，每份 1g，精密称定，制备供试品溶液，测定色谱峰峰面积，计算含量及升麻素苷、升麻素、5 - O - 甲基维斯阿米醇苷、亥茅酚苷的 RSD 值。结果显示两种方法测定结果的 RSD 值均小于 3%，表明该方法重复性良好。

（6）中间精密度考察　取同一批黄芪赤风汤色原酮富集部位 6 份，每份 1g，精密称定，制备供试品溶液。由不同的分析人员在不同的时间制备样品溶液，分别采用 Waters 1525 – 2998 – 2707 和 Waters 1525 – 2489 高效液相色谱仪进行测定升麻素苷、升麻素、5 – O – 甲基维斯阿米醇苷和亥茅酚苷色谱峰峰面积，计算各成分含量和 RSD 值。结果显示两种方法测定结果的 RSD 值均小于 3%，表明该方法中间精密度良好。

（7）准确度考察　取已知含量的黄芪赤风汤色原酮富集部位 12 份，每份 0.5g，精密称定，取其中 6 份分别加入一定量的混合对照品溶液，另取其余 6 份分别加入一定量的对照提取物溶液，制备供试品溶液，分别精密吸取 10μL，注入高效液相色谱仪，测定色谱峰峰面积，计算各成分加样回收率及 RSD 值。对照品法研究结果显示升麻素、升麻素苷、5 – O – 甲基维斯阿米醇苷和亥茅酚苷的加样回收率分别为 101.23%、101.87%、96.82%、100.81%，RSD 值分别为 1.54%、1.96%、1.89%、1.93%。对照提取物法研究结果显示升麻素、升麻素苷、5 – O – 甲基维斯阿米醇苷和亥茅酚苷的加样回收率分别为 101.23%、101.87%、96.82%、100.81%，RSD 值分别为 1.54%、1.96%、1.89%、1.93%，表明两种方法的准确度均良好。

6. 不同方法结果对比分析　取 3 批不同批次的防风，制备 3 批黄芪赤风汤色原酮部位富集物，每批次各 4 份，制备供试品溶液，分别以单体对照品和已定值防风色原酮类对照提取物为对照，测定升麻素苷、升麻素、5 – O – 甲基维斯阿米醇苷和亥茅酚苷的含量，结果见表 5 – 34。采用配对 t 检验比较对照品法和对照提取物法两种方法测定结果间的差异，见表 5 – 35 至 5 – 38，结果 P 值均大于 0.05，对照提取物测得结果均与对照品法测得结果之间无显著性差异，表明采用对照提取物法和对照品法测得结果具有一致性，对照提取物可以替代对照品进行复方黄芪赤风汤质量评价。

表 5 – 34　黄芪赤风汤含量测定结果

批号	含量/%							
	升麻素苷		升麻素		5 – O – 甲基维斯阿米醇苷		亥茅酚苷	
	对照品	对照提取物	对照品	对照提取物	对照品	对照提取物	对照品	对照提取物
1 – 1	0.8845	0.8852	0.109	0.1086	0.7375	0.737	0.1855	0.1862

续表

批号	含量/%							
	升麻素苷		升麻素		5-O-甲基维斯阿米醇苷		亥茅酚苷	
	对照品	对照提取物	对照品	对照提取物	对照品	对照提取物	对照品	对照提取物
1-2	0.8731	0.8734	0.1124	0.1121	0.7306	0.7309	0.1746	0.1742
1-3	0.856	0.8552	0.1084	0.1087	0.7136	0.7142	0.1861	0.1865
1-4	0.8954	0.8948	0.1127	0.1121	0.7339	0.7331	0.1953	0.1946
2-1	0.5106	0.5103	0.0734	0.0729	0.477	0.4779	0.0466	0.0472
2-2	0.5105	0.5118	0.0735	0.073	0.4781	0.4775	0.0473	0.0468
2-3	0.5172	0.5169	0.0731	0.0737	0.477	0.4777	0.0461	0.0467
2-4	0.5128	0.5135	0.0732	0.0727	0.4772	0.4765	0.0469	0.0463
3-1	1.1057	1.1046	0.0713	0.0719	0.2924	0.2925	0.0678	0.0672
3-2	1.1139	1.1145	0.0789	0.0793	0.288	0.2873	0.0681	0.0687
3-3	1.1138	1.1144	0.0727	0.0723	0.2966	0.2967	0.0671	0.0665
3-4	1.123	1.1239	0.0783	0.0778	0.2893	0.2884	0.0679	0.0682

表5-35　t检验结果-升麻素苷

	成对差分					t	df	Sig（双侧）
	均值	标准差	均值的标准误	差分的95%置信区间				
				下线	上线			
对照品法-对照提取物法	-0.0001667	0.0007595	0.00021927	-0.00065	0.0003	-0.76009	11	0.4632

表5-36　t检验结果-升麻素

	成对差分					t	df	Sig（双侧）
	均值	标准差	均值的标准误	差分的95%置信区间				
				下线	上线			
对照品法-对照提取物法	0.00015	0.00047386	0.00013679	-0.000015	0.0005	1.10	11	0.2963

表 5 – 37　*t* 检验结果 – 5 – O – 甲基维斯阿米醇苷

	成对差分						*t*	df	Sig（双侧）
	均值	标准差	均值的标准误	差分的 95% 置信区间					
				下线	上线				
对照品法 – 对照提取物法	0.000125	0.00064825	0.00018713	– 0.00029	0.0005		0.67	11	0.5179

表 5 – 38　*t* 检验结果 – 亥茅酚苷

	成对差分						*t*	df	Sig（双侧）
	均值	标准差	均值的标准误	差分的 95% 置信区间					
				下线	上线				
对照品法 – 对照提取物法	0.00001667	0.0005875	0.0001696	– 0.00036	0.0004		0.1	11	0.9235

第六章　玄参对照提取物研究

第一节　制备工艺

一、提取工艺

（一）含量测定方法

1. 试药　哈巴苷（上海源叶生物科技有限公司，批号：Y20M9H56539），安格洛苷 C（上海源叶生物科技有限公司，批号：ZJ0619BB13），哈巴俄苷（成都曼思特生物科技有限公司，批号：MUST – 17051504），纯度均大于98%。

12 批玄参药材经鉴定均为玄参科植物玄参 *Scrophularia ningpoensis* Hemsl. 的干燥根，玄参药材信息见表 6 – 1。

表 6 – 1　玄参药材信息

编号	产地	批号	编号	产地	批号
S1	湖北	180301	S7	湖北	18040001
S2	浙江	18081501	S8	浙江	180822
S3	湖南	181104	S9	湖南	20181101
S4	浙江	17111601	S10	湖北	180901
S5	浙江	180901CP0905	S11	浙江	18081502
S6	湖北	1807021112	S12	湖北	20190607011

2. 方法与结果

（1）色谱条件　色谱柱：Agilent Extend C_{18}（4.6mm × 250mm，5μm）；流动相：乙腈（A）– 0.03% 磷酸水溶液（B），梯度洗脱条件：0 ～ 10min，5%（A）；10 ～ 20min，5% ～ 23%（A）；20 ～ 23min，23%（A）；23 ～ 28min，23% ～ 28%（A）；28 ～ 34min，28% ～ 33%（A）；34 ～ 39min，33% ～ 50%

（A）。流速：1.0mL/min；检测波长：210nm（哈巴苷）、280nm（哈巴俄苷）和330nm（安格洛苷C）；柱温：35℃；进样体积：20μL。

（2）对照品溶液制备　精密称取哈巴苷3.92mg、安格洛苷C 2.99mg和哈巴俄苷2.20mg，分别置于5mL容量瓶中，加30%甲醇溶解并稀释至刻度，摇匀，制成单一对照品储备液。精密移取哈巴苷对照品储备液2.5mL、安格洛苷C对照品储备液1mL和哈巴俄苷对照品储备液1mL于10mL容量瓶中，加30%甲醇稀释至刻度，摇匀，得混合对照品溶液A。将混合对照品溶液A依次稀释2、5、10和20倍，得混合对照品溶液B、C、D和E。

（3）供试品溶液制备方法考察

1）提取方式考察　取玄参药材粉末（过三号筛）约0.2g，精密称定，共2份，一份置具塞锥形瓶中，一份置具塞烧瓶中，精密加入50%甲醇20mL，密塞，称定重量，分别超声提取45min，加热回流提取4min，放冷，再次称定重量，用50%甲醇补足减失的重量，摇匀，0.45μm滤膜滤过，取续滤液作为待测样品溶液，分别测定哈巴苷、安格洛苷C和哈巴俄苷色谱峰峰面积，计算含量，结果见表6-2。结果显示两种提取方法效果相近，故选择操作较为简单的超声提取。

表6-2　提取方式考察结果

提取方式	含量%		
	哈巴苷	安格洛苷C	哈巴俄苷
超声	0.703	0.136	0.105
回流	0.689	0.146	0.102

2）提取溶剂考察　取玄参药材粉末（过三号筛）约0.2g，精密称定，共4份，置具塞锥形瓶中，分别精密加入70%甲醇、50%甲醇、30%甲醇和水各20mL，密塞，称定重量，超声提取45min，放冷，再次称定重量，分别补足减失的重量，摇匀，0.45μm滤膜滤过，取续滤液作为待测样品溶液，分别测定哈巴苷、安格洛苷C和哈巴俄苷色谱峰峰面积，计算含量，结果见表6-3。结果显示，3个指标成分总含量随着甲醇浓度的增大呈先上升后下降趋势，溶剂为30%甲醇和50%甲醇时含量最高，为节约甲醇用量，故选30%甲醇为提取溶剂。

表 6 – 3　提取溶剂考察结果

提取溶剂	含量%		
	哈巴苷	安格洛苷 C	哈巴俄苷
70%甲醇	0.639	0.147	0.102
50%甲醇	0.695	0.145	0.103
30%甲醇	0.689	0.148	0.101
水	0.706	0.146	0.046

3）溶剂倍量考察　取玄参药材粉末（过三号筛）约 0.2g，精密称定，共 4 份，置具塞锥形瓶中，分别精密加入 30% 甲醇 12、16、20 和 24mL，密塞，称定重量，超声提取 45min，放冷，再称次定重量，用 30% 甲醇补足减失的重量，摇匀，0.45μm 滤膜滤过，取续滤液作为待测样品溶液，分别测定哈巴苷、安格洛苷 C、哈巴俄苷色谱峰峰面积，计算含量，结果见表 6 – 4。选 80 倍量的溶剂提取。

表 6 – 4　溶剂倍量考察

溶剂倍量	含量%		
	哈巴苷	安格洛苷 C	哈巴俄苷
60 倍量	0.657	0.138	0.095
80 倍量	0.679	0.144	0.099
100 倍量	0.676	0.145	0.100
120 倍量	0.675	0.145	0.100

4）提取时间考察　取玄参药材粉末（过三号筛）约 0.2g，精密称定，共 3 份，置具塞锥形瓶中，分别精密加入 30% 甲醇 16mL，密塞，称定重量，分别超声提取 30、45 和 60min，放冷，再次称定重量，用 30% 甲醇补足减失的重量，摇匀，0.45μm 滤膜滤过，取续滤液作为待测样品溶液，分别测定哈巴苷、安格洛苷 C 和哈巴俄苷色谱峰峰面积，计算含量，结果见表 6 – 5。结果显示，提取为时间 45min 后 3 个指标成分均无显著性增加，故选取 45min 提取。

表 6 – 5　提取时间考察结果

提取时间	含量%		
	哈巴苷	安格洛苷 C	哈巴俄苷
30min	0.654	0.140	0.093
45min	0.678	0.144	0.093
60min	0.680	0.144	0.090

5）药材粉末粒度考察　取过二号筛（24目）、三号筛（50目）、四号筛（65目）、五号筛（80目）的玄参药材粉末各1份，每份约0.2g，精密称定，置具塞锥形瓶中，分别精密加入30%甲醇16mL，密塞，称定重量，超声提取45min，放冷，再次称定重量，用30%甲醇补足减失的重量，摇匀，0.45μm滤膜滤过，取续滤液作为待测样品溶液，分别测定哈巴苷、安格洛苷C和哈巴俄苷色谱峰峰面积，计算含量，结果见表6-6。结果显示，当粉碎粒度为65目时提取效果较好。

表6-6　药材粉末粒度考察结果

粒度	含量%		
	哈巴苷	安格洛苷C	哈巴俄苷
二号筛（24目）	0.526	0.176	0.074
三号筛（50目）	0.666	0.143	0.092
四号筛（65目）	0.695	0.197	0.092
五号筛（80目）	0.692	0.197	0.091

综上所述，玄参供试品溶液制备方法为：取玄参药材粉末（过四号筛）约0.2g，精密称定，置具塞锥形瓶中，精密加入30%甲醇16mL，密塞，称定重量，超声提取45min，放冷，再次称定重量，用30%甲醇补足减失的重量，摇匀，0.45μm滤膜滤过，取续滤液，即为供试品溶液。

（4）方法学考察

1）专属性考察　依上述色谱条件，分别精密吸取哈巴苷、安格洛苷C和哈巴俄苷混合对照品溶液和供试品溶液各20μL分别进样，对照品溶液和供试品溶液色谱图见图6-1。

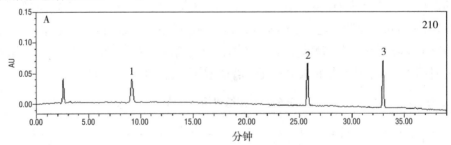

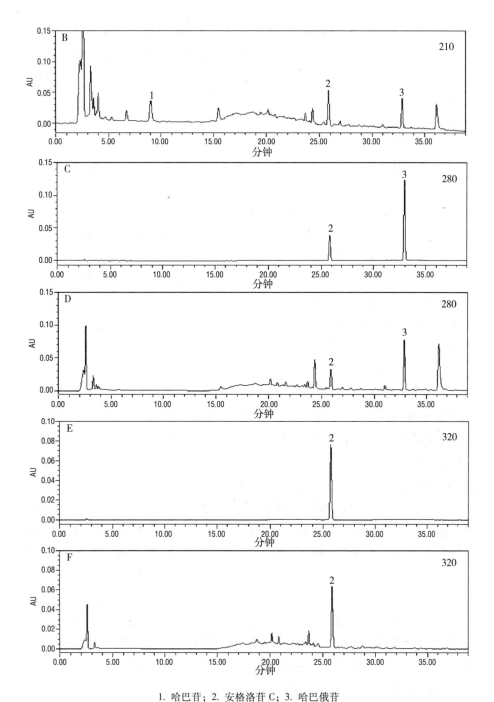

1. 哈巴苷；2. 安格洛苷 C；3. 哈巴俄苷

图 6 - 1　对照品（A、C、E）及供试品（B、D、F）HPLC 图

图 6 - 1 高效液相色谱图

2）线性关系考察　精密吸取 A、B、C、D 和 E 混合对照品溶液，分别进样 20μL，注入液相色谱仪，测定各色谱峰峰面积，以对照品进样量（x）为横坐标，色谱峰峰面积（y）为纵坐标，进行线性回归。哈巴苷、安格洛苷 C 和哈巴俄苷的线性回归方程分别为：$y = 282919x - 6243$（$r = 0.9999$）、$y = 1340195x - 8661$（$r = 0.9999$）和 $y = 2628768x - 6132$（$r = 0.9999$），线性范围分别为 0.1960 ~ 3.9200μg、0.0598 ~ 1.1960μg 和 0.0440 ~ 0.8800μg。

3）精密度考察　取玄参药材（过四号筛）约 0.2g，精密称定，制备玄参供试品溶液，重复进样 6 次，测定哈巴苷、安格洛苷 C 和哈巴俄苷色谱峰峰面积，计算 RSD 值。哈巴苷峰、安格洛苷 C 和哈巴俄苷的峰面积 RSD 值分别为 0.47%、0.34% 和 0.52%，RSD 均小于 3%，表明仪器精密度良好。

4）稳定性考察　取玄参药材（过四号筛）约 0.2g，精密称定，制备玄参供试品溶液，分别于制备后 0、2、4、8、12 和 24h 进样，测定哈巴苷、安格洛苷 C 和哈巴俄苷色谱峰峰面积，计算 RSD 值。哈巴苷、安格洛苷 C 和哈巴俄苷的峰面积 RSD 值分别为 0.58%、0.51% 和 0.63%，RSD 均小于 3%，表明供试品溶液在 24h 内稳定性良好。

5）中间精密度考察　取玄参药材（过四号筛）约 0.2g，精密称定，制备玄参供试品溶液，不同分析人员在不同时间，分别采用 Waters 1525 - 2998 - 2707 和 Waters 1525 - 2489 高效液相色谱仪测定哈巴苷、安格洛苷 C 和哈巴俄苷色谱峰峰面积，计算 RSD 值。RSD 值均小于 3%，表明该方法中间精密度良好。

6）重复性考察　取同一批玄参药材（过四号筛）6 份，每份 0.2g，精密称定，制备玄参供试品溶液，分别测定哈巴苷、安格洛苷 C 和哈巴俄苷色谱峰峰面积，计算含量和 RSD 值。哈巴苷、安格洛苷 C 和哈巴俄苷的平均含量分别为 0.705%、0.189% 和 0.106%，RSD 值均小于 3%，表明本方法重复性良好。

7）准确度考察　取已知含量（哈巴苷、安格洛苷 C 的含量分别为 0.705%、0.189%）的玄参药材（过四号筛）6 份，每份 0.1g，精密称定，分别置具塞锥形瓶中，分别加入混合对照品溶液（0.26280mg/mL 和 0.06656mg/mL）各 2.7mL，制备玄参供试品溶液，测定哈巴苷、安格洛苷 C 色谱峰峰面积，计算回收率及 RSD 值。

另取已知含量（哈巴俄苷的含量为 0.106%）的玄参药材（过四号筛）6 份，每份 0.1g，精密称定，分别置具塞锥形瓶中，分别加入哈巴俄苷对照品溶液（0.03472mg/mL）各 3mL，制备供试品溶液，测定哈巴俄苷色谱峰峰面积，计算回收率及 RSD 值。哈巴苷、哈巴俄苷和安格洛苷 C 的平均回收率分别 99.34%、99.44% 和 101.15%，RSD 值分别为 0.85%、1.46% 和 1.37%，均小于 3%，表明该方法准确性良好。

（二）提取方法

采用单因素方法通过对提取温度、提取溶剂、溶剂倍量、提取时间进行考察[1]，优选了玄参药材的提取工艺，实现了操作简便、节约成本的要求。

1. 提取温度考察 环烯醚萜是一类特殊的单萜类化合物，为臭蚁二醛的缩醛衍生物，一般环烯醚萜稳定性较差[2]，故考察提取过程中提取温度对玄参药材中哈巴苷和哈巴俄苷 2 个环烯醚萜类成分的影响。

分别称取玄参药材 6 份，每份约 20g，料液比 1：10，分别于 50、60、70、80、90 和 100℃水中温浸或回流提取 2 次，每次 1.5h，滤过，合并滤液，减压浓缩，干燥，得 6 份浸膏。进行含量测定，计算总提取率。结果见表 6－7。

表 6－7 提取温度考察结果

温度/℃	哈巴苷		安格洛苷 C		哈巴俄苷		总提取率/%
	含量/%	提取量/mg	含量/%	提取量/mg	含量/%	提取量/mg	
50	0.63	73.84	0.16	18.75	0.09	10.55	61.18
60	0.62	74.85	0.16	19.31	0.14	16.90	66.49
70	0.60	76.46	0.16	20.39	0.14	17.84	68.43
80	0.66	86.35	0.18	23.55	0.15	19.63	77.74
90	0.72	95.13	0.18	23.78	0.15	19.82	83.46
100	0.74	99.96	0.18	24.31	0.15	20.26	85.81

经考察可知，提取过程中随着提取温度的升高哈巴苷、安格洛苷 C、哈巴俄苷 3 个指标成分的提取率和含量均呈上升趋势，当提取温度为 100℃ 时，3 个指标性成分的含量和提取率均最高，同时表明在提取过程中哈巴苷和哈巴俄苷在 100℃ 时是稳定的，故将提取温度定为 100℃。

2. 提取溶剂考察 分别称取玄参药材 5 份，每份约 20g，料液比 1：10，分别用水、30%、50%、70% 和 90% 乙醇回流提取 2 次，每次 1.5h，滤过，合并滤液，减压浓缩，干燥，得 5 份浸膏。进行含量测定，计算总提取率。结果见表 6－8。

表6-8　提取溶剂考察结果

溶剂	哈巴苷		安格洛苷C		哈巴俄苷		总提取率/%
	含量/%	提取量/mg	含量/%	提取量/mg	含量/%	提取量/mg	
水	0.78	108.87	0.19	26.52	0.09	12.56	88.97
30%乙醇	0.73	99.49	0.19	25.54	0.11	14.79	82.86
50%乙醇	0.61	80.61	0.20	26.43	0.12	15.86	73.80
70%乙醇	0.58	76.16	0.18	23.64	0.10	13.13	67.64
90%乙醇	1.08	48.25	0.21	9.47	0.21	9.47	40.80

经考察可知，随着提取溶剂中乙醇浓度的增大，哈巴苷和安格洛苷C的提取率总体呈下降趋势，哈巴俄苷的提取率呈先上升后下降的趋势，原因可能是哈巴俄苷的极性较小，当溶剂中乙醇浓度较大时提取率会上升，但哈巴苷、安格洛苷C和哈巴俄苷三者的总提取率呈明显下降趋势，故选水为提取溶剂。

3. 溶剂倍量考察　分别称取玄参药材3份，每份约20g，分别加入8、10和12倍量水，沸水浴回流提取2次，每次1.5h，滤过，合并滤液，减压浓缩，干燥，得3份浸膏。进行含量测定，计算总提取率。结果见表6-9。

表6-9　溶剂倍量考察结果

溶剂倍量	哈巴苷		安格洛苷C		哈巴俄苷		总提取率/%
	含量/%	提取量/mg	含量/%	提取量/mg	含量/%	提取量/mg	
8倍	0.74	91.14	0.19	23.40	0.13	16.01	78.23
10倍	0.73	96.91	0.20	26.55	0.14	18.59	85.50
12倍	0.69	95.67	0.19	26.34	0.13	18.02	87.00

经考察可知，溶剂倍量为8倍量时，3个指标成分的总提取率较低，10倍量和12倍量的效果相差不大，3个指标成分的总提取率呈先上升后平稳的趋势，故将溶剂倍量定为10倍量。

4. 提取时间考察　分别称取玄参药材3份，每份约20g，分别加入10倍量水，沸水浴回流提取2次，分别提取45min、1h和1.5h，滤过，合并滤液，减压浓缩，干燥，得3份浸膏。进行含量测定，计算总提取率。结果见表6-10。

表6-10　提取时间考察结果

提取时间	哈巴苷		安格洛苷C		哈巴俄苷		总提取率/%
	含量/%	提取量/mg	含量/%	提取量/mg	含量/%	提取量/mg	
45min	0.46	61.73	0.18	24.16	0.12	16.10	60.73
1.0h	0.73	95.15	0.18	23.46	0.14	18.25	83.07
1.5h	0.69	92.80	0.18	24.21	0.14	18.83	81.36

经考察可知，提取时间为45min时，3个指标成分的总提取率较低，1h和1.5h的提取率相差不大，即3个指标成分总提取物呈先上升后平稳的趋势，故将提取时间定为1h。

综上所述，以哈巴苷、安格洛苷C和哈巴俄苷的提取率为指标，确定玄参药材的最佳提取工艺为：玄参药材加10倍量水，沸水浴回流提取2次，每次1h。

5. 最佳提取工艺验证　分别称取玄参药材3份，每份约20g，料液比1:10，沸水浴回流提取2次，每次1h，滤过，合并滤液，减压浓缩，干燥，得3份浸膏。进行含量测定，计算总提取率。结果见表6-11。

表6-11　最佳提取工艺验证结果

样品	哈巴苷		安格洛苷C		哈巴俄苷		总提取率/%
	含量/%	提取量/mg	含量/%	提取量/mg	含量/%	提取量/mg	
1	0.71	96.04	0.19	25.70	0.14	18.94	83.45
2	0.69	91.84	0.19	25.29	0.14	18.63	82.41
3	0.72	95.19	0.19	25.12	0.15	19.83	83.73

结果表明，通过最佳提取工艺制备所得3批提取物，哈巴苷、安格洛苷C和哈巴俄苷3个指标成分的含量基本稳定，且提取率均在80%以上，表明玄参药材最佳提取工艺稳定可靠。

二、纯化工艺

（一）醇沉工艺

采用水作为溶剂对玄参进行提取，能最大限度地提取出3个指标性成分，但同时也提取出了较多水溶性杂质，如多糖、蛋白质等，这对玄参对照提取物的富集工作造成较大影响。醇沉能够利用有效成分溶于乙醇而水溶性大分子杂质不溶于乙醇的特性将水溶性大分子杂质沉淀出来。直接采用大孔树脂对未醇沉的玄参水提物进行富集会耗费较多的大孔树脂，大孔树脂的重复利用率较低，同时醇沉后的乙醇可以用于玄参对照提取物的富集实验，故采用醇沉的方法除去玄参水提液中的多糖、蛋白质等水溶性大分子杂质，为玄参对照提取物富集实验提供基础。

1. 醇沉预实验　取玄参药材 100g，按最佳提取工艺对玄参药材进行提取，冷却后量取玄参水提液 2 份，每份 800mL，分别浓缩至相对密度为 1.08 和 1.18，缓慢加入 95% 乙醇，边加边搅拌，使相对密度为 1.08 药液的乙醇浓度达 75%，使相对密度为 1.18 药液的乙醇浓度达 85%，4℃ 密闭冷藏 12h，抽滤，充分洗涤沉淀，合并抽滤液，减压回收溶剂，干燥，测定哈巴苷、安格洛苷 C 和哈巴俄苷含量，并计算转移率（按药材计算转移率）。结果见表 6-12。

表 6-12　醇沉预实验结果

样品	含量/%			浸膏质量/g	转移率/%
	哈巴苷	安格洛苷 C	哈巴俄苷		
1.08-75%	0.69	0.30	0.13	27.7015	79.45
1.18-85%	1.39	0.68	0.28	12.4217	74.75

在实验过程中发现，当药液相对密度为 1.08，加入 95% 乙醇使药液乙醇浓度达 75% 后，仅产生少量沉淀，且 4℃ 冷藏后沉淀量亦较少。通过测定其含量可知 3 个指标成分的含量并未得到显著提高，不仅未除去玄参水提液中的大量多糖等杂质，而且消耗了大量 95% 乙醇；当药液相对密度为 1.18 时，加入一定量 95% 乙醇后产生了较多沉淀，且 4℃ 冷藏后沉淀量更甚，通过含量测定结果可知 3 个指标成分的含量显著提高，表明药液的相对浓度对实验影响较大，药液相对浓度太小会直接影响除杂效果，故应当提高醇沉时药液的相对密度。

2. 醇沉药液的相对密度考察　称取玄参药材 2 份，分别为 55g 和 100g，按最佳提取工艺方法对玄参药材进行提取，得 2 份玄参水提液，冷却后分别量取 800mL 玄参水提液，共 2 份，均浓缩至相对密度为 1.16，缓慢加入 95% 乙醇，边加边搅拌，至乙醇浓度达 80%，4℃ 密闭冷藏 24 小时；再取上述 100g 药材提取所得水提液 800mL，浓缩至相对密度为 1.20，缓慢加入 95% 乙醇，边加边搅拌，至乙醇浓度达 80%，4℃ 密闭冷藏 24 小时，抽滤，充分洗涤沉淀，合并抽滤液，减压回收溶剂，干燥，分别按测定哈巴苷、安格洛苷

C 和哈巴俄苷含量,并计算转移率(按药材计算转移率)。结果见表 6 – 13。

表 6 – 13 醇沉药液的相对密度考察结果

相对密度	含量/%			总含量/%	醇沉浸膏/g	转移率/%
	哈巴苷	安格洛苷 C	哈巴俄苷			
1. 16 – 1	1. 46	0. 64	0. 28	2. 38	11. 6287	72. 49
1. 16 – 2	1. 46	0. 66	0. 28	2. 40	11. 2598	70. 96
1. 20	1. 44	0. 66	0. 28	2. 38	11. 5237	72. 02

经考察可知,当醇沉药液的相对密度为 1. 16 和 1. 20 时,3 个指标成分含量得到显著提高,转移率较高,醇沉效果较好,且相差不大,为了节约醇沉时所需 95% 乙醇的使用量,故将醇沉药液的相对密度定为 1. 20。

综上所述,醇沉工艺为将玄参水提液浓缩至相对密度为 1. 20,缓慢加入 95% 乙醇,边加边搅拌,至乙醇浓度为 80%,于 4℃ 密闭冷藏 24h 时,抽滤,充分洗涤沉淀,合并抽滤液,减压回收乙醇,干燥,得玄参水提醇沉物。

3. 最佳醇沉工艺验证 称取玄参药材 3 份,分别为 50g、100g 和 200g,按最佳提取工艺方法对玄参药材进行提取,分别将玄参水提液浓缩至相对密度为 1. 20,缓慢加入 95% 乙醇,边加边充分搅拌,至乙醇浓度为 80%,于 4℃ 冷藏 24h,抽滤,充分洗涤沉淀,合并抽滤液,减压回收乙醇,干燥,得 3 份玄参水提醇沉物。测定玄参水提醇沉物中哈巴苷、安格洛苷 C 和哈巴俄苷含量,并计算转移率(按药材计算转移率)。结果见表 6 – 14。

表 6 – 14 醇沉最佳工艺验证结果

样品	含量/%			总含量/%	醇沉浸膏/g	转移率/%
	哈巴苷	安格洛苷 C	哈巴俄苷			
50g	1. 54	0. 65	0. 29	2. 48	10. 9641	70. 74
100g	1. 58	0. 64	0. 32	2. 54	22. 1600	72. 98
200g	1. 66	0. 68	0. 32	2. 66	43. 5258	72. 10

结果表明,用最佳醇沉工艺对玄参水提液进行醇沉,能够除去玄参水提液中较多杂质,哈巴苷、安格洛苷 C 和哈巴俄苷 3 个成分的含量能显著提高,且转移率(按药材计算玄参水提醇沉物的转移率)均在 70% 以上,表明该醇沉工艺稳定、可重复,可用于除去玄参水提液中的多糖、蛋白质等水溶性杂质。

（二）大孔树脂工艺

1. 大孔树脂预处理　大孔吸附树脂用 95% 乙醇浸泡 12h 后，湿法装柱，用 95% 乙醇 4BV 动态清洗，再用水洗至无醇味；依次用 5% 盐酸（浸泡 3h 后，3BV 清洗，水洗至中性）和 2% 氢氧化钠（浸泡 3h 后，3BV 清洗，水洗至中性）处理；最后用 95% 乙醇动态清洗至乙醇洗脱液与水混合（1∶5）不呈白色混浊为止；水洗至无乙醇味为止，备用。

2. 上样液的制备　取玄参水提醇沉物加水分散制得 0.1g/mL 的上样液，备用。

3. 大孔树脂类型的考察　不同类型的大孔吸附树脂因其结构和极性等差异，从而对不同的成分有不同的吸附作用和筛选作用[3]。正确选用树脂的类型是达到最佳分离纯化的第一步。依据课题组前期实验基础[1]（在玄参中哈巴苷制备方法研究中对 HPD100、SP825、AB - 8、D101 和 HP - 2MGL 共 5 种大孔树脂进行了考察，结果显示 SP825 型大孔吸附树脂富集效果最好）和查阅文献[4]，选取 HPD100 型和 SP825 型两种大孔吸附树脂作为考察对象。

以树脂对玄参中哈巴苷、安格洛苷 C 和哈巴俄苷的最大吸附量和吸附 - 解吸率为指标筛选大孔树脂类型。取 HPD100 型和 SP825 型大孔吸附树脂各 25mL，分别装于 2 根规格相同的树脂柱中（径高比 1∶10），取上样液分别通过各树脂柱，进行动态吸附，分段收集流出液，每 5mL 收集一份，用薄层色谱法检测流出液，待薄层板上检测到待测指标（哈巴苷）时，停止上样，记录上样量。实验结果显示，HPD100 型大孔吸附树脂柱，当上样体积为 95mL（以玄参水提醇沉物计 0.1g/mL）时，哈巴苷开始泄露；SP825 型大孔吸附树脂，当上样体积为 105mL（以玄参水提醇沉物计 0.1g/mL）时，哈巴苷开始泄漏。

分别取 9.5、10.5g 玄参水提醇沉物，加水分散，分别上样于规格相同的 HPD100 型大孔吸附树脂柱和 SP825 型大孔吸附树脂柱（树脂体积 25mL，径高比 1∶10）中，吸附流速为 2.4BV/h，待吸附完成后，依次用水、50% 乙醇分别洗脱 2BV 和 5BV，洗脱流速为 4.8BV/h，收集乙醇洗脱液，减压回收溶剂，干燥，得 2 份乙醇洗脱物，测定哈巴苷、安格洛苷 C 和哈巴俄苷的含量，计算吸附 - 解吸率。结果见表 6 - 15。

表 6 - 15　树脂类型筛选结果

树脂类型	含量/%			吸附 - 解吸率/%
	哈巴苷	安格洛苷 C	哈巴俄苷	
HPD100	9.24	6.24	2.49	58.29
SP825	12.62	5.57	1.58	71.44

实验结果表明 SP825 型大孔吸附树脂对玄参中的 3 个指标成分的最大吸附量和吸附 - 解吸率均优于 HPD100 型大孔吸附树脂，故选用 SP825 型大孔吸附树脂。

4. 上样量考察　采用 SP825 型大孔吸附树脂柱富集时，当上样体积为 105mL（即为 10.5g 玄参水提醇沉物）时哈巴苷开始泄露，据此对上样量进行进一步考察。取 SP825 型大孔吸附树脂，分别装于 3 根规格相同的树脂柱中（树脂体积 25mL，径高比 1∶10），分别取 7.5、10.5 和 13.5g 玄参水提醇沉物，加水分散，分别上样于树脂柱中，吸附流速为 2.4BV/h，待吸附完成后，依次用水、50% 乙醇分别洗脱 2BV 和 5BV，洗脱流速为 4.8BV/h，收集乙醇洗脱液，减压回收溶剂，干燥，得 3 份乙醇洗脱物，测定哈巴苷、安格洛苷 C 和哈巴俄苷的含量，计算吸附 - 解吸率。结果见表 6 - 16。

表 6 - 16　上样量考察结果

上样量/g	含量/%			吸附 - 解吸率/%
	哈巴苷	安格洛苷 C	哈巴俄苷	
7.5173	11.73	5.67	1.56	78.26
10.5012	12.62	5.57	1.58	71.44
13.5009	10.38	5.85	2.46	62.05

由实验结果可知，随着上样量的逐渐增大，虽然 3 个指标成分的总含量无较大差异，但吸附 - 解吸率随着上样量的增大而降低；薄层色谱法检识结果显示，随着上样量的增加流出液中哈巴苷的量随之增加，导致指标性成分损失严重。若再次降低上样量则树脂的利用率较低，故不再降低上样量，将上样量定为每 25mL SP825 型大孔树脂上 7.5g 玄参水提醇沉物，即树脂柱体积与上样液体积比例为 1∶3。

5. 洗脱溶剂考察　取 SP825 型大孔吸附树脂，分别装于 3 根规格相同的树脂柱中（树脂体积 25mL，径高比 1∶10）。称取玄参水提醇沉物 3 份，每份约 7.5g，分别加水分散，使之通过 SP825 型大孔吸附树脂柱，进行动态吸附，吸附流速为 2.4BV/h，待吸附完成后，先用水洗脱 2BV，再分别用 40%、

50%和60%乙醇洗脱5BV，洗脱流速为4.8BV/h，收集乙醇洗脱液，减压回收溶剂，干燥，得3份乙醇洗脱物，哈巴苷、安格洛苷C和哈巴俄苷的含量，计算吸附－解吸率。结果见表6－17。

表6－17　洗脱溶剂考察结果

洗脱溶剂	含量/%			吸附－解吸率/%
	哈巴苷	安格洛苷C	哈巴俄苷	
40%乙醇	12.80	5.20	0.13	65.49
50%乙醇	11.77	5.90	1.59	79.98
60%乙醇	11.10	5.87	2.53	84.60

由结果可知，随着洗脱溶剂中乙醇含量的增大，哈巴苷、安格洛苷C、哈巴俄苷3个指标成分总的吸附－解吸率增大，将60%乙醇定为洗脱溶剂。

6. 树脂柱径高比考察　取直径相同的色谱柱4根，分别填装SP825型大孔吸附树脂使树脂柱径高比为1：6、1：8、1：10和1：12。分别取上样液，使之分别通过大孔吸附树脂柱，进行动态吸附，吸附流速为2.4BV/h，待吸附完成后，依次用水、60%乙醇分别洗脱2BV和5BV，洗脱流速为4.8BV/h，收集乙醇洗脱液，减压回收溶剂，干燥，得3份乙醇洗脱物，测定哈巴苷、安格洛苷C和哈巴俄苷的含量，计算吸附－解吸率。结果见表6－18。

表6－18　树脂柱径高比考察结果

径高比	含量/%			吸附－解吸率/%
	哈巴苷	安格洛苷C	哈巴俄苷	
1：6	9.88	5.83	2.43	79.42
1：8	10.23	6.00	2.54	81.86
1：10	10.55	6.06	2.61	83.38
1：12	10.08	6.09	2.60	80.54

由结果可知，当径高比为1：10时，3个指标成分总含量和吸附解析率最高，故将树脂柱径高比定为1：10。

综上所述，最佳大孔树脂工艺为：取玄参水提醇沉物加水分散至0.1g/mL，得上样液。按树脂体积与上样液体积比例为1：3，将上样液流过SP825型大孔树脂柱（径高比1：10），进行动态吸附，吸附流速为2.4BV/h，待吸附完成后，依次用水、60%乙醇分别洗脱2BV和5BV，洗脱流速为4.8BV/h，收集乙醇洗脱液，减压回收溶剂，干燥，得玄参60%乙醇洗脱物。

7. 最佳工艺验证　分别取玄参水提醇沉物 65g、260g 和 400g，按最佳大孔树脂工艺制备玄参 60% 乙醇洗脱物，测定哈巴苷、安格洛苷 C 和哈巴俄苷的含量，计算吸附 – 解吸率。结果见表 6 – 19。

表 6 – 19　工艺验证结果

投样量/g	含量/%			吸附 – 解吸率/%
	哈巴苷	安格洛苷 C	哈巴俄苷	
65	11.09	5.82	2.59	85.19
260	9.78	5.22	2.49	83.58
400	11.07	6.03	2.35	85.23

　　结果表明，按最佳大孔树脂工艺制备所得 3 批玄参 60% 乙醇洗脱物的哈巴苷、安格洛苷 C、哈巴俄苷的含量和吸附 – 解吸率均较稳定，故本工艺稳定合理、重复性良好。

(三) 硅胶干柱工艺

　　硅胶干柱的制备工艺较为简单，节约溶剂的使用量，且制备周期短，同时可大批量生产。课题组前期对玄参中的化学成分进行分离研究；对玄参中哈巴苷的制备方法进行了研究，采用了硅胶干柱的方法对其进行富集纯化；在决明子萘并吡喃酮对照提取物制备方法研究中亦采用硅胶干柱的方法对决明子萘并吡喃酮对照提取物进行纯化，均取得较好结果，具有良好的基础，同时结合哈巴苷、安格洛苷 C、哈巴俄苷 3 个指标成分的理化性质，故本实验采用硅胶干柱对玄参 60% 乙醇洗脱物进行纯化。

　　如图 6 – 2 所示（书后彩插），玄参 60% 乙醇洗脱物的杂质主要有三部分：①第一部分杂质主要为硅胶 G 薄层板原点位置和哈巴苷成分之间极性较大的杂质；②第二部分杂质主要为安格洛苷 C 和哈巴俄苷两成分之间的杂质；③第三部分杂质主要为哈巴俄苷成分与溶剂前沿位置之间的极性较小的杂质。实验发现，3 个指标成分的极性相差较大，且两两成分之间均有杂质，采用一根硅胶干柱对玄参 60% 乙醇洗脱物进行纯化，将含有指标成分的硅胶段全部合并在一起，甲醇洗脱，干燥，得到玄参纯化物，其 3 个指标成分总含量低于 60%，不符合对照提取物对含量的要求，需进一步纯化。采用凝胶柱色谱法对所得玄参纯化物进行纯化，需要将 3 个指标成分分别接出后再合并才符合要求，但凝胶不符合大批量制备要求，故不采用此方法。所得玄参纯化物水溶性较好且所含杂质相对较少，故采用液液萃取的方法对玄参纯化物进行纯化，结果发现，由于3个指标成分的极性相差较大，难以同时萃取，且大部分杂质会随之一起被萃取出，难以达到纯化的目的，故舍弃此方法。因此采用二次硅胶干柱的方法制备玄参对照提取物：将玄参60%乙醇洗脱物采用硅胶干柱进行纯化，合并硅胶干柱中3个指标成分含量高的硅胶段，甲醇洗脱，收集甲醇洗脱液，减压回收溶剂，干燥，得玄参对照提取物Ⅰ；合并硅胶干柱中3个指标成分含量较低的硅胶段，甲醇洗脱，收集甲醇洗脱液，减压回收溶剂，干燥，得玄参对照提取物中间体，其再次采用硅胶干柱进行纯化，合并硅胶干柱中含有3个指标成分的硅胶段，甲醇洗脱，收集甲醇洗脱液，减压回收溶剂，干燥，得到玄参对照提取物Ⅱ。将玄参对照提取物Ⅰ和Ⅱ充分混合，即得玄参对照提取物。硅胶干柱示意图见图6-3（书后彩插）。

1. 一次干柱

（1）样品溶液制备　取玄参60%乙醇洗脱物3g，精密称定，加入50倍量甲醇，充分搅拌，超声分散，4000r/min，离心15min，取上清液。沉淀重复上述操作2次，合并上清液，减压浓缩至0.1g/mL，备用。

（2）洗脱剂考察　硅胶干柱法要求指标成分要有较好的分离度，减少与相邻成分重合的部分，同时要求指标成分应当处于色谱柱上，便于回收，从而提高指标成分的转移率。取玄参60%乙醇洗脱物适量，加甲醇溶解，点样于硅胶G薄层板上，采用不同的展开系统展开，发现当用二氯甲烷-甲醇-水（8:1:0.1，下层）和二氯甲烷-甲醇-水（7.5:1:0.1，下层）为展开剂时，哈巴苷、安格洛苷C和哈巴俄苷与相邻组分分离度良好，且R_f值较为合适，故将二氯甲烷-甲醇-水（8:1:0.1，下层）和二氯甲烷-甲醇-水（7.5:1:0.1，下层）纳入待选洗脱剂。

称取玄参60%乙醇洗脱物3g，精密称定，共两份，制备样品溶液，与柱层析硅胶（200~300目）按样品与硅胶质量比1:2的比例进行拌样，得两份拌样硅胶。取柱层析硅胶（200~300目）150g干法装柱（径高比1:15），加入拌样硅胶，分别以二氯甲烷-甲醇-水（8:1:0.1，下层）和二氯甲烷-甲醇-水（7.5:1:0.1，下层）洗脱，洗脱液经薄层色谱法检识，待图6-3中哈巴俄苷成分位置上方的第一个成分（即成分A）泄露时，停止洗脱，将硅胶柱置阴凉避光处挥干洗脱剂。分别将两根硅胶柱自柱头向底部平均切割成30段，分别取各硅胶段适量，甲醇洗脱，洗脱液采用薄层色谱法检识，合并含有指标成分且杂质少的硅胶段，甲醇洗脱，减压回收溶剂，干燥，得2份浸膏粉末，进行含量测定，计算转移率（按玄参60%乙醇洗脱物计算转移率），结果见表6-20。

表6-20 洗脱溶剂考察结果

洗脱剂（二氯甲烷-甲醇-水）	含量/%			总含量/%	转移率/%
	哈巴苷	安格洛苷C	哈巴俄苷		
7.5:1:0.1	35.66	18.52	7.07	61.25	51.69
8:1:0.1	38.91	17.76	5.08	61.75	56.61

通过对洗脱溶剂的考察发现，虽然两个比例洗脱剂洗脱所得的浸膏粉末含量相差不大，但当洗脱剂为二氯甲烷-甲醇-水（8:1:0.1，下层）时，目标成分的转移率高，故将洗脱溶剂定为二氯甲烷-甲醇-水（8:1:0.1，下层）。

（3）径高比考察 取玄参60%乙醇洗脱物3g，精密称定，共3份，制备样品溶液，与柱层析硅胶（200~300目）按样品与硅胶质量比为1:2的比例拌样。取柱层析硅胶（200~300目）适量，选用直径为3cm的玻璃柱，分别按径高比为1:13、1:15和1:17装柱，加入拌样硅胶，以二氯甲烷-甲醇-水（8:1:0.1，下层）洗脱，待图6-3中哈巴俄苷成分位置上方的第一个成分（即成分A）泄露时，停止洗脱，将硅胶柱置阴凉避光处挥干洗脱剂。将硅胶柱自柱头向底部平均切割成30段，分别取各硅胶段适量，甲醇洗脱，洗脱液采用薄层色谱法检识，合并含有指标成分且杂质少的硅胶段，甲醇洗脱，减压回收溶剂，干燥，得3份浸膏粉末。测定其中哈巴苷、安格洛苷C和哈巴俄苷的含量，计算转移率（按玄参60%乙醇洗脱物计算转移率），结果见表6-21。

表6-21 径高比考察结果

径高比	含量/%			总含量/%	转移率/%
	哈巴苷	安格洛苷C	哈巴俄苷		
1:13	34.88	24.02	3.03	62.33	51.33
1:15	39.47	19.06	5.06	63.59	55.71
1:17	33.39	22.21	9.61	65.21	37.85

实验结果表明，随着色谱柱径高比的增加目标成分的总含量增加，但目标成分的转移率呈先上升后下降的趋势。综合考虑目标成分的总含量、转移率及生产成本等，最终将色谱柱的径高比确定为1:15。

（4）洗脱体积考察 实验过程中发现，若洗脱体积较小则哈巴苷与极性大的杂质分离度差，在硅胶干柱上的位置较靠近柱头部分，导致所得玄参对照提取物Ⅰ含量较低；若洗脱体积较大则哈巴俄苷会随洗脱液流失，导致所得玄参对照提取物总体转移率较低。故根据实验情况，将对洗脱体积进行以下考察。

取玄参60%乙醇洗脱物3g，精密称定，共3份，制备样品溶液，与柱层析硅胶（200～300目）按样品与硅胶质量比为1∶2的比例拌样。取柱层析硅胶（200～300目）150g干法装柱（径高比1∶15），加入拌样硅胶，分别以二氯甲烷–甲醇–水（8∶1∶0.1）洗脱2.6、2.8和3.0BV，洗脱结束后，将硅胶柱置于阴凉避光处挥干洗脱剂。将硅胶柱自柱头向底部平均切割成30段，分别取各硅胶段适量，甲醇洗脱，洗脱液采用薄层色谱法检识，合并含有指标成分且杂质少的硅胶段，甲醇洗脱，减压回收溶剂，干燥，得3份浸膏粉末。测定其中哈巴苷、安格洛苷C和哈巴俄苷的含量，计算转移率（按玄参60%乙醇洗脱物计算转移率），结果见表6–22。

表6–22　洗脱体积考察结果

洗脱体积/BV	含量/%			总含量/%	转移率/%
	哈巴苷	安格洛苷C	哈巴俄苷		
2.6	37.05	18.55	5.58	61.18	57.96
2.8	30.55	28.92	5.29	64.76	56.12
3.0	44.44	15.45	6.90	66.79	56.63

实验结果表明，随着洗脱体积的增加，目标成分的总含量增加且转移率较稳定，同时结合生产成本考虑，将洗脱体积定为3.0BV。

综上所述，一次硅胶干柱工艺（玄参对照提取物Ⅰ制备工艺）为：取玄参60%洗脱物3g，加50倍量甲醇溶解，离心，取上清液，沉淀重复上述操作2次，合并上清液，减压浓缩至0.1g/mL；按玄参60%乙醇洗脱物与硅胶（200～300目）质量比为1∶2比例拌样，得拌样硅胶；取柱层析硅胶（200～300目）150g干法装柱（径高比1∶15），使硅胶柱填装紧实均匀，加入拌样硅胶，压实；再以二氯甲烷–甲醇–水（8∶1∶0.1，下层）洗脱3.0BV，洗脱结后，将硅胶柱置阴凉避光处挥干洗脱剂，将硅胶柱自柱头向底部平均切割成30段；分别取各硅胶段适量，甲醇洗脱，洗脱液采用薄层色谱法检识，合并含有指标成分且杂质少的硅胶段，甲醇洗脱，减压回收溶剂，干燥，得玄参对照提取物Ⅰ。

（5）工艺验证　分别取同一批次玄参药材，采用上述最佳制备工艺分别制备3批玄参对照提取物Ⅰ，分别测定哈巴苷、安格洛苷C和哈巴俄苷的含量，计算转移率（按玄参60%乙醇洗脱物计算转移率），结果见表6–23。

表 6 – 23　一次硅胶干柱工艺验证结果

编号	含量/%			总含量/%	转移率/%
	哈巴苷	安格洛苷 C	哈巴俄苷		
1	44.48	16.11	6.05	66.64	56.25
2	44.32	17.30	6.12	67.74	56.32
3	43.77	17.16	5.84	66.77	56.17

结果表明，按一次硅胶干柱工艺制备得到的 3 批玄参对照提取物 I 的哈巴苷、安格洛苷 C、哈巴俄苷的含量和转移率均较稳定，表明该制备工艺稳定可靠、重复性良好。

2. 二次干柱

（1）样品溶液的制备　取玄参对照提取物中间体适量，10 倍量甲醇溶解，得样品溶液。

（2）洗脱溶剂考察　取玄参对照提取物中间体适量，加甲醇溶解，点样于硅胶 G 薄层板上，以不同展开剂展开，当采用二氯甲烷 – 甲醇 – 水（5∶1∶0.1，下层）为展开剂时，哈巴苷、安格洛苷 C、哈巴俄苷与相邻组分分离度良好，且 R_f 值较为合适，故选取二氯甲烷 – 甲醇 – 水（5∶1∶0.1，下层）混合溶液作为洗脱剂。

（3）上样量考察　分别取玄参对照提取物中间体 0.5、0.6 和 0.7g，精密称定，制备样品溶液，与柱层析硅胶（200～300 目）按样品与硅胶质量比 1∶2 比例拌样，得 3 份拌样硅胶。选用内径为 1cm 的色谱柱，按照径高比为 1∶10 干法装柱，以用二氯甲烷 – 甲醇 – 水（5∶1∶0.1）洗脱 1.8BV，洗脱结束后，将硅胶柱置阴凉避光处挥干洗脱剂。将硅胶柱自柱头向底部平均切割成 20 段，分别取各硅胶段适量，甲醇洗脱，洗脱液采用薄层色谱法检识，合并含有指标成分的硅胶段，甲醇洗脱，减压回收溶剂，干燥，得 3 份浸膏粉末。测定其中哈巴苷、安格洛苷 C 和哈巴俄苷的含量，计算转移率（按玄参对照提取物中间体计算转移率），结果见表 6 – 24。

表 6 – 24　二次干柱上样量考察结果

上样量（样品∶硅胶）	含量/%			总含量/%	转移率/%
	哈巴苷	安格洛苷 C	哈巴俄苷		
1∶60	8.48	52.01	8.42	68.91	71.90
1∶50	11.23	49.29	7.69	68.21	71.50
1∶40	11.33	46.36	7.50	65.19	67.30

实验结果表明，当上样量为样品与硅胶比例为1:40时，目标成分的总含量和总体转移率均下降，而样品与硅胶比例为1:50时目标成分的总含量和总转移率较好，故将上样量定为样品与硅胶质量比为1:50。

综上所述，二次硅胶干柱工艺（玄参对照提取物Ⅱ制备工艺）为：取玄参对照提取物中间体，加10倍量加甲醇溶解，按样品与硅胶（200～300目）质量比为1:2比例拌样，按样品与硅胶质量比为1:50比例取硅胶（200～300目）干法装柱，色谱柱径高比为1:10，以二氯甲烷－甲醇－水（5:1:0.1，下层）洗脱1.8BV，洗脱结束后，将硅胶柱置阴凉避光处挥干洗脱剂；将硅胶柱自柱头向底部平均切割成20段，分别取各硅胶段适量，甲醇洗脱，洗脱液采用薄层色谱法检识，合并含有指标成分的硅胶段，甲醇洗脱，减压回收溶剂，干燥，得玄参对照提取物Ⅱ。

（4）工艺验证　分别取同一批玄参对照提取物中间体，按上述工艺制备3批玄参对照提取物Ⅱ，测定哈巴苷、安格洛苷C和哈巴俄苷的含量，计算转移率（按玄参对照提取物中间体计算转移率），结果见表6-25。

表6-25　二次硅胶干柱工艺验证

编号	含量/%			总含量/%	转移率/%
	哈巴苷	安格洛苷C	哈巴俄苷		
1	11.62	47.92	7.70	67.24	71.61
2	11.59	48.94	7.50	68.03	70.93
3	11.45	48.32	7.83	67.60	71.50

结果表明，按二次硅胶干柱工艺制备得到的3批玄参对照提取物Ⅱ中3个指标成分含量和转移率基本稳定，表明该工艺稳定合理。

将玄参对照提取物Ⅰ和玄参对照提取物Ⅱ合并，即得玄参对照提取物。

（四）玄参对照提取物制备工艺验证

1. 不同批次药材制备对照提取物的验证　取10个不同产地批次的玄参药材，采用上述最佳制备工艺分别制备10批玄参对照提取物，取每个批次玄参对照提取物适量，测定哈巴苷、安格洛苷C和哈巴俄苷含量，结果见表6-26。

表 6 – 26　不同批次玄参药材制备玄参对照提取物的工艺验证

编号	含量/%			总含量/%	转移率/%
	哈巴苷	安格洛苷 C	哈巴俄苷		
1	43.38	17.40	6.34	67.12	0.52
2	38.55	22.91	4.91	66.37	0.48
3	49.77	13.23	9.42	72.42	0.52
4	30.44	25.76	11.15	67.35	0.55
5	39.98	15.46	15.79	71.23	0.58
6	35.49	24.45	6.40	66.34	0.48
7	34.57	17.66	10.63	62.86	0.44
8	43.52	14.83	10.18	68.53	0.52
9	39.59	21.20	4.70	65.49	0.51
10	27.98	22.28	13.02	63.28	0.45

　　实验结果表明，虽然不同批次玄参药材制备所得对照提取物的 3 个指标成分含量有明显差异，但 3 个指标成分总含量均大于 60%，说明玄参对照提取物制备工艺稳定可靠，重现性较好，能够满足以不同批次玄参药材为原料制备玄参对照提取物的要求。

　　实验结果表明，10 批玄参对照提取物的 3 个指标成分之间存在差异，可能是原料药材之间的差异所致，故分析了玄参药材和相应对照提取物中 3 个指标成分含量间的相关性。对 10 批玄参原料药材进行含量测定，并与对应对照提取物中 3 个指标成分的含量制成相关图（为方便比较，将玄参药材中 3 个指标成分的含量均扩大 150 倍，见图 6 – 4）（书后彩插）。由图可知，3 个指标成分的含量在玄参原料药材和玄参对照提取物有较强的相关性，当原料药中指标成分含量高，所制备的对照提取物中指标成分相应也较高。

　　2. 制备工艺放大验证　分别取不同批次玄参药材 1、1 和 2.5kg 玄参药材，按照上述制备工艺制备 3 批玄参对照提取物，测定含量，结果见表 6 – 27。

表 6 – 27　玄参对照提取物制备工艺放大验证

投药量/kg	含量/%			总含量/%	转移率/%
	哈巴苷	安格洛苷 C	哈巴俄苷		
1	39.59	21.20	4.70	65.49	0.51
1	27.98	22.28	13.02	63.28	0.45
2.5	42.51	17.64	6.37	66.52	0.50

　　结果显示，3 批放大制备的玄参对照提取物含量均在 60% 以上，表明玄参对照提取物的制备工艺能够用于大批量制备生产。

（五）小结与讨论

通过对玄参对照提取物的制备工艺研究，确定玄参对照提取物的制备路线，如图 6 - 5 和 6 - 6 所示，该制备方法较为可行，操作简单，且该方法稳

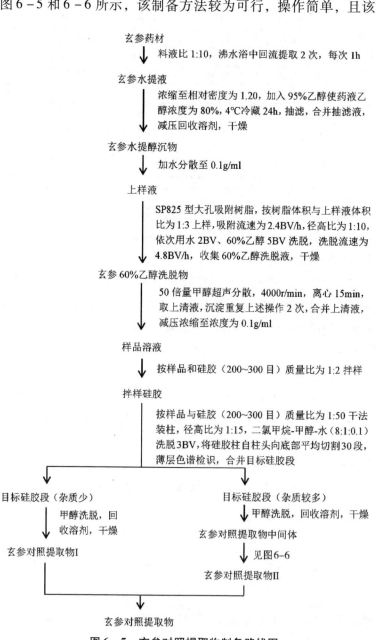

玄参药材

↓ 料液比 1:10，沸水浴中回流提取 2 次，每次 1h

玄参水提液

↓ 浓缩至相对密度为 1.20，加入 95% 乙醇使药液乙醇浓度为 80%，4℃冷藏 24h，抽滤，合并抽滤液，减压回收溶剂，干燥

玄参水提醇沉物

↓ 加水分散至 0.1g/ml

上样液

↓ SP825 型大孔吸附树脂，按树脂体积与上样液体积比为 1:3 上样，吸附流速为 2.4BV/h，径高比为 1:10，依次用水 2BV、60% 乙醇 5BV 洗脱，洗脱流速为 4.8BV/h，收集 60% 乙醇洗脱液，干燥

玄参 60% 乙醇洗脱物

↓ 50 倍量甲醇超声分散，4000r/min，离心 15min，取上清液，沉淀重复上述操作 2 次，合并上清液，减压浓缩至浓度为 0.1g/ml

样品溶液

↓ 按样品和硅胶（200~300 目）质量比为 1:2 拌样

拌样硅胶

↓ 按样品与硅胶（200~300 目）质量比为 1:50 干法装柱，径高比为 1:15，二氯甲烷-甲醇-水（8:1:0.1）洗脱 3BV，将硅胶柱自柱头向底部平均切割 30 段，薄层色谱检识，合并目标硅胶段

目标硅胶段（杂质少）　　　　　　　　目标硅胶段（杂质较多）

↓ 甲醇洗脱，回收溶剂，干燥　　　　↓ 甲醇洗脱，回收溶剂，干燥

　　　　　　　　　　　　　　　　玄参对照提取物中间体

玄参对照提取物I　　　　　　　　　　↓ 见图6-6

　　　　　　　　　　　　　　　　玄参对照提取物II

玄参对照提取物

图 6 - 5　玄参对照提取物制备路线图

定可靠，重现性良好。

玄参对照提取物中间体

↓ 加 10 倍量甲醇溶解

样品溶液

↓ 按样品和硅胶（200~300 目）质量比为 1:2 拌样

拌样硅胶

↓ 按样品与硅胶（200~300 目）质量比为 1:50 干法
↓ 装柱，径高比为 1:10，二氯甲烷-甲醇-水（5:1:0.1）
↓ 洗脱 1.8BV，硅胶柱自柱头向底部平均切割 20
↓ 段，薄层色谱检识，合并目标硅胶段

目标硅胶段

↓ 甲醇洗脱，回收溶剂，干燥

玄参对照提取物Ⅱ

图 6-6　玄参对照提取物Ⅱ制备路线图

第二节　化学表征

一、化学成分分析

（一）试药

哈巴苷（上海源叶生物科技有限公司，批号：Y20M9H56539），安格洛苷 C（上海源叶生物科技有限公司，批号：ZJ0619BB13），哈巴俄苷（成都曼思特生物科技有限公司，批号：MUST - 17051504），纯度均大于 98%。

（二）定性分析

1. 对照品溶液配置　分别称取哈巴苷、安格洛苷 C、哈巴俄苷对照品适量，精密称定，加甲醇制成每 1mL 含哈巴苷、安格洛苷 C 和哈巴俄苷各 1mg 的混合对照品溶液，作为对照品溶液。

2. 样品溶液配置　取玄参对照提取物 10mg，置于 10mL 量瓶中，加甲醇溶解，稀释至刻度，摇匀，作为供试品溶液。

3. 定性分析　按薄层色谱法［2020 版《中国药典》（四部）通则 0502］试验，吸取上述对照品溶液 3μL，供试品溶液 6μL，分别点于同一硅胶 G 薄层板上，以三氯甲烷 - 甲醇 - 水（7:3:0.5，下层）为展开剂，置于展开剂预饱和 15min 的展开缸内，展开，取出，晾干，喷以 5% 香草醛硫酸溶液，热风吹至斑点显色清晰，结果见图 6 - 7（书后彩插）。日光下观察供试品色谱中，结果显示样品与对照品在相同位置上显相同颜色的斑点，杂质无干扰。3个化合物结构式见图 6 - 8。

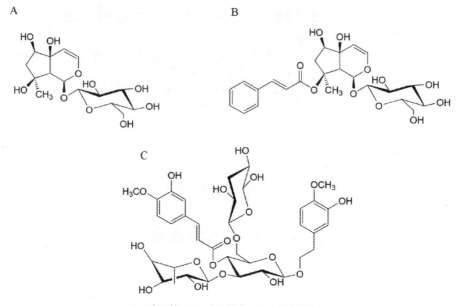

A：哈巴甘；B：哈巴俄苷；C：安格洛苷 C

图 6 - 8　玄参对照提取物中 3 个主要成分结构式

4. 样品鉴别　根据上述分析方法，对 10 批玄参对照提取物进行定性鉴别，结果见图 6 - 9（书后彩插）。结果表明制备的对照提取物主斑点明显，分离度良好。

（三）定量分析

1. 色谱条件　色谱柱：Agilent ExtendC$_{18}$（4. 6mm × 250mm，5μm）；流动相：乙腈（A）- 0.03% 磷酸水溶液（B），梯度洗脱条件：0 ~ 10min，5%（A）；10 ~ 20min，5% ~ 23%（A）；20 ~ 23min，23%（A）；23 ~ 28min，23% ~ 28%（A）；28 ~ 34min，28% ~ 33%（A）；34 ~ 39min，33% ~ 50%（A）。流速：1.0mL/min；检测波长：210nm（哈巴苷）、280nm（哈巴俄苷）和 330nm（安格洛苷 C）；柱温：35℃；进样体积：20μL。

2. 对照品溶液制备　精密称取哈巴苷 8. 78mg、安格洛苷 C 6. 82mg 和哈巴俄苷 7.34mg，分别置于 10mL 量瓶中，加 30% 甲醇稀释至刻度，摇匀，得单一对照品储备液。精密移取 3 种对照品储备液适量，加 30% 甲醇稀释，制成浓度分别为 0.24584、0.06820 和 0.07340mg/mL 混合对照品溶液 A。取混合对照品溶液 A 依次稀释 2、5、10、20 和 50 倍，得混合对照品溶液 B、C、D、E 和 F。

3. 供试品溶液制备　取玄参对照提取物约 10mg，精密称定，置于 50mL量瓶中，加 30% 甲醇稀释至刻度，摇匀，得供试品溶液。

4. 方法学考察

（1）专属性考察　依上述色谱条件，分别精密吸取混合对照品溶液和供试品溶液各 20μL 分别进样，对照品溶液和供试品溶液色谱图见图 6-10。

（2）线性关系考察　精密吸取对照品溶液 A、B、C、D、E 和 F 混合对照品溶液各 20μL，注入液相色谱仪，测定哈巴苷、安格洛苷 C、哈巴俄苷色谱峰峰面积，以对照品进样量（x）为横坐标，色谱峰峰面积（y）为纵坐标，分别绘制标准曲线并进行线性回归。哈巴苷、安格洛苷 C 和哈巴俄苷的线性回归方程分别为：$y = 287999x - 1632$（$r = 0.9999$）、$y = 1521163x - 1361$（$r = 0.9998$）和 $y = 2669065x - 3770$（$r = 0.9999$），线性范围分别为 0.0984 ~ 4.9168μg、0.0272 ~ 1.3640μg 和 0.0294 ~ 1.4680μg。

（3）仪器精密度考察　取玄参对照提取物约 10mg，精密称定，制备供试品溶液，连续进样 6 次，测定哈巴苷、安格洛苷 C 和哈巴俄苷色谱峰峰面积，计算 RSD 值。哈巴苷峰、安格洛苷 C 和哈巴俄苷的峰面积 RSD 值分别0.57%、0.48% 和 0.63%，RSD 均小于 3%，表明仪器精密度良好。

（4）稳定性考察　取对照提取物约 10mg，精密称定，制备供试品溶液，分别于制备后 0、2、4、8、12 和 24 小时进样，测定哈巴苷、安格洛苷 C 和哈巴俄苷色谱峰峰面积，计算 RSD 值。哈巴苷峰、安格洛苷 C 和哈巴俄苷的峰面积 RSD 值分别 0.58%、0.78% 和 0.63%，RSD 均小于 3%，表明供试品溶液在 24 小时内稳定性良好。

（5）中间精密度考察　取玄参对照提取物约 10mg，精密称定，制备供试品溶液，由不同分析人员于不同时间，分别采用 Waters 1525 - 2998 - 2707 和Waters 1525 - 2489 高效液相色谱仪测定哈巴苷、安格洛苷 C 和哈巴俄苷色谱峰峰面积，计算含量和 RSD 值，RSD 值均小于 3%，表明该方法中间精密度良好。

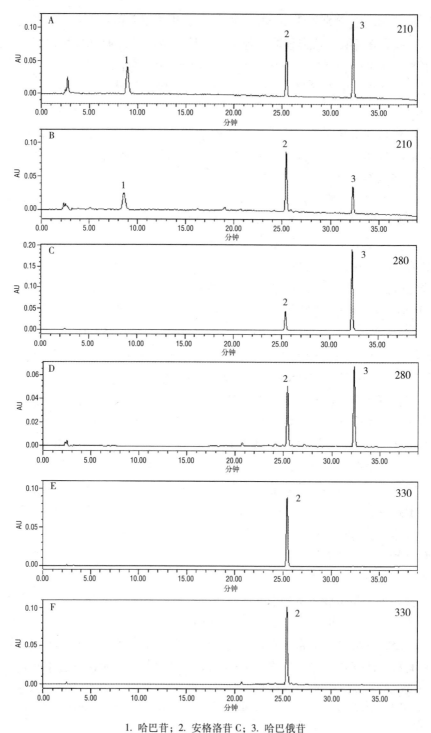

1. 哈巴苷；2. 安格洛苷 C；3. 哈巴俄苷

图 6-10　对照品（A、C、E）及供试品（B、D、F）HPLC 图

（6）重复性考察　取同一批玄参对照提取物 6 份，每份 10mg，精密称定，制备供试品溶液，分别测定哈巴苷、安格洛苷 C、哈巴俄苷色谱峰峰面积，计算含量和 RSD 值。哈巴苷、安格洛苷 C 和哈巴俄苷的平均含量分别为 42.28%、17.65% 和 6.33%，RSD 值均小于 3%，表明重复性良好。

（7）准确度考察　取同一批玄参对照提取物 6 份，每份 5mg，精密称定，加入一定量的混合对照品溶液，制备样品溶液，分别测定哈巴苷、安格洛苷 C、哈巴俄苷色谱峰峰面积，计算回收率及 RSD 值。哈巴苷、哈巴俄苷和安格洛苷 C 的平均回收率分别 99.94%、100.67% 和 100.25%，RSD 值分别为 1.25%、1.32% 和 1.16%，均小于 3%，表明该方法准确度良好。

（8）耐用性考察

1）不同色谱柱　分别用 Agilent Extend C_{18}、Waters SunFire C_{18}、CAPCELL PAKC$_{18}$ 色谱柱测定哈巴苷、安格洛苷 C、哈巴俄苷色谱峰峰面积，计算含量和 RSD 值。结果显示，哈巴苷、安格洛苷 C 和哈巴俄苷含量基本稳定，RSD 值分别为 0.72%、0.91% 和 1.72%，RSD < 2%，表明该方法耐用性良好。

2）不同流动相考察　分别用不同流动相（乙腈 - 水、乙腈 - 0.03%磷酸水溶液、甲醇 - 水）测定哈巴苷、安格洛苷 C、哈巴俄苷色谱峰峰面积，计算含量和 RSD 值。结果显示，哈巴苷、安格洛苷 C 和哈巴俄苷含量基本稳定，RSD 值分别为 0.42%、1.72% 和 0.90%，RSD < 2%。

5. 样品分析　取制备得到的 10 批玄参对照提取物各 2 份，每份约 10mg，精密称定，制备供试品溶液，测定哈巴苷、安格洛苷 C 和哈巴俄苷色谱峰峰面积，计算含量，取平均值，结果见表 6 - 28。

表 6 - 28　样品分析结果

编号	含量/%			总含量/%
	哈巴苷	安格洛苷 C	哈巴俄苷	
1	43.38	17.40	6.34	67.12
2	38.55	22.91	4.91	66.37
3	49.77	13.23	9.42	72.42
4	30.44	25.76	11.15	67.35
5	39.98	15.46	15.79	71.23
6	35.49	24.45	6.40	66.34
7	34.57	17.66	10.63	62.86

续表

编号	含量/%			总含量/%
	哈巴苷	安格洛苷C	哈巴俄苷	
8	43.52	14.83	10.18	68.53
9	39.59	21.20	4.70	65.49
10	27.98	22.28	13.02	63.28

二、均匀度检验

(一) 试药

哈巴苷 (上海源叶生物科技有限公司，批号：Y20M9H56539)，安格洛苷 C (上海源叶生物科技有限公司，批号：ZJ0619BB13)，哈巴俄苷 (成都曼思特生物科技有限公司，批号：MUST－17051504)，纯度均大于98%。

(二) 色谱条件

色谱柱：Agilent ExtendC18 (4.6mm×250mm，5μm)；流动相：乙腈 (A) －0.03%磷酸水溶液 (B)，梯度洗脱条件：0~10min，5% (A)；10~20min，5%~23% (A)；20~23min，23% (A)；23~28min，23%~28% (A)；28~34min，28%~33% (A)；34~39min，33%~50% (A)。流速：1.0mL/min；检测波长：210nm (哈巴苷)、280nm (哈巴俄苷) 和 330nm (安格洛苷 C)；柱温：35℃；进样体积：20μL。

(三) 对照品溶液制备

精密称取哈巴苷 8.78mg、安格洛苷 C 6.82mg 和哈巴俄苷 7.34mg，分别置于10mL量瓶中，加30%甲醇稀释至刻度，摇匀，得单一对照品储备液。精密移取 3 种对照品储备液适量，加 30% 甲醇稀释，制成浓度分别为 0.24584，0.06820 和 0.07340mg/mL 混合对照品溶液 A。取混合对照品溶液 A 依次稀释2、5、10、20 和 50 倍，得混合对照品溶液 B、C、D、E 和 F。

(四) 取样和供试品溶液制备

根据《标准物质定值的通用原则及统计学原理》[5]，随机取玄参对照提取物10 支，每支称取 3 份。制备供试品溶液。

（五）测定结果

取对照品溶液和供试品溶液，分别注入高效液相色谱仪，测定样品中的哈巴苷、安格洛苷 C、哈巴俄苷的含量，结果见表 6 – 29。

表 6 – 29 均匀性实验结果（%）

瓶号	哈巴苷			安格洛苷 C			哈巴俄苷		
	1	2	3	1	2	3	1	2	3
1	42.71	42.42	42.28	17.66	17.41	17.42	6.51	6.43	6.44
2	42.84	42.59	42.73	17.55	17.64	17.89	6.48	6.52	6.44
3	42.37	42.11	42.47	17.68	17.84	16.78	6.57	6.49	6.43
4	42.52	42.29	42.11	17.74	17.65	17.75	6.38	6.40	6.45
5	42.46	42.35	42.39	17.81	17.67	17.74	6.44	6.39	6.23
6	42.12	42.38	41.98	18.04	17.99	17.93	6.47	6.37	6.49
7	42.18	42.03	42.48	18.09	17.84	17.33	6.37	6.24	6.41
8	42.12	42.61	42.46	17.52	17.23	17.32	6.54	6.37	6.38
9	42.40	42.28	42.34	17.49	17.65	17.67	6.49	6.34	6.22
10	42.33	42.12	42.73	17.76	17.61	17.85	6.35	6.30	6.23

采用 SPSS 统计软件对数据进行分析，采用单因素方差分析（ANOVA）对均匀度进行检验，结果见表 6 – 30。结果哈巴苷的 F 值为 1.72，安格洛苷 C 的 F 值为 1.74，哈巴俄苷的 F 值为 1.31，均小于 $F_{0.05(9, 20)}$，表明玄参对照提取物均匀性良好。

表 6 – 30 单因素方差分析结果

化合物	变差源	总方差	自由度	均方差	F	$F_{0.05(9, 20)}$
哈巴苷	瓶内	0.618	9	0.069	1.72	2.390
	瓶间	0.800	20	0.040		
	总数据	1.418	29			
安格洛苷 C	瓶内	0.914	9	0.102	1.74	2.390
	瓶间	1.170	20	0.059		
	总数据	2.084	29			
哈巴俄苷	瓶内	0.125	9	0.014	2.14	2.390
	瓶间	0.130	20	0.006		
	总数据	0.254	29			

三、稳定性考察

（一）试药

哈巴苷（上海源叶生物科技有限公司，批号：Y20M9H56539），安格洛苷C（上海源叶生物科技有限公司，批号：ZJ0619BB13），哈巴俄苷（成都曼思特生物科技有限公司，批号：MUST－17051504），纯度均大于98%。

（二）色谱条件

色谱柱：Agilent Extend C_{18}（4.6mm×250mm，5μm）；流动相：乙腈（A）－0.03%磷酸水溶液（B），梯度洗脱条件：0～10min，5%（A）；10～20min，5%～23%（A）；20～23min，23%（A）；23～28min，23%～28%（A）；28～34min，28%～33%（A）；34～39min，33%～50%（A）。流速：1.0mL/min；检测波长：210nm（哈巴苷）、280nm（哈巴俄苷）和330nm（安格洛苷C）；柱温：35℃；进样体积：20μL。

（三）对照品溶液制备

精密称取哈巴苷8.78mg、安格洛苷C 6.82mg和哈巴俄苷7.34mg，分别置于10mL量瓶中，加30%甲醇稀释至刻度，得单一对照品储备液。精密移取三种对照品储备液适量，加30%甲醇稀释，制成浓度分别为0.24584、0.06820和0.07340mg/mL混合对照品溶液A。取混合对照品溶液A依次稀释2、5、10、20和50倍，得混合对照品溶液B、C、D、E和F。

（四）取样和供试品溶液制备

采用所建立的HPLC含量测定方法考察玄参对照提取物的稳定性，在对照提取物制备后0、5、15、30、60和90天抽样检测，每次取3个包装，分析样品中哈巴苷、安格洛苷C和哈巴俄苷含量，结果见表6-31至6-33。

表6-31　稳定性考察结果-哈巴苷

编号	含量/%					
	0天	5天	15天	30天	60天	90天
1	42.42	42.57	42.68	42.03	42.40	42.59
2	42.13	42.28	42.37	42.48	42.54	42.26

续表

编号	含量/%					
	0 天	5 天	15 天	30 天	60 天	90 天
3	42.35	42.42	42.28	42.12	42.64	42.58
平均值	42.30	42.42	42.44	42.21	42.53	42.48
RSD/%	0.36	0.33	0.50	0.56	0.28	0.44
t	1.14	0.28	0.36	1.38	1.82	0.71

表 6-32　稳定性考察结果 - 安格洛苷 C

编号	含量/%					
	0 天	5 天	15 天	30 天	60 天	90 天
1	17.31	17.54	17.54	17.84	17.62	17.48
2	17.71	17.55	17.45	17.33	17.55	17.41
3	17.68	17.75	17.62	17.52	17.45	17.58
平均值	17.57	17.61	17.54	17.56	17.54	17.49
RSD/%	1.28	0.67	0.47	1.47	0.50	0.51
t	0.13	0.93	0.27	0.09	0.20	1.22

表 6-33　稳定性考察结果 - 哈巴俄苷

编号	含量/%					
	0 天	5 天	15 天	30 天	60 天	90 天
1	6.28	6.34	6.23	6.24	6.30	6.22
2	6.34	6.26	6.37	6.41	6.36	6.30
3	6.42	6.38	6.39	6.54	6.28	6.35
平均值	6.35	6.33	6.33	6.40	6.31	6.29
RSD/%	1.09	0.99	1.32	2.39	0.70	1.07
t	0.16	0.38	0.20	0.65	1.11	1.32

t 检验法计算公式为：

$$\frac{|\bar{X}_i - \bar{X}|}{S/\sqrt{n}}　　　　公式（6-1）$$

公式（6-1）中，$\bar{X}_i$ 为任一次稳定性考察的测量值，$\bar{X}$ 为特性量值的标准值，S 为测量值的标准偏差，n 为测量次数。结果显示，哈巴苷、安格洛苷 C、哈巴俄苷的 t 值均小于 $t_{(0.05, 2)}$ 值 4.303[6]，表明玄参对照提取物在 90 天内具有良好稳定性。

四、水分测定

（一）试药

费休氏试液。

（二）测定结果

参照 2020 版《中国药典》四部通则 0832 进行水分测定，采用卡尔费休库仑法测定玄参对照提取物中的水分。

取玄参对照提取物 3 份，每份约 10mg，精密称定，置反应杯中，输入称量质量，进行测量。温度：25℃，湿度＜20%，初始漂移≤5μg/min，转速 60r/s，结果见表 6 - 34。结果显示玄参对照提取物中平均含水量为 2.53%。

表 6 - 34　水分测定结果

编号	样品质量/mg	水分质量/mg	水分含量/%	平均含量/%
1	10. 31	0. 2536	2. 46	
2	10. 53	0. 2745	2. 61	2. 53
3	10. 18	0. 2565	2. 52	

五、引湿性测定

（一）试药

饱和氯化铵溶液。

（二）测定结果

参照 2020 年版《中国药典》四部通则 9103 进行引湿性测定，具体操作如下：取干燥的具塞玻璃称量瓶（外径为 50mm，高为 15mm），于试验前一天置于适宜的 25 ±1℃ 恒温干燥器（下部放置氯化铵饱和溶液），精密称定重量，记为 m_1；取供试品适量，平铺于上述称量瓶中，供试品厚度约为 1mm，精密称定重量，记为 m_2；将称量瓶敞口，并与瓶盖同置于上述恒温恒湿条件下 24h。取出盖好称量瓶盖子，精密称定重量，记为 m_3，平行制备 3 份，按照公式（6 - 2）进行计算，结果见表 6 - 35。结果表明玄参对照提取物的平均引湿增重率为 11.91%，表明其具有引湿性，应于密闭干燥环境下贮存。

$$增重百分率 = \frac{m_3 - m_2}{m_2 - m_1} \times 100\% \qquad 公式(6-2)$$

表 6-35　引湿性测定结果

编号	m_1/g	m_2/g	m_3/g	$(m_3 - m_2)$ /g	$(m_2 - m_1)$ /g	增重百分率 /%	平均值 /%
1	35.0494	35.5966	35.6606	0.0640	0.5472	11.70	
2	36.3904	36.9159	36.9795	0.0636	0.5255	12.10	11.91
3	36.9657	37.5284	37.5956	0.0672	0.5627	11.94	

第三节　定值

一、试药

哈巴苷（上海源叶生物科技有限公司，批号：Y20M9H56539），安格洛苷 C（上海源叶生物科技有限公司，批号：ZJ0619BB13），哈巴俄苷（成都曼思特生物科技有限公司，批号：MUST-17051504），纯度均大于98%。

二、色谱条件

色谱柱：Agilent Extend C_{18}（4.6mm × 250mm，5μm）；流动相：乙腈（A）-0.03%磷酸水溶液（B），梯度洗脱条件：0~10min，5%（A）；10~20min，5%~23%（A）；20~23mmin，23%（A）；23~28min，23%~28%（A）；28~34min，28%~33%（A）；34~39min，33%~50%（A）。流速：1.0mL/min；检测波长：210nm（哈巴苷）、280nm（哈巴俄苷）和330nm（安格洛苷C）；柱温：35℃；进样体积：20μL。

三、对照品溶液制备

精密称取哈巴苷8.78mg、安格洛苷 C 6.82mg 和哈巴俄苷7.34mg，分别置于10mL量瓶中，加30%甲醇稀释至刻度，摇匀，得单一对照品储备液。精密移取 3 种对照品储备液适量，加30%甲醇稀释，制成浓度分别为0.24584、0.06820 和0.07340mg/mL混合对照品溶液 A。取混合对照品溶液 A 依次稀释2、5、10、20 和50 倍，得混合对照品溶液 B、C、D、E 和 F。

四、供试品溶液制备

取玄参对照提取物约 10mg，精密称定，置于 50mL 量瓶中，加 30% 甲醇溶解，稀释至刻度，摇匀，得供试品溶液。

五、测定结果

由 5 人分别使用不同色谱柱〔Agilent Extend C_{18}（4.6mm × 250mm，5μm），Waters SunFire C_{18}（4.6mm × 250mm，5μm），CAPCELL PAKC$_{18}$（4.6mm × 250mm，5μm）〕和高效液相色谱仪（Waters 1525 - 2998 PDA 高效液相色谱仪，Waters 1525 - 2489 UV 高效液相色谱仪，Waters e2695 - 2998 PDA 高效液相色谱仪）于不同实验室进行定值[7]，每人取样 3 支。测定含量测定结果见表 6 - 36。

表 6 - 36　协作定值结果

化合物	实验人员	X/%			$\bar{X}$/%	SD/%	RSD/%
哈巴苷	1	42.82	43.01	43.04	42.96	0.12	0.28
	2	42.48	42.37	42.28	42.38	0.10	0.24
	3	42.26	42.58	42.23	42.36	0.19	0.46
	4	42.36	42.32	42.13	42.27	0.12	0.29
	5	42.66	42.50	42.62	42.59	0.08	0.20
安格洛苷 C	1	17.81	17.94	17.82	17.86	0.07	0.41
	2	17.54	17.45	17.62	17.54	0.09	0.48
	3	17.35	17.60	17.73	17.56	0.19	1.10
	4	18.03	17.86	17.82	17.90	0.11	0.62
	5	17.43	17.39	17.25	17.36	0.09	0.54
哈巴俄苷	1	6.31	6.37	6.29	6.32	0.04	0.66
	2	6.37	6.33	6.39	6.36	0.03	0.48
	3	6.38	6.41	6.40	6.40	0.02	0.24
	4	6.36	6.26	6.34	6.32	0.05	0.84
	5	6.46	6.47	6.41	6.45	0.03	0.50

采用科克伦准则判断 5 组数据是否等精度。对哈巴苷、安格洛苷 C、哈巴俄苷的测定结果分别计算统计量 C。结果 $C_{哈巴苷} = 0.4484$，$C_{安格洛苷C} = 0.5244$，$C_{哈俄巴苷} = 0.4158$，均小于 $C_{(0.05,5,3)}$ 值 0.5981，表明 5 组测量结果为等精度。

将各人员所测数据的平均值视为单次测量值，利用 Grubbs 法和 Dixon 法进行异常值检验，结果 2 种方法均无异常值检出。因此，合并 5 份平均值，计算总平均值和标准偏差，以总体平均值作为标示值，结果玄参对照提取物中的哈巴苷含量为 42.51%，安格洛苷 C 的含量为 17.64%，哈巴俄苷的含量为 6.37%。

六、定值结果的不确定度来源和分析

定值结果的不确定度主要由 3 部分组成：①HPLC 分析方法的不确定度；②协作定值引入的不确定度；③提取物均匀性引入的不确定度。

（一）HPLC 分析方法的不确定度

HPLC 外标法测定含量的数学模型为：

$$X = \frac{A_s \times V_s \times W_{ref} \times P}{A_{ref} \times V_{ref} \times W_s} \times 100\% \qquad 公式（6-3）$$

公式（6-3）中，A_s 表示供试品峰面积，A_{ref} 为对照品峰面积，V_s 为供试品溶液稀释倍数，V_{ref} 为对照品溶液稀释倍数，W_s 为供试品称样量，W_{ref} 为对照品称样量，P 为对照品纯度。

实验中所用对照品未提供纯度的不确定度值，此项忽略不计。协作定值时均采用"第三节　二、"项下方法，根据操作流程及方法学考察数据，HPLC 分析方法的不确定度主要考虑对照品称量、对照品溶液配制、样品称量、样品溶液配制和重复性、回收率等因素引入的不确定度。

1. 对照品称量引入的不确定度　根据计量检定证书，所用电子天平（d=0.01mg）的允许误差（Δm）为 0.1mg，按正态分布（分布系数 $k=1.96$），按公式（6-4）计算称量时所用电子天平的不确定度（u_m），称量对照品的相对标准不确定度（$u_{m1, rel}$）按公式（6-5）计算：

$$u_m = \frac{\Delta m}{k} \qquad 公式（6-4）$$

$$u_{m1, rel} = \frac{u_m}{m} \qquad 公式（6-5）$$

其中，m 为称样质量，不考虑重复性误差时，称量哈巴苷、安格洛苷 C 和哈巴俄苷的相对标准不确定度分别为 0.006、0.007 和 0.007。

2. 对照品称量引入的不确定度　对照品溶液配制的不确定度主要由容量瓶和移液管引入的不确定度，包括温度效应引入的不确定度、校准引入的不确定度。本实验对照品溶液配制过程中使用到 10mL A 级量瓶，1 和 5mL A 级单标线移液管。根据《实验室玻璃仪器单标线容量瓶》和《实验室玻璃仪器单标线吸量管》，10mL A 级量瓶、1 和 5mL A 级单标线移液管允许误差（Δv）分别为 ±0.020mL、±0.007mL 和 ±0.015mL。按公式（6-6）计算容量瓶和移液管的校准不确定度：

$$u_{v(11)} = \frac{\Delta v}{k} \qquad 公式（6-6）$$

计算溶液的温度与校正时温度不同引入的不确定度，假设差值 $\Delta t = 5℃$，水的体积膨胀系数（$\alpha water$）为 2.1×10^{-4}，温度引入的不确定度按公式（6-7）计算，容量瓶和移液管引入的相对标准不确定度按公式（6-8）计算，其中 v 为容量瓶容积或移液管的最大量程。配制哈巴苷、安格洛苷 C 和哈巴俄苷对照品溶液的相对标准不确定度按公式（6-9）计算，分别为 3.1×10^{-3}、4.7×10^{-3} 和 4.7×10^{-3}。

$$u_{v(12)} = \frac{v \times \Delta t \times \alpha water}{k} \qquad 公式（6-7）$$

$$u_v = \frac{\sqrt{u_{v(11)}^2 + u_{v(12)}^2}}{v} \qquad 公式（6-8）$$

$$u_{v1,rel} = \sqrt{u_{v1}^2 + u_{v2}^2 + \cdots} \qquad 公式（6-9）$$

3. 供试品称量引入的不确定度　供试品称量的相对标准不确定度（$u_{m2,rel}$）按公式（6-5）计算，不考虑重复性误差时，称量样品的相对标准不确定度 $u_{m2,rel}$ 为 0.005。

4. 供试品溶液制备引入的不确定度　本实验供试品溶液配制过程中使用到 50mL A 级量瓶，50mL A 级量瓶的容量允差（Δv）为 ±0.050mL，配制供试品溶液的相对标准不确定度（$u_{v2,rel}$）按公式（5-9）计算为 7.5×10^{-4}。

5. 结果重复测定引入的不确定度　按照 B 类不确定度评定，由重复性引入的相对标准不确定度计算公式为：

$$u_{p,rel} = \frac{S}{C_0 \times \sqrt{n}} \qquad 公式（6-10）$$

公式（6-10）中，S 为标准偏差，C_0 为指标成分平均含量，n 为测定次数。在重复性条件下，对玄参对照提取物进行 6 次测定，哈巴苷的平均值为 42.28%，标准偏差为 0.13%；安格洛苷 C 的平均值为 17.65%，标准偏差为 0.21%，哈巴俄苷的平均值为 6.33%，标准偏差为 0.05%，则哈巴苷、安格洛苷 C 和哈巴俄苷由重复性引入的相对标准不确定度分别为 1.3×10^{-3}、

4.9×10^{-3}和3.2×10^{-3}。

6. 方法回收率引入的不确定度　按照 B 类不确定度评定，由方法回收率引入的相对标准不确定度计算公式为：

$$u_{R,rel} = \frac{S}{R \times \sqrt{n}} \qquad 公式（6-11）$$

公式（6-11）中，S 为标准偏差，R 为指标成分平均回收率，n 为测定次数。在加样回收率试验中，平行测定 6 份样品，哈巴苷的平均回收率为 99.94%，标准偏差为 1.25%；安格洛苷 C 的平均回收率 100.67%，标准偏差为 1.17%，哈巴俄苷的平均回收率为 100.25%，标准偏差为 1.33%，则哈巴苷和安格洛苷 C、哈巴俄苷由方法回收率引入的相对标准不确定度分别为 5.1×10^{-3}、4.7×10^{-3} 和 5.4×10^{-3}。

7. HPLC 分析方法的合成相对不确定度　HPLC 分析方法的合成相对不确定度按公式（6-12）计算，得哈巴苷、安格洛苷 C 和哈巴俄苷由 HPLC 分析方法的合成相对不确定度分别为 0.010、0.012 和 0.012。

$$u_{c,rel} = \sqrt{u_{m1,rel}^2 + u_{V1,rel}^2 + u_{m2,rel}^2 + u_{V2,rel}^2 + u_{R,rel}^2 + u_{p,rel}^2}$$
$$公式（6-12）$$

（二）协作定值引入的不确定度

协作定值的不确定度按公式计算公式为：

$$u_{char} = \frac{s_i}{\sqrt{n}} \qquad 公式（6-13）$$

公式（6-13）中，s_i 为各组均值的标准偏差，n 为独立测定次数。计算得哈巴苷、安格洛苷 C 和哈巴俄苷的不确定度分别为 0.13%、0.10% 和 0.03%。

（三）均匀性引入的不确定度

均匀性引入的不确定度计算公式为：

$$u_{bb} = \sqrt{\frac{Msamong^2 - Mswithin^2}{n}} \qquad 公式（6-14）$$

公式（6-14）中，$Msamong^2$ 为组间方差，$Mswithin^2$ 为组内方差，n 为测定次数，计算得哈巴苷、安格洛苷 C 和哈巴俄苷均匀性的不确定度分别为 0.03%、0.05% 和 0.01%。

（四）总合成标准不确定度

由 HPLC 分析方法、协作定值和均匀性三部分引入的总合成标准不确定度计算公式为：

$$u(C) = \sqrt{(u_{c,rel} \times X)^2 + u_{char}^2 + ubb^2} \qquad 公式(6-15)$$

公式（6-15）中，X 为各成分的标示含量（%）。计算得哈巴苷、安格洛苷 C 和哈巴俄苷的总合成标准不确定度分别为 0.44%、0.24% 和 0.08%。

（五）扩展不确定度

扩展不确定度（U）按公式（6-16）计算：

$$U = k \times u(C) \qquad\qquad 公式(6-16)$$

当置信区间为 $P = 95\%$ 时，$k = 2$，计算得哈巴苷、安格洛苷 C 和哈巴俄苷的扩展不确定度分别为 0.88%、0.48% 和 0.16%。

（六）定值结果及不确定度

综上，玄参对照提取物的标示量值及不确定度分别为：哈巴苷（42.51 ± 0.88)%，安格洛苷 C（17.64 ± 0.48)%，哈巴俄苷（6.37 ± 0.16)%。

七、小结与讨论

（一）玄参对照提取物定值及不确定度

分别由不同人员使用不同色谱柱和不同高效液相色谱仪于不同实验室对玄参对照提取物进行协作定值研究，将得到的五组实验数据采用 Grubbs 法和 Dixon 法进行异常值检验，结果 2 种方法均显示无异常值检出，表明所制备的玄参对照提取物在不同仪器上具有良好的重现性，说明该对照提取物具有推广使用的可行性。

通过计算，确定玄参对照提取物的标示量及不确定度分别为：哈巴苷（42.51 ± 0.88)%，安格洛苷 C（17.64 ± 0.48)%，哈巴俄苷（6.37 ± 0.16)%，所得不确定度在 0.16% ~ 0.88% 之间。参考文献，西红花苷对照提取物中西红花苷 I、西红花苷 II 采用外标法协作标定的合成不确定度分别为 0.93% 和 0.43%[8]；决明子萘骈吡喃酮类对照提取物采用外标法协作标定的合成不确定度在 0.13% ~ 0.48% 之间[9]；17 种 β - 内酰胺类抗生素单体对照品采用外标法协作标定的合成不确定度在1.01%~1.43%之间[10]。本次定值哈巴苷、安格洛苷C和哈巴俄苷总合成标准不确定度分别为0.44%、0.24%和0.08%，均在1%以内，说明其不确定度处于正常水平，定值结果可靠，为建立基于对照提取物的玄参药材及复方含量测定方法提供了良好的基础。

（二）玄参对照提取物标定

将所制备另两批对照提取物（玄参对照提取物2，3）进行标定，结果见表6-37和6-38。图6-11和6-12分别为玄参对照提取物2和3的HPLC色谱图。

表6-37 对照提取物2协作定值结果

化合物	实验人员	X/%			$\overline{X}$/%	SD/%	RSD/%
哈巴苷	1	27.96	28.01	27.78	27.92	0.12	0.43
	2	27.58	27.30	27.74	27.54	0.22	0.81
	3	27.26	27.55	27.36	27.39	0.15	0.54
	4	27.20	27.21	27.33	27.25	0.07	0.27
	5	27.59	27.45	27.50	27.51	0.07	0.26
安格洛苷C	1	22.51	22.50	22.60	22.54	0.06	0.24
	2	22.53	22.63	22.49	22.55	0.07	0.32
	3	22.48	22.43	22.37	22.43	0.06	0.25
	4	22.73	22.57	22.66	22.65	0.08	0.35
	5	22.30	22.40	22.43	22.38	0.07	0.31
哈巴苷	1	12.98	12.95	12.95	12.96	0.02	0.13
	2	13.00	13.06	12.92	12.99	0.07	0.54
	3	12.98	13.09	13.02	13.03	0.06	0.43
	4	12.82	12.81	12.86	12.83	0.03	0.21
	5	13.29	13.27	13.32	13.29	0.03	0.19

表6-38 对照提取物3协作定值结果

化合物	实验人员	X/%			$\overline{X}$/%	SD/%	RSD/%
哈巴苷	1	49.54	49.71	49.42	49.56	0.15	0.29
	2	49.83	49.65	49.77	49.75	0.09	0.18
	3	50.70	50.46	50.67	50.61	0.13	0.26
	4	49.41	49.58	49.42	49.47	0.10	0.19
	5	49.19	49.25	49.29	49.24	0.05	0.10

续表

化合物	实验人员	X/%			X̄/%	SD/%	RSD/%
安格洛苷 C	1	13.38	13.34	13.37	13.36	0.02	0.16
	2	13.65	13.60	13.69	13.65	0.05	0.33
	3	13.73	13.96	13.86	13.85	0.12	0.83
	4	13.58	13.53	13.67	13.59	0.07	0.52
	5	13.35	13.37	13.20	13.31	0.09	0.70
哈巴俄苷	1	9.32	9.34	9.32	9.33	0.01	0.12
	2	9.54	9.46	9.52	9.51	0.04	0.44
	3	9.37	9.51	9.46	9.45	0.07	0.75
	4	9.38	9.29	9.36	9.34	0.05	0.51
	5	9.69	9.73	9.68	9.70	0.03	0.27

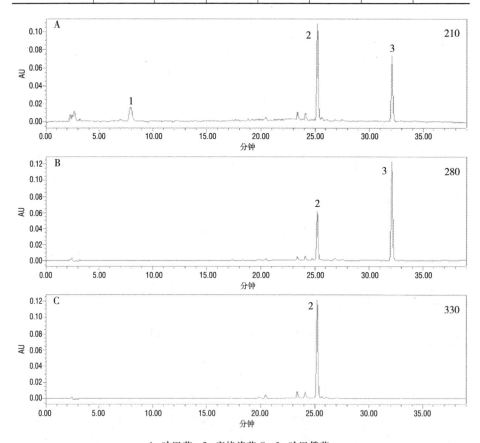

1. 哈巴苷；2. 安格洛苷 C；3. 哈巴俄苷

图 6–11　玄参对照提取物 2 的 HPLC 图

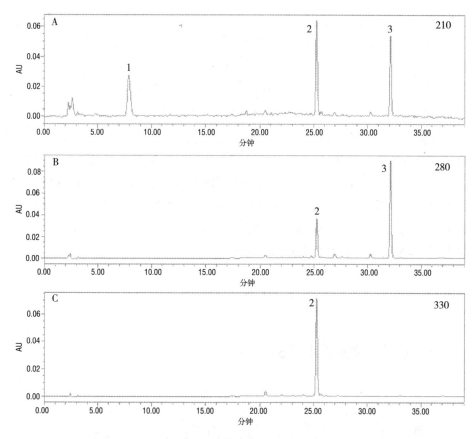

1. 哈巴苷；2. 安格洛苷 C；3. 哈巴俄苷

图 6-12　玄参对照提取物 3 的 HPLC 图

采用科克伦准则分别判断玄参对照提取物 2 和 3 的 5 组数据是否等精度。对哈巴苷、安格洛苷 C 和哈巴俄苷的测定结果分别计算统计量 C，结果见表 6-39。结果玄参对照提取物 2 和 3 的 3 个成分的统计量 C 均小于 $C_{(0.05,5,3)}$ 值 0.5981，表明测量结果均为等精度。

表 6-39　玄参对照提取物统计量 C 计算结果

对照提取物	化合物	统计量 C
	哈巴苷	0.5156
玄参对照提取物 2	安格洛苷 C	0.2321
	哈巴俄苷	0.5103

续表

对照提取物	化合物	统计量 C
	哈巴苷	0.3638
玄参对照提取物 3	安格洛苷 C	0.4519
	哈巴俄苷	0.5104

将各人员所测数据的平均值视为单次测量值，利用 Grubbs 法和 Dixon 法进行异常值检验，结果 2 种方法均无异常值检出。因此，合并 5 份平均值，计算总平均值和标准偏差，以总体平均值作为标示值，结果玄参对照提取物 2 中的哈巴苷含量为 27.52%，安格洛苷 C 的含量为 22.51%，哈巴俄苷的含量为 13.02%；玄参对照提取物 3 中的哈巴苷含量为 49.73%，安格洛苷 C 的含量为 13.55%，哈巴俄苷的含量为 9.47%。

第四节　应　用

一、在药材质量控制中的应用

（一）含量测定

1. 试药　哈巴苷（上海源叶生物科技有限公司，批号：Y20M9H56539），安格洛苷 C（上海源叶生物科技有限公司，批号：ZJ0619BB13），哈巴俄苷（成都曼思特生物科技有限公司，批号：MUST - 17051504），纯度均大于 98%。

20 批玄参药材经鉴定为玄参科植物玄参 *Scrophularia ningpoensis* Hemsl. 的干燥根，玄参药材信息见表 6 - 40。

表 6 - 40　玄参药材信息

编号	产地	批号	编号	产地	批号
S1	浙江	190808	S11	浙江	1812075
S2	湖北	190500299	S12	湖南	190701
S3	河南	191026	S13	浙江	16102901
S4	湖北	1807021112	S14	浙江	533190101
S5	浙江	18081502	S15	浙江	17021601
S6	浙江	190617	S16	安徽	191029

编号	产地	批号	编号	产地	批号
S7	浙江	180822	S17	浙江	533190601
S8	浙江	180901CP95	S18	浙江	20191024
S9	湖南	1811004	S19	浙江	20191015
S10	湖北	180901	S20	安徽	190501

2. 色谱条件　色谱柱：Agilent Extend C_{18}（4.6mm×250mm，5μm）；流动相：乙腈（A）-0.03%磷酸水溶液（B），梯度洗脱条件：0~10min，5%（A）；10~20min，5%~23%（A）；20~23min，23%（A）；23~28min，23%~28%（A）；28~34min，28%~33%（A）；34~39min，33%~50%（A）。流速：1.0mL/min；检测波长：210nm（哈巴苷）、280nm（哈巴俄苷）和330nm（安格洛苷C）；柱温：35℃；进样体积：20μL。

3. 对照提取物溶液制备　精密称取已标定含量的玄参对照提取物1号22.67mg，于25mL量瓶中，加30%甲醇稀释至刻度，摇匀，制得每1mL含0.38548mg哈巴苷、0.15996mg安格洛苷C和0.05776mg哈巴俄苷的对照提取物溶液A。对照提取物溶液A依次稀释2、5、10、20和50倍，得对照提取物溶液B、C、D、E和F。

4. 供试品溶液的制备　取玄参药材粉末（过四号筛）约0.2g，精密称定，置具塞锥形瓶中，精密加入30%甲醇16mL，密塞，称定重量，超声提取45min，冷却至室温，再次称定重量，用30%甲醇补足减失的重量，摇匀，0.45μm滤膜滤过，取续滤液作为供试品溶液。

5. 方法学考察

（1）专属性考察　依上述色谱条件，分别精密吸取对照提取物溶液、供试品溶液各20μL，分别进样。对照提取物溶液和供试品溶液色谱图见图6-13。

（2）线性关系考察　分别精密吸取A、B、C、D、E和F对照提取物溶液20μL，注入液相色谱仪，测定哈巴苷、安格洛苷C和哈巴俄苷色谱峰峰面积，以对照提取物进样量（x）为横坐标，色谱峰峰面积（y）为纵坐标，进行线性回归。哈巴苷、安格洛苷C和哈巴俄苷的线性回归方程分别为：$y=302429x-11115$（$r=0.9998$）、$y=1476192x-5781$（$r=0.9999$）和$y=2738393x-9813$（$r=0.9999$），线性范围分别为0.1542~7.7096μg、0.0640~3.1992μg和0.0232~1.1552μg。

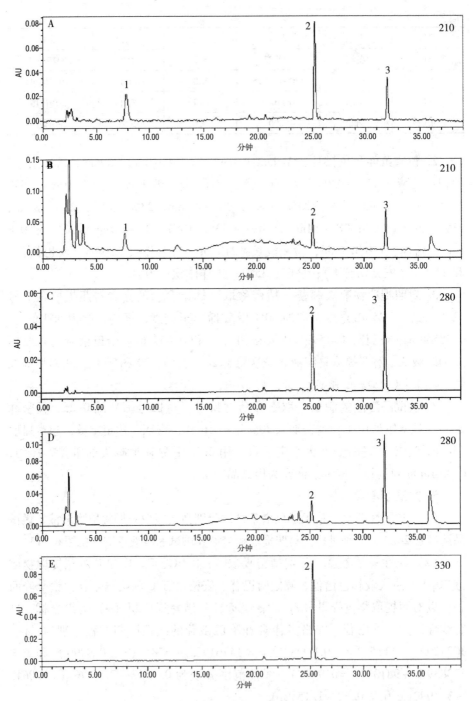

1. 哈巴苷；2. 安格洛苷 C；3. 哈巴俄苷

图 6 – 13   对照提取物（A、C、E）、供试品（B、D、F）HPLC 图

（3）仪器精密度考察 取玄参药材（过四号筛）约0.2g，精密称定，制备玄参供试品溶液，重复进样6次，测定哈巴苷、安格洛苷C和哈巴俄苷色谱峰峰面积，计算RSD值。哈巴苷、安格洛苷C和哈巴俄苷峰面积RSD值分别为0.47％、0.36％和0.39％，RSD值均小于3％，表明仪器精密度良好。

（4）稳定性考察 取玄参药材（过四号筛）约0.2g，精密称定，制备供试品溶液，分别于制备后0、2、4、8、12和24h进样，测定哈巴苷、安格洛苷C和哈巴俄苷色谱峰峰面积，计算RSD值。哈巴苷、安格洛苷C和哈巴俄苷峰面积RSD值分别为0.36％、0.56％和0.63％，RSD值均小于3％，表明供试品溶液在24h内稳定性良好。

（5）重复性考察 取同一批玄参药材（过四号筛）6份，每份0.2g，精密称定，制备供试品溶液，分别测定哈巴苷、安格洛苷C和哈巴俄苷色谱峰峰面积，计算含量和RSD值。哈巴苷、安格洛苷C和哈巴俄苷的平均含量分别为0.572％、0.146％和0.165％，RSD值均小于3％，表明本方法重复性良好。

（6）中间精密度考察 取玄参药材（过四号筛）约0.2g，精密称定，制备供试品溶液，由不同分析人员于不同时间，分别采用Waters 1525 – 2998 – 2707和Waters 1525 – 2489高效液相色谱仪测定哈巴苷、安格洛苷C和哈巴俄苷色谱峰峰面积，计算含量和RSD值。RSD值均小于3％，表明该方法中间精密度良好。

（7）准确度考察 取已知含量的玄参药材粉末（过四号筛）0.1g，精密称定，分别置于50mL具塞锥形瓶中，精密加入一定量的对照提取物溶液，制备供试品溶液，分别测定哈巴苷、安格洛苷C、哈巴俄苷色谱峰峰面积，计算回收率及RSD值。哈巴苷、哈巴俄苷和安格洛苷C的平均回收率分别100.57％、99.86％和98.55％，RSD值分别为1.87％、0.81％和1.87％，均小于3％，表明该方法准确性良好。

（二）样品分析

取20批玄参药材粉末（过四号筛），每份约0.2g，精密称定，制备供试品溶液，分别以单体对照品和3批玄参对照提取物为对照，测定哈巴苷、安格洛苷C、哈巴俄苷的含量，结果见表6 – 41、6 – 43和6 – 45。采用配对t检验比较对照品法和对照提取物法两种方法测定结果，如表6 – 42、表6 – 44和6 – 46所示，结果P值均大于0.05，3批对照提取物测得结果均与对照品法测得结果之间无显著性差异，表明采用对照提取物法和对照品法测得结果具有一致性，对照提取物可以替代对照品进行玄参药材质量评价。采用配对 t 检验对 3 批对照提取物所测结果进行两两比较，结果见表 6 – 47 至 6 – 49，结果 P 值均大于 0.05，3 批对照提取物所测结果之间无显著性差异，表明虽然不同批次玄参对照提取物之间含量有差别，但其测定结果具有一致性，表明玄参对照提取物制备工艺稳定，不同批次玄参对照提取物满足含量测定要求。

表 6 – 41　20 批玄参药材含量测定结果（对照提取物 1）

| 编号 | 含量/% | | | | | |
| | 哈巴苷 | | 安格洛苷 C | | 哈巴俄苷 | |
	对照品	对照提取物	对照品	对照提取物	对照品	对照提取物
1	0.5776	0.5764	0.1598	0.1581	0.0792	0.0786
2	0.7515	0.7509	0.1220	0.1238	0.0395	0.0388
3	0.4525	0.4509	0.1569	0.1556	0.0861	0.0870
4	0.3699	0.3714	0.2577	0.2555	0.1408	0.1422
5	0.4493	0.4493	0.1807	0.1813	0.0759	0.0746
6	0.5731	0.5756	0.1680	0.1659	0.1480	0.1488
7	0.4123	0.4141	0.1982	0.1967	0.1095	0.1090
8	0.5332	0.5281	0.1462	0.1473	0.1081	0.1075
9	0.5027	0.5141	0.1535	0.1542	0.0858	0.0864
10	0.4716	0.4741	0.1253	0.1262	0.1248	0.1234
11	0.5768	0.5695	0.1423	0.1441	0.1616	0.1623
12	0.5270	0.5229	0.1905	0.1891	0.1217	0.1218
13	0.4747	0.4679	0.0996	0.0984	0.1117	0.1106
14	0.5068	0.5016	0.1497	0.1501	0.1110	0.1103
15	0.6955	0.7036	0.1403	0.1402	0.0641	0.0634
16	0.3938	0.3947	0.1224	0.1222	0.1231	0.1222
17	0.6681	0.6697	0.1441	0.1435	0.0792	0.0785
18	0.6296	0.6236	0.1157	0.1146	0.1502	0.1509
19	0.4208	0.4185	0.0869	0.0862	0.0696	0.0685
20	0.5577	0.5524	0.0983	0.0968	0.0911	0.0909

表 6 - 42　*t* 检验结果（对照提取物 1）

| | 成对差分 | | | | | *t* | df | Sig（双侧） |
| | 均值 | 标准差 | 均值的标准误 | 差分的95%置信区间 | | | | |
				下限	上限			
哈巴苷	0.0007600	0.0048586	0.0010864	-0.0015139	0.0030339	0.700	19	0.493
安格洛苷 C	0.0041500	0.0012546	0.0002805	-0.0001722	0.0010022	1.479	19	0.155
哈巴俄苷	0.0002650	0.0008337	0.0001864	-0.0001252	0.0006552	1.422	19	0.171

表 6 - 43　20 批玄参药材含量测定结果（对照提取物 2）

| 编号 | 含量/% | | | | | |
| | 哈巴苷 | | 安格洛苷 C | | 哈巴俄苷 | |
	对照品	对照提取物	对照品	对照提取物	对照品	对照提取物
1	0.5776	0.5731	0.1598	0.1583	0.0792	0.0786
2	0.7515	0.7548	0.1220	0.1228	0.0395	0.0389
3	0.4525	0.4534	0.1569	0.1575	0.0861	0.0850
4	0.3699	0.3767	0.2577	0.2587	0.1408	0.1406
5	0.4493	0.4442	0.1807	0.1799	0.0759	0.0748
6	0.5731	0.5690	0.1680	0.1639	0.1480	0.1492
7	0.4123	0.4096	0.1982	0.1958	0.1095	0.1073
8	0.5332	0.5310	0.1462	0.1474	0.1081	0.1090
9	0.5027	0.5170	0.1535	0.1538	0.0858	0.0866
10	0.4716	0.4767	0.1253	0.1272	0.1248	0.1262
11	0.5768	0.5694	0.1423	0.1429	0.1616	0.1606
12	0.5270	0.5227	0.1905	0.1894	0.1217	0.1214
13	0.4747	0.4699	0.0996	0.0983	0.1117	0.1103
14	0.5068	0.4966	0.1497	0.1488	0.1110	0.1122
15	0.6955	0.6917	0.1403	0.1391	0.0641	0.0637
16	0.3938	0.3956	0.1224	0.1216	0.1231	0.1239
17	0.6681	0.6658	0.1441	0.1435	0.0792	0.0773
18	0.6296	0.6162	0.1157	0.1161	0.1502	0.1493
19	0.4208	0.4203	0.0869	0.0861	0.0696	0.0674
20	0.5577	0.5508	0.0983	0.0959	0.0911	0.0895

表 6-44　*t* 检验结果（对照提取物 2）

	成对差分					*t*	df	Sig（双侧）
	均值	标准差	均值的标准误	差分的95%置信区间				
				下限	上限			
哈巴苷	0.0020000	0.0062170	0.0013902	−0.0009096	0.0049096	1.439	19	0.167
安格洛苷 C	0.0005550	0.0014420	0.0003224	−0.0001199	0.0012299	1.721	19	0.101
哈巴俄苷	0.0004600	0.0011641	0.0002603	−0.0000848	0.0010048	1.767	19	0.093

表 6-45　20 批玄参药材含量测定结果（对照提取物 3）

编号	含量/%					
	哈巴苷		安格洛苷 C		哈巴俄苷	
	对照品	对照提取物	对照品	对照提取物	对照品	对照提取物
1	0.5776	0.5775	0.1598	0.1592	0.0792	0.0784
2	0.7515	0.7498	0.1220	0.1214	0.0395	0.0402
3	0.4525	0.4542	0.1569	0.1558	0.0861	0.0840
4	0.3699	0.3678	0.2577	0.2563	0.1408	0.1400
5	0.4493	0.4477	0.1807	0.1792	0.0759	0.0753
6	0.5731	0.5745	0.1680	0.1654	0.1480	0.1468
7	0.4123	0.4107	0.1982	0.1969	0.1095	0.1091
8	0.5332	0.5308	0.1462	0.1469	0.1081	0.1095
9	0.5027	0.5051	0.1535	0.1549	0.0858	0.0866
10	0.4716	0.4688	0.1253	0.1265	0.1248	0.1261
11	0.5768	0.5763	0.1423	0.1416	0.1616	0.1605
12	0.5270	0.5240	0.1905	0.1913	0.1217	0.1226
13	0.4747	0.4735	0.0996	0.0989	0.1117	0.1119
14	0.5068	0.5046	0.1497	0.1488	0.1110	0.1116
15	0.6955	0.6975	0.1403	0.1397	0.0641	0.0630
16	0.3938	0.3955	0.1224	0.1236	0.1231	0.1223
17	0.6681	0.6677	0.1441	0.1445	0.0792	0.0783
18	0.6296	0.6276	0.1157	0.1170	0.1502	0.1495
19	0.4208	0.4201	0.0869	0.0866	0.0696	0.0683
20	0.5577	0.5580	0.0983	0.0943	0.0911	0.0902

表 6 – 46 t 检验结果（对照提取物 3）

	成对差分					t	df	Sig（双侧）
	均值	标准差	均值的标准误	差分的95%置信区间				
				下限	上限			
哈巴苷	0.0006400	0.0017108	0.0003825	− 0.0001607	0.0014407	1.673	19	0.111
安格洛苷 C	0.0004650	0.0013827	0.0003092	− 0.0001821	0.0011121	1.504	19	0.149
哈巴俄苷	0.0003400	0.0009784	0.0002188	− 0.0001179	0.0007979	1.554	19	0.137

表 6 – 47 t 检验结果（对照提取物 1 和 2）

	成对差分					t	df	Sig（双侧）
	均值	标准差	均值的标准误	差分的95%置信区间				
				下限	上限			
哈巴苷	0.0012400	0.0045325	0.0010135	− 0.0008813	0.0033613	1.223	19	0.236
安格洛苷 C	0.0001400	0.0012630	0.0002824	− 0.0004511	0.0007311	0.496	19	0.626
哈巴俄苷	0.0001950	0.0013751	0.0003075	− 0.0004486	0.0008386	0.634	19	0.534

表 6 – 48 t 检验结果（对照提取物 2 和 3）

	成对差分					t	df	Sig（双侧）
	均值	标准差	均值的标准误	差分的95%置信区间				
				下限	上限			
哈巴苷	− 0.0013600	0.0059840	0.0013351	− 0.0041461	0.0014406	− 1.016	19	0.322
安格洛苷 C	− 0.0000900	0.0012937	0.0002893	− 0.0006955	0.0005155	− 0.311	19	0.759
哈巴俄苷	− 0.0001200	0.0010778	0.0002410	− 0.0006244	0.0003844	− 0.498	19	0.624

表 6 – 49 t 检验结果（对照提取物 1 和 3）

	成对差分					t	df	Sig（双侧）
	均值	标准差	均值的标准误	差分的95%置信区间				
				下限	上限			
哈巴苷	− 0.0001200	0.0042132	0.0009421	− 0.0020918	0.0018518	− 0.127	19	0.900
安格洛苷 C	0.0000500	0.0014770	0.0003303	− 0.0006413	0.0007413	0.151	19	0.881
哈巴俄苷	0.0000750	0.0014782	0.0003305	− 0.0006168	0.0007668	0.227	19	0.823

（三）小结与讨论

在中药质量控制中对照提取物具有独特优势，第一方面，对照提取物与原药材基原相似，与单体对照品相比，具有较强的专属性和整体性；第二方面，对照提取物本身为一种混标，配置操作简单，可以有效提高中药检测的效率。

本节分别采用对照提取物法（采用 3 批玄参对照提取物对玄参药材进行测定）和对照品法对玄参药材进行分析测定，采用配对样本 t 检验将两种定量方法的结果进行比较，发现 3 批主成分含量不同的对照提取物测得结果均与对照品法测得结果无明显差异；采用配对样本 t 检验对 3 批对照提取物所测结果进行两两比较，结果均无显著性差异，表明所建立的玄参对照提取物制备工艺稳定，不同批次的玄参对照提取物满足含量测定要求。根据 2020 版《中国药典》对玄参药材含量测定要求按干燥品计算，含哈巴苷和哈巴俄苷的总量不得少于 0.45%，根据检测结果，20 批玄参药材哈巴苷和哈巴俄苷总含量均符合规定。因此玄参对照提取物可替代单体对照品对玄参药材进行质量控制，为玄参对照提取物纳入玄参药材质量评价体系提供了物质基础和实验基础。

环烯醚萜和苯丙素两类成分为玄参中的主要活性成分，研究表明两者可反映玄参的传统功效。2020 版《中国药典》中，玄参含量测定项下仅以环烯醚萜类成分为指标进行质量评价，而无苯丙素类成分，不能较全面反映玄参质量。安格洛苷 C 是玄参药材中含量较高的苯丙素类成分，其具有抗血小板聚集、延缓心室重构等药理作用，20 批玄参药材的含量测定结果显示，安格洛苷 C 的平均含量为 0.15%，高于哈巴俄苷的 0.10%，由此可见除哈巴苷和哈巴俄苷两个成分外，增加安格洛苷 C 为指标成分控制玄参质量是有必要的，能够较全面反映玄参药材质量，为玄参药材质量标准的进一步完善提供参考。

二、在中药复方质量控制中的应用

四妙勇安汤始载于《华佗神医秘传》，后被收载于清代鲍相璈的《验方新编》中，现被收录于《古代经典名方目录（第一批）》，为 100 个经典名方之一，被广泛应用于临床治疗疾病，如心血管系统疾病、皮肤疾病、妇科疾病等等。全方由金银花、玄参、当归、甘草四味药按比例（3∶3∶2∶1）制成，方中玄参具有清热凉血、滋阴降火等功效，其主要活性成分为环烯醚萜类和苯丙素类成分，故采用对照提取法测定方中哈巴苷、安格洛苷 C、哈巴俄苷含量。

（一）试药

哈巴苷（上海源叶生物科技有限公司，批号：Y20M9H56539），安格洛苷 C（上海源叶生物科技有限公司，批号：ZJ0619BB13），哈巴俄苷（成都曼思特生物科技有限公司，批号：MUST-17051504），纯度均大于98%。

金银花药材（批号：180901、20180427、17091601），玄参药材（批号：190617、190701、20191024），当归药材（批号：180901、171204），甘草药材（批号：180901、19112101、19112102）。

（二）中药复方四妙勇安汤含量测定

1. 色谱条件　色谱柱：SunFire C_{18} 色谱柱（4.6mm×250mm，5μm）；流动相甲醇（A）-0.05%磷酸水溶液（B），梯度洗脱条件：0~5min，10%（A）；5~12min，10%~18%（A）；12~15min，18%（A）；15~26min，18%~40（A）；26~31min，40%（A）；31~36min，40%~50%（A）；36~39min，50%（A）；39~46min，50%~70%（A）；46~51min，70%（A）。流速：1mL/min；检测波长：210nm（哈巴苷）、280nm（哈巴俄苷）和330nm（安格洛苷C）；柱温：35℃；进样体积：10μL。

2. 对照品溶液制备　精密称取哈巴苷4.81mg置于5mL量瓶中，加30%甲醇稀释至刻度，摇匀，配置成浓度为0.962mg/mL的哈巴苷对照品储备液；按"第二节一、（三）2."项下方法分别对安格洛苷C对照品储备液和哈巴俄苷对照品储备液进行制备。精密移取3种对照品储备液适量，加30%甲醇稀释，制成每1mL含0.23088mg哈巴苷、0.05456mg安格洛苷C和0.04404mg哈巴俄苷的混合对照品溶液。

精密称取已标定含量的玄参对照提取物1号22.52mg，于25mL量瓶中，加30%甲醇稀释至刻度，摇匀，即得对照提取物母液。将对照提取物母液稀释2倍制得每1mL含0.19147mg哈巴苷、0.07945mg安格洛苷C和0.02869mg哈巴俄苷的对照提取物A。

3. 供试品溶液制备　按金银花-玄参-当归-甘草（3:3:2:1）比例取金银花30g、玄参30g、当归20g和甘草10g，10倍量水回流提取2次，每次2h，提取液滤过，合并滤液，减压浓缩至200mL，即为四妙勇安汤水提液。

精密移取四妙勇安汤水提液1mL于5mL量瓶中加水稀释至刻度，超声处理15min，摇匀即为供试品溶液。

4. 阴性样品溶液制备　取金银花、当归与甘草3味药材，制得阴性样品溶液。

5. 方法学考察

（1）专属性考察　精密吸取对照品溶液、对照提取物溶液、供试品溶液和阴性样品溶液各 10μL，分别进样，对照品溶液、对照提取物溶液、供试品溶液和阴性样品溶液色谱图见图 6 – 14。

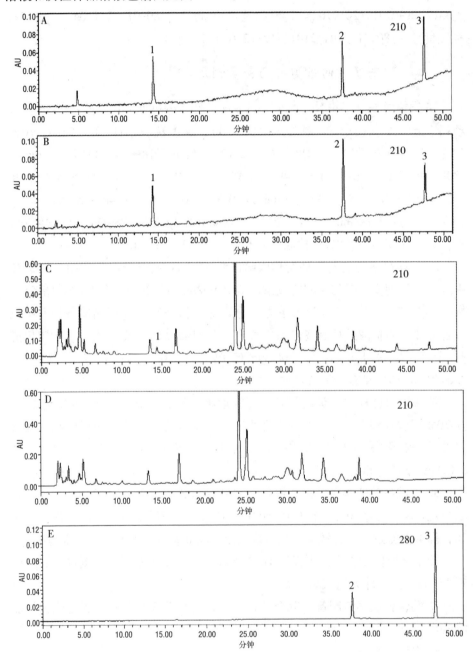

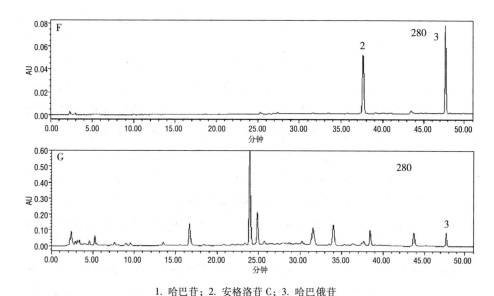

1. 哈巴苷；2. 安格洛苷 C；3. 哈巴俄苷

图 6 – 14　对照品（A、E、I）、对照提取物（B、F、J）、供试品

（C、G、K）及阴性样品（D、H、L）HPLC 图

（2）线性关系考察　分别精密吸取对照品溶液和对照提取物溶液各 2、5、10、15、20 和 25μL，分别注入液相色谱仪测定峰面积。以进样量（x）为横坐标，色谱峰峰面积（y）为纵坐标，进行线性回归。结果显示，采用对照品法时哈巴苷、安格洛苷 C 和哈巴俄苷线性回归方程分别为 $y = 307623x - 24955$（$r = 0.9998$）、$y = 1575053x - 40321$（$r = 0.9996$）和 $y = 2676713x - 507601.33\%$（$r = 0.9997$），线性范围分别为 $0.4618 \sim 5.7720μg$、$0.1091 \sim 1.3640μg$ 和 $0.0881 \sim 1.1010μg$；采用对照提取物法时哈巴苷、安格洛苷 C 和哈巴俄苷线性回归方程分别为 $y = 304463x - 19229$（$r = 0.9998$）、$y = 1584827x - 58845$（$r = 0.9996$）和 $y = 2718305x - 35479$（$r = 0.9997$），线性范围分别为 $0.3829 \sim 4.7868μg$、$0.1589 \sim 1.9863μg$ 和 $0.0574 \sim 0.7173μg$。

（3）仪器精密度考察　精密移取四妙勇安汤水提液 1mL，制备供试品溶液，连续进样 6 次，测定哈巴苷、安格洛苷 C、哈巴俄苷色谱峰峰面积并计算 RSD。哈巴苷、安格洛苷 C 和哈巴俄苷的色谱峰面积 RSD 值分别为 0.88%、0.52%，和 0.44%。RSD 值均小于 3%，表明仪器精密度良好。

（4）稳定性考察　精密移取四妙勇安汤水提液 1mL，制备供试品溶液，分别于制备后 0、2、4、8、12 和 24h 进样，测定哈巴苷、安格洛苷 C 和哈巴俄苷色谱峰峰面积，并计算 RSD 值。哈巴苷、安格洛苷 C 和哈巴俄苷的色谱峰面积 RSD 值分别为 0.83%、0.68% 和 0.58%。RSD 值均小于 3%，表明供试品溶液在 24h 内稳定性良好。

（5）中间精密度考察　精密移取四妙勇安汤水提液 1mL，制备供试品溶液，由不同人员于不同时间，分别采用 Waters 1525 - 2998 - 2707 和 Waters 1525 - 2489 高效液相色谱仪测定哈巴苷、安格洛苷 C 和哈巴俄苷色谱峰峰面积，计算含量和 RSD 值，RSD 值均小于 2%，表明该方法中间精密度良好。

（6）重复性考察　精密移取同一批四妙勇安汤水提液 6 份，每份 1mL，制备供试品溶液，分别测定哈巴苷、安格洛苷 C 和哈巴俄苷色谱峰峰面积，计算含量和 RSD 值。结果显示，采用对照品法时哈巴苷、安格洛苷 C 和哈巴俄苷的色谱峰面积 RSD 值分别为 1.49%，1.33% 和 0.27%；采用对照提取物法时哈巴苷、安格洛苷 C 和哈巴俄苷的色谱峰面积 RSD 值分别 1.50%，1.30% 和 0.27%，两种方法测定结果的 RSD 值均小于 2%，表明重复性良好。

（7）准确度考察　精密移取已知含量的四妙勇安汤水提液 15 份，每份 0.5mL，取其中 6 份分别加入一定量的混合对照品溶液，另取其余 9 份分别加入一定量的对照提取物溶液，制备供试品溶液，分别测定哈巴苷、安格洛苷 C 和哈巴俄苷色谱峰峰面积，计算回收率和 RSD 值。结果显示，采用对照品法时哈巴苷、安格洛苷 C 和哈巴俄苷的平均回收率分别为 99.94%、101.78% 和 99.72%，RSD 值分别为 1.87%，1.17% 和 1.22%；采用对照提取物法时哈巴苷、安格洛苷 C 和哈巴俄苷的平均回收率分别为 99.54%、99.36% 和 99.90%，RSD 值分别为 1.07%，1.75% 和 1.36%，表明两种方法准确度均良好。

6. 不同方法结果对比分析　取 3 批四妙勇安汤，各 4 份，制备样品溶液，分别以单体对照品和 3 批不同含量玄参对照提取物（玄参对照提取物 1，2，3）为对照，测定哈巴苷、安格洛苷 C、哈巴俄苷的含量，结果见表 6 - 50、6 - 52 和 6 - 54。采用配对 t 检验比较对照品法和对照提取物法两种方法测定结果间的差异，见表 6 - 51、6 - 53 和 6 - 55，结果 P 值均大于 0.05，3 批对照提取物测得结果均与对照品法测得结果之间无显著性差异，表明采用对照提取物法和对照品法测得结果具有一致性，对照提取物可以替代对照品进行四妙勇安汤质量评价。采用配对 t 检验或非参数检验对 3 批对照提取物测定结果进行两两比较，结果见表 6 - 56 至 6 - 64，表明不同批次对照提取物所测结果无明显差异，表明玄参对照提取物制备工艺稳定，不同批次玄参对照提取物满足含量测定要求。

表6-50 四妙勇安汤含量测定结果（对照提取物1）

编号	含量（mg/mL）					
	哈巴苷		安格洛苷C		哈巴俄苷	
	对照品	对照提取物	对照品	对照提取物	对照品	对照提取物
1	0.1364	0.1345	0.0364	0.0359	0.0311	0.0306
2	0.1293	0.1297	0.0339	0.0334	0.0306	0.0302
3	0.1350	0.1360	0.0349	0.0351	0.0308	0.0308
4	0.1273	0.1306	0.0359	0.0361	0.0309	0.0305
5	0.1109	0.1124	0.0709	0.0715	0.0490	0.0486
6	0.1148	0.1152	0.0707	0.0706	0.0489	0.0488
7	0.1183	0.1185	0.0709	0.0704	0.0491	0.0498
8	0.1158	0.1159	0.0717	0.0711	0.0496	0.0502
9	0.1474	0.1480	0.0197	0.0197	0.0171	0.0169
10	0.1552	0.1546	0.0199	0.0199	0.0175	0.0174
11	0.1525	0.1511	0.0199	0.0198	0.0176	0.0177
12	0.1520	0.1506	0.0202	0.0201	0.0175	0.0176

表6-51 t检验结果（对照提取物1）

	成对差分					t	df	Sig（双侧）
	均值	标准差	均值的标准误	差分的95%置信区间				
				下限	上限			
哈巴苷	-0.0001833	0.0014256	0.0004115	-0.0010891	0.0007225	-0.445	11	0.665
安格洛苷C	0.0001167	0.0003589	0.0001036	-0.0001113	0.0003447	1.126	11	0.284
哈巴俄苷	0.0000500	0.0003849	0.0001111	-0.0001946	0.0002946	0.450	11	0.661

表6-52 四妙勇安汤含量测定结果（对照提取物2）

编号	含量（mg/mL）					
	哈巴苷		安格洛苷C		哈巴俄苷	
	对照品	对照提取物	对照品	对照提取物	对照品	对照提取物
1	0.1364	0.1327	0.0364	0.0362	0.0311	0.0308
2	0.1293	0.1297	0.0339	0.0336	0.0306	0.0298
3	0.1350	0.1349	0.0349	0.0353	0.0308	0.0309
4	0.1273	0.1312	0.0359	0.0355	0.0309	0.0300
5	0.1109	0.1103	0.0709	0.0700	0.0490	0.0477
6	0.1148	0.1170	0.0707	0.0704	0.0489	0.0487

续表

编号	含量（mg/mL）					
	哈巴苷		安格洛苷C		哈巴俄苷	
	对照品	对照提取物	对照品	对照提取物	对照品	对照提取物
7	0.1183	0.1189	0.0709	0.0710	0.0491	0.0497
8	0.1158	0.1164	0.0717	0.0717	0.0496	0.0501
9	0.1474	0.1469	0.0197	0.0195	0.0171	0.0172
10	0.1552	0.1540	0.0199	0.0199	0.0175	0.0173
11	0.1525	0.1550	0.0199	0.0198	0.0176	0.0177
12	0.1520	0.1545	0.0202	0.0201	0.0175	0.0175

表 6 – 53　t 检验结果（对照提取物 2）

	成对差分					t	df	Sig（双侧）
	均值	标准差	均值的标准误	差分的95%置信区间				
				下限	上限			
哈巴苷	− 0.0005500	0.0020349	0.0005874	− 0.0018429	0.0007429	− 0.936	11	0.369
安格洛苷 C	0.0001667	0.0003143	0.0000907	− 0.0000330	0.0003664	1.837	11	0.093
哈巴俄苷	0.0001917	0.0005648	0.0001630	− 0.0001672	0.0005505	1.176	11	0.265

表 6 – 54　四妙勇安汤含量测定结果（对照提取物 3）

编号	含量（mg/mL）					
	哈巴苷		安格洛苷C		哈巴俄苷	
	对照品	对照提取物	对照品	对照提取物	对照品	对照提取物
1	0.1364	0.1350	0.0364	0.0360	0.0311	0.0310
2	0.1293	0.1300	0.0339	0.0340	0.0306	0.0302
3	0.1350	0.1342	0.0349	0.0347	0.0308	0.0309
4	0.1273	0.1307	0.0359	0.0353	0.0309	0.0309
5	0.1109	0.1124	0.0709	0.0713	0.0490	0.0489
6	0.1148	0.1149	0.0707	0.0705	0.0489	0.0489
7	0.1183	0.1174	0.0709	0.0716	0.0491	0.0490
8	0.1158	0.1149	0.0717	0.0723	0.0496	0.0494
9	0.1474	0.1469	0.0197	0.0202	0.0171	0.0171
10	0.1552	0.1558	0.0199	0.0202	0.0175	0.0174
11	0.1525	0.1507	0.0199	0.0201	0.0176	0.0177
12	0.1520	0.1503	0.0202	0.0204	0.0175	0.0175

表 6–55 t 检验结果（对照提取物 3）

	成对差分					t	df	Sig（双侧）
	均值	标准差	均值的标准误	差分的95%置信区间				
				下限	上限			
哈巴苷	−0.0001417	0.0015084	0.0003454	−0.0008167	0.0011001	0.325	11	0.751
安格洛苷 C	0.001333	0.0004075	0.0001176	−0.0003922	0.0001256	−1.133	11	0.281
哈巴俄苷	0.0000667	0.0001371	0.0000396	−0.0000204	0.0001538	1.685	11	0.120

表 6–56 t 检验结果 – 哈巴苷（对照提取物 1 和 2）

	成对差分					t	df	Sig（双侧）
	均值	标准差	均值的标准误	差分的95%置信区间				
				下限	上限			
对照提取物 1 对照提取物 2	−0.0003667	0.0019828	0.0005724	−0.0016265	0.0008931	−0.641	11	0.535

表 6–57 非参数检验结果 – 安格洛苷 C（对照提取物 1 和 2）

相关样本威尔科克森符号秩检验摘要	
总计 N	12
检验统计	24.000
标准误差	8.337
标准化检验统计	0.180
渐进显著性（双侧检验）	0.857

表 6–58 t 检验结果 – 哈巴俄苷（对照提取物 1 和 2）

	成对差分					t	df	Sig（双侧）
	均值	标准差	均值的标准误	差分的95%置信区间				
				下限	上限			
对照提取物 1 对照提取物 2	0.0001417	0.0003260	0.0000941	−0.0000655	0.0003488	1.505	11	0.160

表 6–59 t 检验结果 – 哈巴苷（对照提取物 2 和 3）

	成对差分					t	df	Sig（双侧）
	均值	标准差	均值的标准误	差分的95%置信区间				
				下限	上限			
对照提取物 2 对照提取物 3	−0.0006917	0.0021965	0.0006341	−0.0020872	0.0007039	−1.091	11	0.299

表 6-60　t 检验结果-安格洛苷 C（对照提取物 2 和 3）

| | 成对差分 | | | | | t | df | Sig（双侧） |
| | 均值 | 标准差 | 均值的标准误 | 差分的95%置信区间 | | | | |
				下限	上限			
对照提取物 2 对照提取物 3	0.0003000	0.0004954	0.0001430	-0.0000148	0.0006148	2.98	11	0.060

表 6-61　t 检验结果-哈巴俄苷（对照提取物 2 和 3）

| | 成对差分 | | | | | t | df | Sig（双侧） |
| | 均值 | 标准差 | 均值的标准误 | 差分的95%置信区间 | | | | |
				下限	上限			
对照提取物 2 对照提取物 3	0.0001250	0.0005479	0.0001582	-0.0002231	0.0004731	0.790	11	0.446

表 6-62　t 检验结果-哈巴苷（对照提取物 1 和 3）

| | 成对差分 | | | | | t | df | Sig（双侧） |
| | 均值 | 标准差 | 均值的标准误 | 差分的95%置信区间 | | | | |
				下限	上限			
对照提取物 1 对照提取物 3	0.0003250	0.0008270	0.0002387	-0.0002004	0.0008504	1.361	11	0.201

表 6-63　t 检验结果-安格洛苷 C（对照提取物 1 和 3）

| | 成对差分 | | | | | t | df | Sig（双侧） |
| | 均值 | 标准差 | 均值的标准误 | 差分的95%置信区间 | | | | |
				下限	上限			
对照提取物 1 对照提取物 3	-0.0002500	0.0005931	0.0001712	-0.0006269	0.0001269	-1.460	11	0.172

表 6-64　非参数检验结果-哈巴俄苷（对照提取物 1 和 3）

相关样本威尔科克森符号秩检验摘要	
总计 N	12
检验统计	26.000
标准误差	8.396
标准化检验统计	0.417
渐进显著性（双侧检验）	0.677

（三）小结与讨论

本节分别采用对照提取物法（3 批玄参对照提取物）和对照品法对四妙

勇安汤进行测定，采用配对样本 t 检验将两种定量方法的结果进行比较，发现 3 批主成分含量不同对照提取物测得结果均与对照品法测得结果均无显著性差异；对 3 批对照提取物测得结果进行两两比较，结果无显著性差异，说明玄参对照提取物制备工艺稳定，不同批次玄参对照提取物满足含量测定要求。因此玄参对照提取物可替代单体对照品对四妙勇安汤进行质量控制，为玄参对照提取物纳入玄参复方质量评价体系提供了参考。

参考文献

［1］刘慧．玄参化学成分与哈巴苷标准物质研究［D］．北京：北京中医药大学，2013.

［2］武子敬，郭建军．中药化学［M］．成都：电子科技大学出版社，2017：116—118.

［3］何伟，李伟．大孔树脂在中药成分分离中的应用［J］．南京中医药大学学报，2005，21（3）：134—136.

［4］张雪梅．玄参活性提取物的制备工艺及质量控制研究［D］．西安：西北大学，2011.

［5］全国标准物质计量技术委员会．JJF 1343 - 2012 标准物质定值的通用原则及统计学原理［S］．北京：国家质量监督检验检疫总局，2012.

［6］胡晓燕．标准物质稳定性考察及评价［J］．冶金分析，2000，20（6）：31—34.

［7］王菲菲，吴寿海，张聿梅，等．马钱子对照提取物的研究及其在马钱子药材及复方制剂质量控制中的应用［J］．药物分析杂志，2018，38（7）：1226—1230.

［8］何风艳，戴忠，何轶，等．西红花苷对照提取物的定值及不确定度评估研究［J］．药物分析杂志，2016，36（6）：1113—1119.

［9］王路，周德勇，蒋丽娟，等．决明子萘骈吡喃酮类对照提取物中主要化学成分 UPLC - MS_n 分析及定值研究［J］．中国中药杂志，2019，44（10）：2102—2109.

［10］姚尚辰，常艳，胡昌勤．HPLC 用 β - 内酰胺类抗生素化学对照品的不确定度分析［J］．药物分析杂志，2010，30（11）：2104—2110.

第七章　薄荷酚酸对照提取物研究

第一节　制备工艺

一、提取工艺

（一）试药

薄荷药材（批号：120512）购自北京本草方源药业公司，经鉴定为唇形科植物薄荷 *Mentha haplocalyx* Briq. 的干燥地上部分。对照品迷迭香酸（批号：10251178），橙皮苷（批号：11034732），蒙花苷（批号：03347189），香叶木苷（批号：10473233）购自成都曼斯特生物科技有限公司，香蜂草苷（批号 8901 - 765992）购自成都瑞芬思生物科技有限公司。

（二）方法与结果

1. 正交实验

（1）正交试验设计　采用 $L_9(3^4)$ 正交试验，以迷迭香酸、橙皮苷、香叶木苷、香蜂草苷和蒙花苷含量为考察指标，对提取过程中乙醇浓度、溶剂用量、提取时间、提取次数进行考察，因素水平表见表 7-1。

表 7-1　因素水平表

水平	因　素			
	乙醇浓度%（A）	溶剂用量（B）	提取时间（C）	提取次数（D）
1	50	10	0.5	1
2	70	12	1.0	2
3	90	14	1.5	3

（2）样品制备　称取薄荷材 18 份（分为 9 组，每组 2 份），每份约 20g，精密称定，按 $L_9(3^4)$ 正交试验表设计制备相应提取物。

称取提取物约 25mg，精密称定，置 10mL 量瓶中，加甲醇超声溶解，再加甲醇稀释至刻度，摇匀，0.45μm 微孔滤膜滤过，精密吸取 20μL，测定提取物中各成分的含量，计算提取量。

2. 含量测定　采用"一测多评法"测定薄荷对照提取物中橙皮苷、香叶木苷、香蜂草苷和蒙花苷的含量，采用外标法测定薄荷对照提取物中迷迭香酸的含量。

一测多评法色谱条件：色谱柱为 Sunfire C_{18} 柱（4.6×150mm，5μm）；流动相甲醇（A）－水（B）梯度洗脱（0~10min，40%~60%A；10~15min，60%~70%A）；流速 1mL/min；检测波长 285nm；柱温 30℃；进样量 10μL。相对校正因子值：$f_{香叶木苷/橙皮苷}$ = 2.358；$f_{香蜂草苷/橙皮苷}$ = 1.577；$f_{蒙花苷/橙皮苷}$ =1.571。

外标法色谱条件：色谱柱为 Sunfire C_{18} 柱（4.6×150mm，5μm）；流动相乙腈（A）－0.5%甲酸水（B）梯度洗脱（0~20min，22%~28%A）；流速 1mL/min；检测波长 330nm；柱温 30℃；进样量 10μL。

3. 正交实验结果

（1）以橙皮苷提取量为指标测定结果　按"一、（二）1.（2）样品制备"项下方法制备供试品，测定橙皮苷的含量，计算提取量。结果见表 7-2。

表 7-2　正交实验结果（以橙皮苷提取量为指标）

实验号	浸膏重/g	橙皮苷		
		含量/%	提取量/mg	提取率/%
1	2.6348	0.1059	2.79	27.32
	2.6542	0.1051	2.79	27.25
2	4.0731	0.1098	4.47	43.76
	4.1185	0.1113	4.58	44.83
3	4.9006	0.1695	8.31	81.92
	5.0037	0.1683	8.42	82.12
4	4.3724	0.1553	6.79	66.31
	4.2841	0.1542	6.61	64.74
5	2.9548	0.1275	3.77	36.85
	2.8991	0.1261	3.65	35.74
6	3.9060	0.1279	5.00	48.91
	3.8639	0.1273	4.92	48.23

续表

实验号	浸膏重/g	橙皮苷		
		含量/%	提取量/mg	提取率/%
7	2.7757	0.0961	2.67	26.09
	2.7403	0.0981	2.69	26.34
8	2.6311	0.0836	2.20	21.48
	2.7047	0.0861	2.33	22.74
9	2.1905	0.0867	1.90	18.55
	2.1967	0.0868	1.91	18.63

实验结果表明，以橙皮苷提取量为指标进行分析，因素 A（乙醇浓度）、因素 B（溶剂用量）、因素 C（提取时间）和因素 D（提取次数）均有显著性差异。用 SPSS 统计软件比较各因素中各水平间的差异，结果见图 7-1，可见因素 A 中水平 1、2、3 之间均存在显著性差异，且 $A_1 > A_2 > A_3$。因素 B 中水平 1、2、3 之间均存在显著性差异，且 $B_3 > B_1 > B_2$，因素 C 中水平 1、2、3 之间均存在显著性差异，且 $C_3 > C_2 > C_1$。因素 D 中水平 1、2、3 之间均存在显著性差异，且 $D_3 > D_2 > D_1$。

Tests of Between-Subjects Effects

Dependent Variable:提取量

Source	Type III Sum of Squares	df	Mean Square	F	Sig.
Corrected Model	75.630[a]	8	9.454	1793.124	.000
Intercept	319.286	1	319.286	60560.128	.000
A	33.499	2	16.750	3176.962	.000
B	7.669	2	3.835	727.325	.000
C	7.718	2	3.859	731.991	.000
D	26.743	2	13.372	2536.220	.000
Error	.047	9	.005		
Total	394.964	18			
Corrected Total	75.677	17			

a. R Squared = .999 (Adjusted R Squared = .999)

图 7-1　正交试验结果-橙皮苷

综上分析，以橙皮苷提取量为指标，最佳提取工艺为 $A_1B_3C_3D_3$。

（2）以香叶木苷提取量为指标测定结果　测定香叶木苷的含量，计算提取量。结果见表7-3。

表7-3 正交实验结果（以香叶木苷提取量为指标）

实验号	浸膏重/g	香叶木苷		
		含量/%	提取量/mg	提取率/%
1	2.6348	0.1557	4.10	19.34
	2.6542	0.1506	4.00	18.78
2	4.0731	0.2065	8.41	39.59
	4.1185	0.2055	8.46	39.85
3	4.9006	0.3560	17.45	82.80
	5.0037	0.3582	17.92	84.09
4	4.3724	0.3517	15.38	72.25
	4.2841	0.3517	15.07	71.03
5	2.9548	0.2543	7.51	35.38
	2.8991	0.2535	7.35	34.57
6	3.9060	0.2768	10.81	50.91
	3.8639	0.2751	10.63	50.14
7	2.7757	0.2312	6.42	30.19
	2.7403	0.2332	6.39	30.13
8	2.6311	0.2148	5.65	26.55
	2.7047	0.2187	5.92	27.80
9	2.1905	0.2175	4.76	22.39
	2.1967	0.2192	4.81	22.64

实验结果表明，以香叶木苷提取量为指标进行分析，因素 A（乙醇浓度）、因素 B（溶剂用量）、因素 C（提取时间）和因素 D（提取次数）均有显著性差异。用 SPSS 统计软件比较各因素中各水平间的差异，结果见图7-2，可见因素 A 中水平1、2、3之间均存在显著性差异，且 $A_2 > A_1 > A_3$。因素 B 中水平1、2、3之间均存在显著性差异，且 $B_3 > B_1 > B_2$，因素 C 中水平1、2、3之间均存在显著性差异，且 $C_3 > C_2 > C_1$。因素 D 中水平1、2、3之间均存在显著性差异，且 $D_3 > D_2 > D_1$。

综上分析，以香叶木苷提取量为指标，最佳提取工艺为 $A_2B_3C_3D_3$。

（3）以香蜂草苷提取量为指标测定结果 测定香蜂草苷的含量，计算提取量。结果见表7-4。

Tests of Between-Subjects Effects

Dependent Variable:提取量

Source	Type III Sum of Squares	df	Mean Square	F	Sig.
Corrected Model	358.276ᵃ	8	44.784	1721.744	.000
Intercept	1441.129	1	1441.129	55404.365	.000
A	100.787	2	50.393	1937.377	.000
B	45.721	2	22.860	878.869	.000
C	42.569	2	21.285	818.292	.000
D	169.199	2	84.600	3252.438	.000
Error	.234	9	.026		
Total	1799.639	18			
Corrected Total	358.510	17			

a. R Squared = .999 (Adjusted R Squared = .999)

图 7 - 2　正交试验结果 – 香叶木苷

表 7 - 4　正交实验结果（以香蜂草苷提取量为指标）

实验号	浸膏重/g	香蜂草苷		
		含量/%	提取量/mg	提取率/%
1	2.6348	0.0907	2.39	28.27
	2.6542	0.0916	2.43	28.68
2	4.0731	0.1157	4.71	55.72
	4.1185	0.1161	4.78	56.56
3	4.9006	0.1499	7.34	87.54
	5.0037	0.1486	7.43	87.60
4	4.3724	0.1639	7.17	84.57
	4.2841	0.1628	6.97	82.58
5	2.9548	0.1486	4.39	51.92
	2.8991	0.1477	4.28	50.60
6	3.9060	0.1068	4.17	49.35
	3.8639	0.1064	4.11	48.70
7	2.7757	0.1102	3.06	36.15
	2.7403	0.1095	3.00	35.53

续表

实验号	浸膏重/g	香蜂草苷		
		含量/%	提取量/mg	提取率/%
8	2.6311	0.0970	2.55	30.13
	2.7047	0.1010	2.73	32.24
9	2.1905	0.1085	2.38	28.06
	2.1967	0.1080	2.37	28.03

实验结果表明，以香蜂草苷提取量为指标进行分析，因素 A（乙醇浓度）、因素 B（溶剂用量）、因素 C（提取时间）和因素 D（提取次数）均有显著性差异。用 SPSS 统计软件比较各因素中各水平间的差异，结果见图 7 - 3，可见因素 A 中水平 1、2、3 之间均存在显著性差异，且 $A_2 > A_1 > A_3$。因素 B 中水平 1、2、3 之间均存在显著性差异，且 $B_3 > B_1 > B_2$，因素 C 中水平 1、2、3 之间均存在显著性差异，且 $C_3 > C_2 > C_1$。因素 D 中水平 1、2、3 之间均存在显著性差异，且 $D_3 > D_2 > D_1$。

Tests of Between-Subjects Effects

Dependent Variable:提取量

Source	Type III Sum of Squares	df	Mean Square	F	Sig.
Corrected Model	58.014ᵃ	8	7.252	1234.918	.000
Intercept	323.173	1	323.173	55034.181	.000
A	22.111	2	11.056	1882.687	.000
B	1.623	2	.811	138.177	.000
C	12.471	2	6.236	1061.904	.000
D	21.808	2	10.904	1856.904	.000
Error	.053	9	.006		
Total	381.240	18			
Corrected Total	58.067	17			

a. R Squared = .999 (Adjusted R Squared = .998)

图 7 - 3　正交试验结果 - 香蜂草苷

综上分析，以香蜂草苷提取量为指标，最佳提取工艺为 $A_2B_3C_3D_3$。

（4）以蒙花苷提取量为指标测定结果　测定蒙花苷的含量，计算提取量。结果见表 7 - 5。

表 7 − 5 正交实验结果（以蒙花苷提取量为指标）

实验号	浸膏重/g	蒙花苷		
		含量/%	提取量/mg	提取率/%
1	2.6348	1.4068	37.07	30.55
	2.6542	1.3875	36.83	30.27
2	4.0731	1.9664	80.09	65.95
	4.1185	1.9804	81.56	67.16
3	4.9006	2.2612	110.81	91.98
	5.0037	2.2580	112.99	92.71
4	4.3724	2.4904	108.89	89.49
	4.2841	2.4839	106.41	87.75
5	2.9548	1.9761	58.39	48.08
	2.8991	1.9774	57.33	47.18
6	3.9060	1.9875	77.63	63.96
	3.8639	1.9690	76.08	62.77
7	2.7757	1.8411	51.10	42.06
	2.7403	1.8517	50.74	41.85
8	2.6311	1.6013	42.13	34.62
	2.7047	1.6254	43.96	36.13
9	2.1905	1.6456	36.05	29.64
	2.1967	1.6463	36.16	29.75

实验结果表明，以蒙花苷提取量为指标进行分析，因素 A（乙醇浓度），因素 B（溶剂用量），因素 C（提取时间）和因素 D（提取次数）均有显著性差异。用 SPSS 统计软件比较各因素中各水平间的差异，结果见图 7 − 4，可见因素 A 中水平 1、2、3 之间均存在显著性差异，且 $A_2 > A_1 > A_3$。因素 B 中水平 1、2、3 之间均存在显著性差异，且 $B_3 > B_1 > B_2$，因素 C 中水平 1 与 2、3 之间存在显著性差异，且 $C_{2 \sim 3} > C_1$。因素 D 中水平 1、2、3 之间均存在显著性差异，且 $D_3 > D_2 > D_1$。

综上分析，以蒙花苷提取量为指标，最佳提取工艺为 $A_2 B_3 C_{2 \sim 3} D_3$。

（5）以迷迭香酸提取量为指标测定结果 测定迷迭香酸的含量，计算提取量。结果见表 7 − 6。

Tests of Between-Subjects Effects

Dependent Variable:提取量

Source	Type III Sum of Squares	df	Mean Square	F	Sig.
Corrected Model	13452.316ᵃ	8	1681.539	1497.119	.000
Intercept	80581.051	1	80581.051	71743.454	.000
A	5045.259	2	2522.630	2245.964	.000
B	646.485	2	323.243	287.792	.000
C	1924.386	2	962.193	856.666	.000
D	5836.185	2	2918.093	2598.055	.000
Error	10.109	9	1.123		
Total	94043.476	18			
Corrected Total	13462.424	17			

a. R Squared = .999 (Adjusted R Squared = .999)

图 7 - 4　正交试验结果 - 蒙花苷

表 7 - 6　正交实验结果（以迷迭香酸提取量为指标）

实验号	迷迭香酸	蒙花苷		
		含量/%	提取量/mg	提取率/%
1	2.6348	0.5494	14.48	41.32
	2.6542	0.5412	14.37	40.88
2	4.0731	0.5542	22.57	64.37
	4.1185	0.5504	22.67	64.64
3	4.9006	0.5909	28.96	83.23
	5.0037	0.5853	29.29	83.22
4	4.3724	0.5828	25.48	72.521
	4.2841	0.5786	24.79	70.79
5	2.9548	0.6610	19.53	55.70
	2.8991	0.6625	19.21	54.74
6	3.9060	0.5988	23.39	66.72
	3.8639	0.5966	23.05	65.86
7	2.7757	0.6887	19.12	54.48
	2.7403	0.6984	19.14	54.65

实验号	迷迭香酸	蒙花苷		
		含量/%	提取量/mg	提取率/%
8	2.6311	0.6632	17.45	49.66
	2.7047	0.6659	18.01	51.25
9	2.1905	0.6540	14.33	40.79
	2.1967	0.6571	14.43	41.12

实验结果表明，以迷迭香酸提取量为指标进行分析，因素 A（乙醇浓度），因素 B（溶剂用量，）因素 C（提取时间）和因素 D（提取次数）均有显著性差异。用 SPSS 统计软件比较各因素中各水平间的差异，结果见图 7 - 5，可见因素 A 中水平 1、2、3 之间均存在显著性差异，且 $A_2 > A_1 > A_3$。因素 B 中水平 1、2、3 之间均存在显著性差异，且 $B_3 > B_1 > B_2$，因素 C 中水平 1 与 2、3 之间存在显著性差异，且 $C_3 > C_2 > C_1$。因素 D 中水平 1、2、3 之间均存在显著性差异，且 $D_3 > D_2 > D_1$。

Tests of Between-Subjects Effects

Dependent Variable:提取量

Source	Type III Sum of Squares	df	Mean Square	F	Sig.
Corrected Model	385.817a	8	48.227	755.451	.000
Intercept	7616.660	1	7616.660	119310.654	.000
A	110.462	2	55.231	865.161	.000
B	25.487	2	12.744	199.621	.000
C	50.200	2	25.100	393.178	.000
D	199.668	2	99.834	1563.844	.000
Error	.575	9	.064		
Total	8003.051	18			
Corrected Total	386.392	17			

a. R Squared = .999 (Adjusted R Squared = .997)

图 7 - 5　正交试验结果 - 迷迭香酸

综上分析，以迷迭香酸提取量为指标，最佳提取工艺为 $A_2B_3C_3D_3$。

4. 最佳提取工艺确定　以 5 种成分提取量为考察指标，确定薄荷酚类对照提取物最佳提取工艺为：$A_2B_3C_{2\sim3}D_3$，即薄荷药材 70% 乙醇提取 3 次，每次 1h，溶剂用量为 14 倍量。

5. 薄荷酚类对照提取物最佳提取工艺验证　根据正交试验的筛选结果，薄荷酚类对照提取物的最佳提取工艺条件为：70% 乙醇提取 3 次，每次 1h，溶剂用量为 14 倍量。取薄荷药材共 3 份，每份 20g，按最佳工艺条件，制备样品，过滤，回收溶剂，减压干燥，称重，测定迷迭香酸、橙皮苷、香叶木苷、香蜂草苷和蒙花苷 5 种成分的含量，测定结果见表 7 - 7。由下表可知，通过正交实验优选的提取工艺制备得到的 3 批样品，含量基本稳定。

表 7 - 7　最佳提取工艺验证试验结果

	批次	1	2	3
药材	投料药材量/g	20.01	19.92	20.02
	橙皮苷含量/%	0.05	0.05	0.05
	橙皮苷量/mg	10.21	10.16	10.21
	香叶木苷含量/%	0.11	0.11	0.11
	香叶木苷量/mg	21.21	21.12	21.22
	香蜂草苷含量/%	0.04	0.04	0.04
	香蜂草苷量/mg	8.44	8.41	8.45
	蒙花苷含量/%	0.61	0.61	0.61
	蒙花苷量/mg	121.26	120.72	121.32
	迷迭香酸含量/%	0.18	0.18	0.18
	迷迭香酸量/mg	35.02	34.86	35.04
提取物	橙皮苷含量/%	0.18	0.18	0.18
	橙皮苷提取率/%	86.33	86.65	86.54
	香叶木苷含量/%	0.4	0.39	0.40
	香叶木苷提取率/%	92.77	93.22	93.91
	香蜂草苷含量/%	0.16	0.16	0.16
	香蜂草苷提取率/%	92.58	92.43	91.87
	蒙花苷含量/%	2.37	2.36	2.37
	蒙花苷提取率/%	96.99	97.46	97.37
	迷迭香酸含量/%	0.63	0.63	0.63
	迷迭香酸提取率/%	89.18	89.52	89.31

二、纯化工艺

(一) 树脂纯化方法

对树脂纯化薄荷酚类对照提取物的吸附条件、除杂条件及洗脱条件中几个对照提取物纯化影响关键进行优化。以洗脱物中迷迭香酸、橙皮苷、香叶木苷、香蜂草苷和蒙花苷 5 种成分的含量作为考察指标。

1. 上样液制备　精密称取薄荷药材 100g，按最佳提取工艺提取，即 70%乙醇回流提取 3 次（14 倍量，1h），趁热抽滤，合并 3 次提取液，减压回收溶剂，干燥。提取物加水超声分散（30min，100kHz），得浓度为 0.1g/mL 的上样液，备用。

2. 树脂类型选择　根据薄荷酚类成分的理化性质，经查阅文献，参考课题组前期研究结果，选择 HPD-400 型大孔吸附树脂，并对其纯化条件进行优化。

3. HPD-400 型大孔吸附树脂吸附方法优化　吸附 pH 值考察：取浓度为 0.1g/mL 的上样液 10mL，测定 pH=5.1；另取 2 份样品液，分别用 1mol/LHCl 调节 pH 为 3、4 后，通过 HPD-400 型大孔吸附树脂（树脂径高比为 1:9，树脂体积 40mL），吸附流速为 2mL/min（3BV/h），吸附完成后，用 4 倍树脂体积的 10% 乙醇洗脱除杂，再用 70% 乙醇进行洗脱，洗脱流速为 3mL/min（4BV/h），洗脱至流出液近无色止。收集 70% 乙醇洗脱液，回收溶剂，减压干燥，称重，并测定 5 种成分含量。结果见表 7-8。

表 7-8　上样 pH 考察

上样液 pH	含量/%					总含量/%
	橙皮苷	香叶木苷	香蜂草苷	蒙花苷	迷迭香酸	
3	0.54	0.22	0.43	4.33	1.73	7.25
4	0.54	0.23	0.46	4.48	1.75	7.45
5.1	0.65	0.54	0.61	6.94	1.72	10.46

由上表可知，pH 为 5.1，即对 pH 值不调节，以上 5 种成分含量最高，故吸附 pH 选择 5.1。

4. HPD-400 型大孔吸附树脂除杂方法优化

（1）除杂溶剂考察　取浓度为 0.1g/mL 的上样液 10mL，通过 HPD-400 型大孔吸附树脂（树脂径高比为 1:9，树脂体积 40mL），吸附流速为 2mL/

min（3BV/h），吸附完成后，分别用 4 倍树脂体积的水、10% 乙醇和 20% 乙醇洗脱除杂，再用 70% 乙醇进行洗脱，洗脱流速为 3mL/min（4BV/h），洗脱至流出液近无色止。收集 70% 乙醇洗脱液，回收溶剂，减压干燥，称重，并测定 5 种成分含量。结果见表 7 - 9。

表 7 - 9　除杂溶剂考察结果

除杂溶剂	含量/%					总含量/%
	橙皮苷	香叶木苷	香蜂草苷	蒙花苷	迷迭香酸	
水	0.45	0.41	0.34	4.58	1.28	7.07
10% 乙醇	0.65	0.53	0.61	6.95	1.73	10.47
20% 乙醇	0.83	0.44	0.73	7.55	0.57	10.13

由上表可知，以 10% 乙醇除杂，以上 5 种成分含量最高，故除杂溶剂选择 10% 乙醇。

（2）除杂体积考察　取浓度为 0.1g/mL 的上样液 10mL，通过 HPD - 400 型大孔吸附树脂（树脂径高比为 1:9，树脂体积 40mL），吸附流速为 2mL/min（3BV/h），吸附完成后，分别用 2、3、4、5 倍树脂体积的 10% 乙醇洗脱除杂，再用 70% 乙醇进行洗脱，洗脱流速为 3mL/min（4BV/h），洗脱至流出液近无色止。收集 70% 乙醇洗脱液，回收溶剂，减压干燥，称重，并测定 5 种成分含量。结果见表 7 - 10。

表 7 - 10　除杂体积结果

除杂体积	含量/%					总含量/%
	橙皮苷	香叶木苷	香蜂草苷	蒙花苷	迷迭香酸	
2BV	0.55	0.22	0.48	4.58	1.54	7.37
3BV	0.62	0.24	0.58	5.11	1.65	8.20
4BV	0.66	0.53	0.62	6.95	1.73	10.49
5BV	0.60	0.49	0.60	6.97	1.74	10.41

由上表可知，以体积为 4BV 和 5BV 的 10% 乙醇除杂，5 种成分含量最高，故确定除杂溶剂体积为 4BV。

5. HPD - 400 型大孔吸附树脂洗脱方法优化　取浓度为 0.1g/mL 的上样液通过 HPD - 400 型树脂柱，按已确定的吸附、除杂和洗脱条件操作，分份收集洗脱液，每份 0.5BV，共收集 10 份。洗脱液转移至蒸发皿中，蒸干溶剂，真空干燥，称重，测定 5 种成分的含量，计算洗脱量。结果见表 7 - 11。

以洗脱量为纵坐标，洗脱液体积为横坐标绘制洗脱曲线（图7-6）（书后彩插）。由洗脱曲线可知，当70%乙醇洗脱4BV时，5种成分已基本洗脱完全。

表7-11　洗脱体积考察结果

洗脱体积	提取量/mg				
	橙皮苷	香叶木苷	香蜂草苷	蒙花苷	迷迭香酸
0.5BV	0.03	0.10	0.03	2.35	0.01
1.0BV	0.63	0.32	0.52	12.21	1.52
1.5BV	1.55	0.70	0.99	13.56	5.44
2.0BV	1.94	0.79	1.95	10.79	8.29
2.5BV	1.61	0.68	0.44	5.66	4.27
3.0BV	0.35	0.41	0.18	1.78	2.09
3.5BV	0.28	0.61	0.03	0.14	0.12
4.0BV	0.02	0.02	0	0.02	0.01
4.5BV	0	0.02	0	0	0
5.0BV	0	0	0	0	0

6. 薄荷酚类对照提取物大孔吸附树脂最佳纯化工艺验证　薄荷酚类对照提取物HPD-400型大孔吸附树脂的纯化工艺为：最佳提取工艺制得提取物，加水分散，得浓度0.1g/mL的上样液，后加至已处理好的HPD-400大孔吸附树脂柱（树脂柱径高比1:9），上样量4BV，吸附流速3BV/h，待树脂达到饱和吸附后，以10%乙醇4BV洗脱除杂，再用70%乙醇（4BV），洗脱流速4BV/h，收集70%乙醇洗脱液，回收溶剂，真空干燥，称重，即得。取最佳提取工艺制得提取物3份，每份1g，按薄荷酚类对照提取物大孔吸附树脂最佳纯化工艺制备样品。测定迷迭香酸、橙皮苷、香叶木苷、香蜂草苷和蒙花苷5种成分的含量，测定结果见表7-12。由下表可知，通过大孔吸附树脂的纯化工艺制备得到的3批样品，含量基本稳定。

表7-12　薄荷酚类对照提取物大孔吸附树脂最佳纯化工艺验证结果

批次	含量/%					总含量/%
	橙皮苷	香叶木苷	香蜂草苷	蒙花苷	迷迭香酸	
1	0.66	0.53	0.62	6.94	1.74	10.49
2	0.66	0.54	0.60	6.95	1.73	10.48
3	0.65	0.55	0.62	6.95	1.74	10.51

7. 总结与讨论　　对薄荷酚类对照提取物纯化工艺中关键工艺参数考察结果进行讨论：薄荷酚类对照提取物成分结构类型多为多含有酚羟基，化合物呈弱酸性且极性较大，成分在大孔吸附树脂上不易吸附牢固，在吸附及除杂过程中易被洗脱损失。采用浓度为10%的乙醇溶液作为除杂溶剂，可以提高指标成分含量，但继续升高除杂溶剂乙醇浓度会使更多的指标成分从树脂上被解吸附，从而含量下降；除杂溶剂用量为4BV时，纯化效果最理想，但增大除杂溶剂用量，会导致指标成分洗脱损失，从而含量下降。因此，对本工艺纯化效果影响最大的工艺参数为除杂溶剂及除杂溶剂用量。

（二）制备高效液相纯化方法

1. 样品溶液制备　　取大孔树脂纯化后的样品，加甲醇超声（30min，100kHz）溶解，制成浓度为10mg/mL的溶液。

2. 制备高效液相色谱法　　流动相甲醇（A）－水（B），梯度洗脱（0～24min，10%～48%A；24～26min，48%～70%A；26～30min，70%A；30～60min，70%～100%A）；流速2.0mL/min；检测波长296nm；柱温30℃；每次进样量1mL。由对照品图谱可知，5个成分集中于24～42min，收集24～42min流份，减压回收溶剂，冷冻干燥，即得。结果见图7-7。

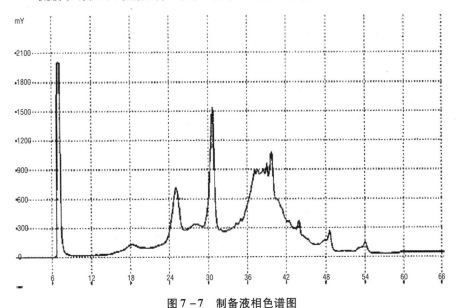

图7-7　制备液相色谱图

3. 薄荷酚类对照提取物制备高效液相色谱法最佳纯化工艺验证　　取大孔

吸附树脂最佳纯化工艺制得提取物 3 份，每份 0.1g，按薄荷酚类对照提取物制备液相色谱法最佳纯化工艺制备样品。测定迷迭香酸、橙皮苷、香叶木苷、香蜂草苷和蒙花苷 5 种成分的含量，测定结果见表 7 - 13。由下表可知，通过制备高效液相色谱法纯化工艺制备得到的 3 批样品，含量基本稳定。

表 7 - 13　薄荷酚类对照提取物制备高效液相色谱法最佳纯化工艺验证结果

批次	含量/%					总含量/%
	橙皮苷	香叶木苷	香蜂草苷	蒙花苷	迷迭香酸	
1	6.07	17.85	5.18	20.53	10.63	60.26
2	6.07	17.86	5.17	20.55	10.65	60.30
3	6.05	17.85	5.17	20.56	10.65	60.28

三、薄荷酚类对照提取物制备工艺验证

为验证薄荷酚类对照提取物工艺的稳定，对市售 10 批薄荷药材按上述方法制备对照提取物。

精密称定对照提取物 4mg，置 10mL 量瓶中，加甲醇溶解并稀释至刻度，摇匀。测定药材及对照提取物中迷迭香酸、橙皮苷、香叶木苷、香蜂草苷和蒙花苷的含量，结果见表 7 - 14、表 7 - 15。

表 7 - 14　薄荷药材中各成分含量

编号	含量/%					总含量/%
	橙皮苷	香叶木苷	香蜂草苷	蒙花苷	迷迭香酸	
1	0.15	0.56	0.07	0.38	0.12	1.28
2	0.11	0.42	0.09	0.39	0.08	1.09
3	0.13	0.37	0.11	0.32	0.10	1.03
4	0.17	0.55	0.08	0.30	0.14	1.24
5	0.18	0.71	0.06	0.34	0.18	1.47
6	0.09	0.56	0.06	0.35	0.15	1.21
7	0.14	0.66	0.08	0.29	0.14	1.31
8	0.11	0.45	0.06	0.41	0.18	1.21
9	0.15	0.63	0.08	0.34	0.12	1.32
10	0.17	0.41	0.08	0.40	0.13	1.19

表 7 – 15　薄荷酚类对照提取物中各成分含量

编号	含量/%					总含量/%
	橙皮苷	香叶木苷	香蜂草苷	蒙花苷	迷迭香酸	
1	7.96	21.15	3.37	17.23	12.87	62.58
2	6.06	17.87	5.16	20.54	10.64	60.27
3	7.36	16.88	5.42	17.57	13.81	61.04
4	8.60	18.76	3.97	16.84	15.47	63.64
5	8.88	25.23	3.61	17.17	19.93	74.82
6	5.38	21.05	3.31	19.48	17.38	66.61
7	7.26	24.00	3.54	12.96	16.52	64.28
8	5.54	20.70	3.27	19.07	19.41	67.99
9	7.25	23.64	4.18	15.44	13.68	64.19
10	8.32	17.43	4.57	18.23	14.79	63.34

结果表明，10 批对照提取物 5 个成分含量测定值为 60.27% ~ 74.82%，提取物中 5 个成分的含量与药材含量有关，该制备方法稳定可靠。

四、讨论

（一）纯化方法筛选

在对薄荷酚类对照提取物进行制备研究的过程中，筛选了多种色谱纯化方法，考察了硅胶柱色谱法、葡聚糖凝胶柱色谱法和制备液相色谱法。

1. 硅胶柱色谱法　分别考察了干法装柱和湿法装柱。

（1）干法装柱硅胶，装柱。称取对照提取物原料 100mg，以 10mL 甲醇溶解，称取硅胶约 100mg，拌样，干法上样，以三氯甲烷 – 甲醇 – 甲酸（10：1：0.3）为洗脱剂，至洗脱剂前沿至柱头时，停止洗脱，按 0.5cm 为一份，截取硅胶柱，每份硅胶以甲醇洗脱，至洗脱完全，以 TLC 法检识。其中，6~8 份中检测有迷迭香酸，14~20 份中检测有黄酮类成分。取 6~8、14~20 份合并，回收溶剂，冷冻干燥，测定含量。制备物中 5 个成分含量为 34.1%。

（2）湿法装柱硅胶，三氯甲烷中充分溶胀，装柱。称取对照提取物原料 100mg，以 10mL 甲醇溶解，称取硅胶约 100mg，拌样，干法上样，以三氯甲烷 – 甲醇 – 甲酸（10：1：0.3 ~ 1：1：0.3）为洗脱剂，每 10mL 洗脱液为一个流份，至洗脱完全，以 TLC 法检识。其中，8~10 流份中检测有迷迭香酸，

15～22流份中检测有黄酮类成分。取8～10、15～22流份合并，回收溶剂，冷冻干燥，测定含量。制备物中5个成分含量为31.7%。

2. 葡聚糖凝胶制备色谱法 葡聚糖凝胶，去离子水中充分溶胀，装柱。称取对照提取物原料100mg，以20mL水溶解，依次以水、10%甲醇、20%甲醇、40%甲醇、60%甲醇、80%甲醇、甲醇为洗脱剂洗脱，每个梯度洗脱500mL，收集各梯度洗脱液，浓缩，以TLC法检识。纯水和10%甲醇洗脱液检测皆为杂质，20%甲醇洗脱液中检测有迷迭香酸，40%～100%甲醇洗脱液中检测有黄酮类成分。取20%～100%甲醇洗脱液合并，回收溶剂，冷冻干燥，即得。结果表明，制备物中5个成分含量为39.5%。

3. 制备液相色谱法 称取对照提取物原料100mg于10mL量瓶中，加甲醇至刻度，摇匀，即得进样液。以甲醇（A）－水（B）梯度洗脱（0～24min，10%～48%A；24～26min，48%～70%A；26～30min，70%A；30～60min，70%～100%A）；流速2.0mL/min；检测波长296nm；柱温30℃；每次进样量1mL。收集洗脱液每50mL为一个流份，浓缩，以TLC法检识。结合谱图可知，5个成分集中于24～42min，改变洗脱程序亦无法充分分离，故取24～42min洗脱液合并，回收溶剂，冷冻干燥，即得。结果制备物中5个成分含量为60.2%。

比较几种纯化方法，制备液相色谱法制备物种5个成分含量最高，故选择此法作为薄荷酚类对照提取物纯化方法。

（二）薄荷药材与薄荷酚类对照提取物中成分含量相关性研究

比较10批薄荷药材及其对照提取物中5个成分的含量（为方便比较，薄荷药材中橙皮苷含量扩大50倍，香叶木苷含量扩大40倍，香蜂草苷含量扩大50倍，蒙花苷含量扩大50倍，迷迭香酸含量扩大100倍），制成相关图（图7-8至7-12），由图可知，5种酚类成分在薄荷对照提取物和薄荷原料中的含量相关性较强，当所用原料中指标成分含量较高时，制备得到的薄荷酚类提取物中指标成分相对也较高，但10批对照提取物中5种成分含量之和均大于60%。

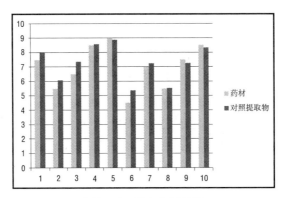

图 7 − 8　橙皮苷相关性

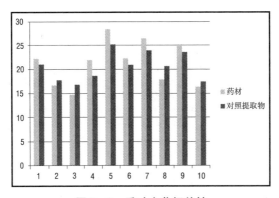

图 7 − 9　香叶木苷相关性

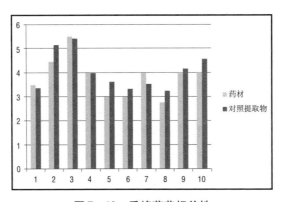

图 7 − 10　香蜂草苷相关性

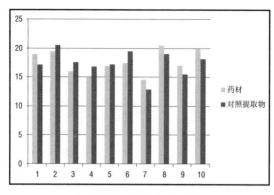

图 7-11 蒙花苷相关性

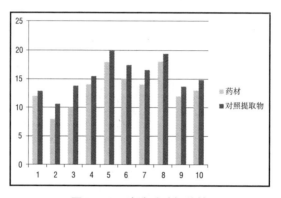

图 7-12 迷迭香酸相关性

第二节 化学表征

一、化学成分分析

(一) 定性分析

1. 液相色谱 - 串联质谱联用法定性分析

质谱条件：电喷雾电离，正离子模式喷雾电压 4.5kV，负离子模式喷雾电压 - 3.5kV。加热模块（BH）温度 230℃；曲形脱溶剂管（CID）温度 230℃。碰撞诱导解离（CID）参数：碰撞能量 50%；碰撞气比例 50%；碰撞时间：MS1 ~ MS2，30ms。雾化气为氮气（纯度 ≥99.5%），流速 1.5L/min，检测器电压 1.70kV。高纯（纯度 ≥99.99%）氩气作为 CID 碰撞气及冷却气。

使用2.5mmol/L三氟醋酸钠溶液对正、负离子模式下100~1000m/z范围的质量数进行校正。HPLC图见图7-13，对照提取物总离子流图见图7-14，对照品总离子流图见图7-15。

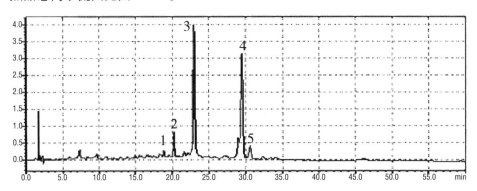

图7-13　薄荷酚类对照提取物 HPLC 色谱图

1. 香叶木苷；2. 橙皮苷；3. 迷迭香酸；4. 蒙花苷；5. 香蜂草苷

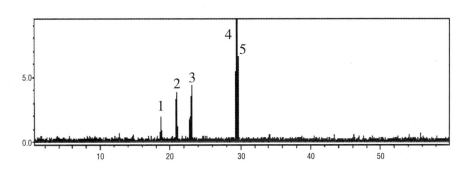

图7-14　薄荷酚类对照提取物总离子流图

1. 香叶木苷；2. 橙皮苷；3. 迷迭香酸；4. 蒙花苷；5. 香蜂草苷

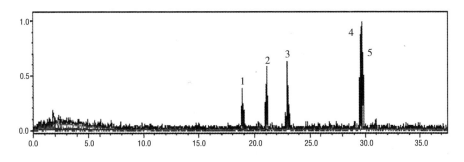

图7-15　对照品总离子流图

1. 香叶木苷；2. 橙皮苷；3. 迷迭香酸；4. 蒙花苷；5. 香蜂草苷

色谱条件：色谱柱为 Sunfire C$_{18}$（150×4.6mm，5μm）；流动相乙腈（A）–0.5%甲酸水（B），梯度洗脱（0~15min，10%~21%A；15~20min，21%~24%A；20~23min，24%~25%A；23~29min，25%~26%A；29~40min，26%~28%A；40~50min，28%~30%A；50~60min，30%A）；流速 1.0mL/min；检测波长 296nm；柱温 30℃；进样体积 10μL；柱后分流，分流比为 5:1。

样品溶液及混合对照品溶液的制备：取薄荷酚类对照提取物 10mg，精密称定，置 10mL 量瓶中，加甲醇超声溶解，静置，加甲醇稀释至刻度，摇匀，即得样品溶液。

根据各成分结构特点及保留时间，结合文献数据比对进行定性分析。

（1）香叶木苷　化合物 1 的保留时间为 19.26min，准分子离子峰均为 m/z 609.1883［M+H］$^+$，相对分子质量为 608，通过与香叶木苷对照品比较，其光谱、色谱行为及相同质谱条件下产生的碎片均一致，故确定该化合物为香叶木苷。结构式见图 7–16，质谱图见图 7–17。

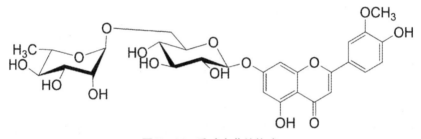

图 7–16　香叶木苷结构式

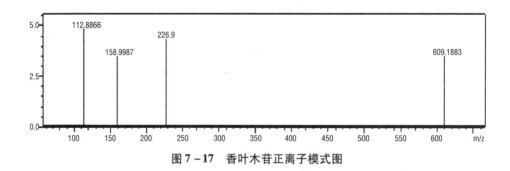

图 7–17　香叶木苷正离子模式图

（2）橙皮苷　化合物 2 的保留时间为 20.28min，准分子离子峰为 m/z 611.2624［M+H］$^+$，相对分子质量为 610，通过与橙皮苷对照品比较，其光谱、色谱行为及相同质谱条件下产生的碎片均一致，故确定该化合物为橙皮苷。结构式见图 7-18，质谱图见图 7-19。

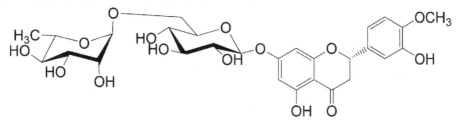

图 7-18　橙皮苷结构式

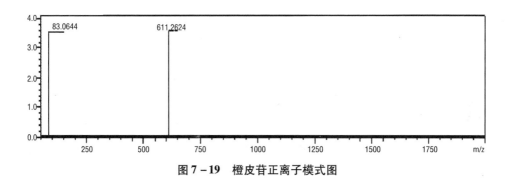

图 7-19　橙皮苷正离子模式图

（3）迷迭香酸　化合物 3 的保留时间为 22.81min，准分子离子峰均为 m/z 359.0790［M-H］$^-$，相对分子质量为 360，分析表明，准分子离子峰 m/z 359.0790［M-H］$^-$，二级碎片离子主要为 m/z 161.0294、179.0358、197.0490、223.0269，其中 m/z 179.0358 为母离子失去 $-C_9H_9O_5$ 得到，m/z 197.0490 为母离子失去 $-C_9H_7O_4$ 所得，上述数据与文献[1]相符合，故确定该化合物为迷迭香酸。结构式见图 7-20，质谱图见图 7-21、7-22。

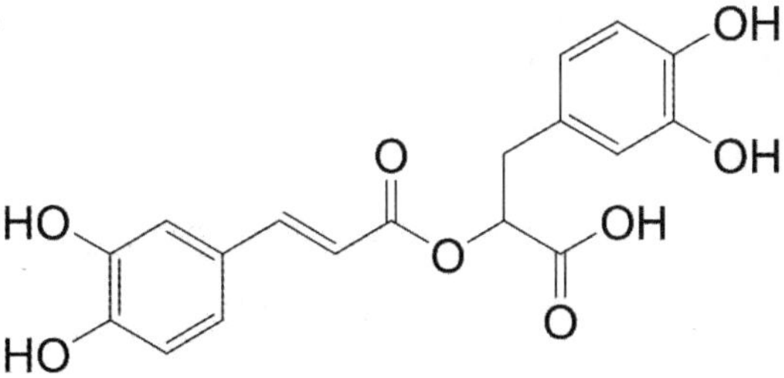

图 7-20　迷迭香酸结构式

（4）蒙花苷　化合物 4 的保留时间为 29.41min，准分子离子峰均为 m/z 593.2295［M+H］$^+$，相对分子质量为 592。m/z 593.10 碎片离子主要为 m/z

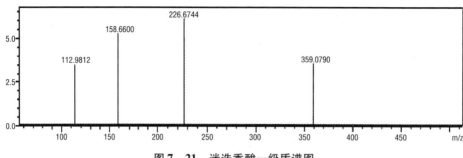

图 7 - 21　迷迭香酸一级质谱图

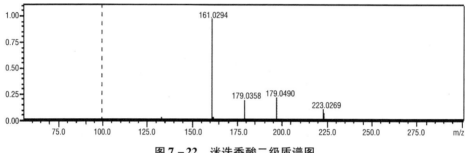

图 7 - 22　迷迭香酸二级质谱图

285. 0862、270. 0518。m/z 285. 0862 为 [M + H - Rha - Glu]$^+$。二级碎片 m/z 270. 0518 为 [M + H - Rha - Glu - CH$_3$]$^+$ 生成。参考文献[2]，该化合物裂解途径及数据与蒙花苷一致。通过与蒙花苷对照品比较，其光谱、色谱行为与该化合物均一致，故确定其为蒙花苷。结构见图 7 - 23，质谱图见图 7 - 24、7 - 25。

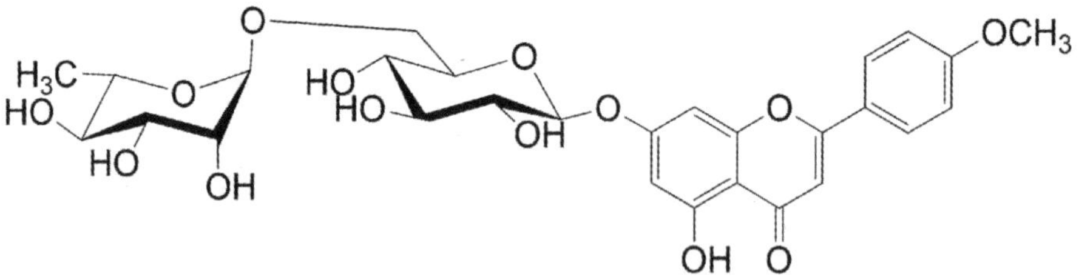

图 7 - 23　蒙花苷结构式

（5）香蜂草苷　化合物 5 保留时间为 29. 84min，其一级全扫描质谱图在 m/z 595. 1954 处出现 [M + H]$^+$，表明化合物相对分子质量为 594。m/z 449. 1311 为母离子失去鼠李糖后生成的离子，m/z 287. 0736 为 449. 1311 [M + H - Rha]$^+$ 继续失去质量数为 162 的中性碎片后生成的离子，推测该中性碎

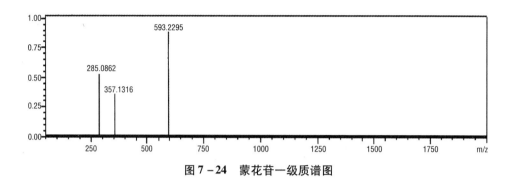

图 7-24　蒙花苷一级质谱图

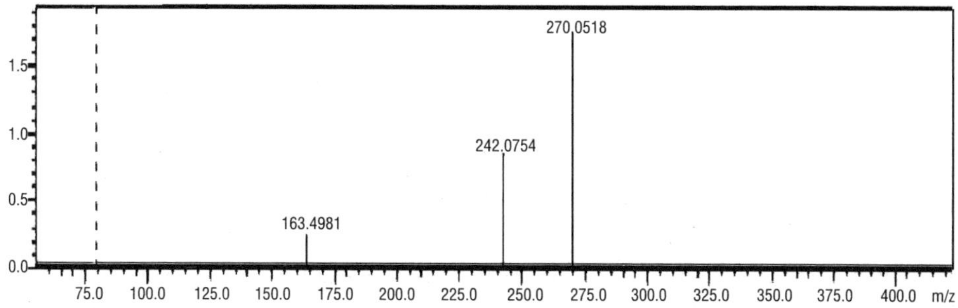

图 7-25　蒙花苷二级质谱图

片为葡萄糖。参考文献[3]，该化合物裂解途径与香蜂草苷裂解途径相符，结构式见图 7-26，质谱图见图 7-27。

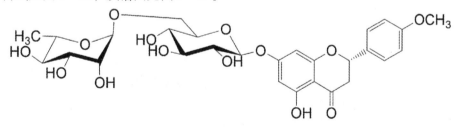

图 7-26　香蜂草苷结构式

2. 薄层色谱定性分析　对照提取物中含有 5 个指标成分，其中 4 个黄酮类成分薄层色谱行为相近，迷迭香酸与其他 4 个成分无法实现在同一薄层板上的良好分离。因此，本实验分别对对照提取物中迷迭香酸和其他 4 个黄酮类成分进行薄层色谱定性分析。

（1）样品溶液制备及对照品溶液制备　取对照提取物 10mg，加入 10mL 甲醇，超声溶解，作为供试品溶液。

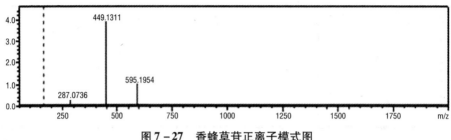

图 7-27　香蜂草苷正离子模式图

取迷迭香酸对照品适量，加入甲醇制成每 1mL 含 0.2mg 的溶液，作为迷迭香酸对照品溶液。取橙皮苷、香叶木苷、香蜂草苷和蒙花苷适量，加入甲醇制成每 1mL 含 0.2mg 的溶液，作为混合对照品溶液。

（2）迷迭香酸定性分析　照薄层色谱法（《中国药典》2020 年版四部附录 0502）试验，吸取上述供试品溶液 5μL，迷迭香酸对照品 2μL，分别点于同一硅胶 G 薄层板上，以三氯甲烷 - 甲醇 - 水 - 甲酸（4：1：0.1：0.3）为展开剂，展开，取出，晾干，喷以铁氰化钾 - 三氯化铁显色剂。供试品色谱中，在与对照品溶液相应位置上，日光下显相同颜色的斑点，杂质无干扰。结果见图 7-28（书后彩插）。

（3）黄酮类成分定性分析　照薄层色谱法（《中国药典》2020 年版四部附录 0502）试验，吸取上述供试品溶液和对照品溶液各 10μL，分别点于聚酰胺薄层板上，以甲苯 - 醋酸乙酯 - 甲醇 - 甲酸（10：3：1：2）为展开剂，展开，取出，晾干，喷以三氯化铝乙醇溶液，置于紫外光灯（365nm）下检视。供试品色谱中，在与对照品溶液相应位置上，紫外光灯（365nm）下显相同颜色的荧光斑点，杂质无干扰。结果见图 7-29（书后彩插）。

（4）耐用性考察　分别对薄层板及温湿度进行了考察，结果表明该方法稳定、可靠。结果见图 7-30 至图 7-37（书后彩插）。

5）样品测定　根据上述制定的方法，对 10 批对照提取物进行测定，结果制备的对照提取物主斑点明显，分离度良好。结果见图 7-38、7-39（书后彩插）。

（二）定量分析

1. 试药　薄荷药材（批号：120512）购自北京本草方源药业公司，经鉴定为唇形科植物薄荷 Mentha haplocalyx Briq. 的干燥地上部分。10 批薄荷药材：S1 购于北京松鹤堂，S2 购于北京馨佰康药房（永安里店），S3 购于河北燕郊康泰堂，S4购于北京金象大药房（阜通店），S5购于北京友谊仁博药房，S6购于北京同仁堂（前门店），S7购于北京正济堂，S8购于北京养生堂药房，S9购于北京德寿堂，S10购于黑龙江大庆市人民药店（让胡路店）。

对照品迷迭香酸（批号：10251178）、橙皮苷（批号：11034732）、蒙花苷（批号：03347189），香叶木苷（批号：10473233）购自成都曼斯特生物科技有限公司，香蜂草苷（批号：8901－765992）购自成都瑞芬思生物科技有限公司。

2. 方法与结果

（1）色谱条件　色谱柱为Sunfire C_{18}色谱柱（4.6×150 mm，5μm）；流动相乙腈（A）－0.5%甲酸水溶液（B）梯度洗脱（0～15min，10%～21% A；15～20min，21%～24% A；20～23min，24%～25% A；23～29min，25%～26% A；29～40min，26%～28% A；40～50min，28%～30% A；50～60min，30% A）；流速1mL/min；检测波长296nm；柱温30℃；进样量10μL。理论塔板数按橙皮苷计算不低于6000。在此条件下，5种成分分离度良好，见图7-40。

（2）对照品溶液的制备　精密称取橙皮苷、香叶木苷、香蜂草苷、蒙花苷、迷迭香酸适量，置50mL量瓶中，加甲醇制得含有橙皮苷浓度为0.079mg/mL、香叶木苷浓度为0.081mg/mL、香蜂草苷浓度为0.080mg/mL、蒙花苷浓度为0.780mg/mL、迷迭香酸浓度未0.040mg/mL的混合对照品溶液A。分别精密吸取上述混合对照品溶液1、1、0.5、0.5、0.1mL置2、10、10、25、10mL量瓶中，加甲醇至刻度，摇匀，作为混合对照品溶液B、C、D、E、F。将上述混合对照品溶液保存于4℃冰箱中，备用。

（3）样品溶液的制备　取薄荷酚类对照提取物0.004g，精密称定，置10mL量瓶中，加甲醇超声溶解，并加甲醇稀释至刻度，摇匀，滤过，取其续滤液即得。

（4）线性关系考察　精密吸取5个浓度的混合对照品溶液，分别进样10μL，以测得的响应信号（峰面积）对被测物质量作图，得到各成分的回归方程及线性范围。结果表明，橙皮苷、香叶木苷、香蜂草苷、蒙花苷、迷迭香酸分别在0.0079～0.79、0.00806～0.806、0.00804～0.804、0.00736～0.736、0.00404～0.404μg范围内线性关系良好。

（5）精密度试验

1）重复性　取薄荷酚类对照提取物0.004g，精密称定，平行制备6份样

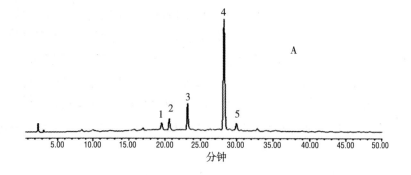

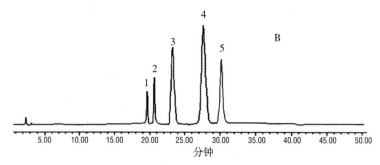

图 7-40　薄荷酚类对照提取物（A）和混合对照品（B）HPLC 色谱图

1. 香叶木苷；2. 橙皮苷；3. 迷迭香酸；4. 蒙花苷；5. 香蜂草苷

品溶液，分别进样，测定峰面积，计算各成分含量及其 RSD。所得 RSD 均小于 3%，故该方法重复性较好。

2）中间精密度　为考察不同时间和不同仪器对精密度的影响，分别于 1、2、3 天进样，测定峰面积，计算各成分含量和 RSD，RSD 均小于 3%。分别采用 Waters 1525-2707 和 Waters 1525-2695 高效液相色谱仪测定峰面积，计算各成分含量，相差不大，表明该方法中间精密度良好。

3）耐用性　分别用 Sunfire C_{18}、Agilent TC-C_{18} 和 Xqua C_{18} 色谱柱测定各成分含量及 RSD。所得 RSD 均小于 3%，表明该方法耐用性良好。

（6）准确度试验　取薄荷酚类对照提取物 0.002g，精密称定，平行 6 份，加入一定量的对照品溶液，制备样品溶液，测定并计算各成分的平均加样回收率及 RSD。结果橙皮苷、香叶木苷、香蜂草苷、蒙花苷和迷迭香酸的加样回收率分别为 99.97%、99.94%、99.62%、99.22%、100.38%，RSD 分别为 1.89%、1.73%、1.78%、1.66%、1.78%，表明该方法准确度良好。

（7）检测限和定量限　取混合对照品溶液 A，用甲醇稀释至不同浓度进

样，以信噪比（S/N=3）测得橙皮苷、香叶木苷、香蜂草苷、蒙花苷、迷迭
香酸检测限分别为 0.001001、0.001279、0.001123、0.001178、0.001090μg，
以信噪比（S/N=10）测得橙皮苷、香叶木苷、香蜂草苷、蒙花苷、迷迭香
酸定量限分别为 0.004211、0.003998、0.003565、0.003927、0.003250μg。

3. 样品分析　取 10 批薄荷酚类对照提取物，制备样品溶液。进样测定并
计算各样品中 5 个成分含量。结果见表 7-16。

表 7-16　样品分析结果

编号	含量（%）					总含量（%）
	橙皮苷	香叶木苷	香蜂草苷	蒙花苷	迷迭香酸	
1	7.92	21.46	3.33	17.09	12.95	62.75
2	6.03	18.08	5.12	20.31	10.72	60.26
3	7.32	17.09	5.41	17.45	13.89	61.16
4	8.57	18.98	3.96	16.65	15.54	63.70
5	8.84	25.44	3.63	17.05	20.09	75.05
6	5.35	21.27	3.27	19.34	17.56	66.79
7	7.23	24.23	3.51	12.87	16.59	64.43
8	5.52	20.84	3.23	18.88	19.61	68.08
9	7.22	23.98	4.13	15.32	13.77	64.42
10	8.28	17.64	4.52	18.14	14.95	63.53

二、特征图谱

（一）样品溶液制备

取薄荷酚类对照提取物 0.004g，精密称定，置 10mL 量瓶中，加甲醇超声
处理，静置，并加甲醇稀释至刻度，摇匀，滤过，取其续滤液即得。

（二）色谱条件及系统适应性考察

1. 检测波长　对薄荷 HPLC 的检测波长进行了筛选，选取 254、280、
296、330nm 作为检测波长进行测定（图 7-41），以图谱提供的色谱峰的信息
量和峰面积为考察指标，在 296nm 波长下，色谱峰峰信息量最大，且基线平
稳，因此，选择 296nm 为检测波长。

2. 流动相　分别用乙腈-水（图 7-42）、乙腈-甲酸水（图 7-43）体
系为流动相，采用乙腈-0.5%甲酸水梯度洗脱，各色谱峰分离度及峰形均较

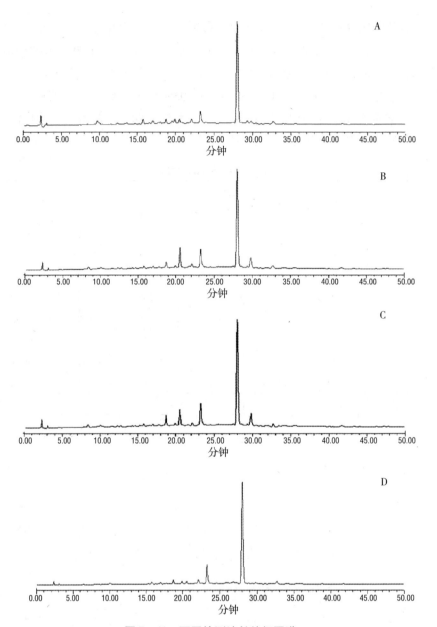

图 7 – 41　不同检测波长特征图谱
A. 254nm；B. 280nm；C. 296nm；D. 330nm

好，且基线稳定。

3. 色谱条件　色谱柱为 Sunfire C$_{18}$ 色谱柱（4.6×150mm，5μm）；流动相乙腈（A）－0.5% 甲酸水（B）梯度洗脱（0～15min，10%～21% A；15～

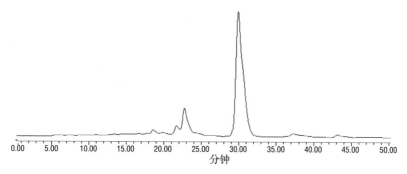

图 7 - 42　乙腈 - 水体系流动相特征图谱

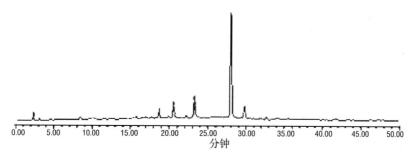

图 7 - 43　乙腈 - 0.5% 甲酸水流动相特征图谱

20min，21% ~24% A；20 ~23min，24% ~25% A；23 ~29min，25% ~26% A；29 ~40min，26% ~28% A；40 ~50min，28% ~30% A）；流速 1mL/min；检测波长 296nm；柱温 30℃；进样量 10μL。

（三）方法学考察

1. 精密度考察　取同一供试品溶液，连续进样 6 次，测定 HPLC 图谱，采用《中药色谱指纹图谱相似度评价系统（2004A）》软件进行数据分析，以蒙花苷（$t_R = 27.9$min）为参照物，计算相似度和 RSD。相似度大于 90%，5 个成分共有峰相对保留时间 RSD 为 0.19% ~0.73%，相对峰面积 RSD 为 0.61% ~1.57%。表明该方法精密度良好。

2. 稳定性考察　取同一供试品溶液，分别于制备后 0、3、6、9、12、24h 进样，测定 HPLC 图谱，采用《中药色谱指纹图谱相似度评价系统（2004A）》软件进行数据分析，以蒙花苷为参照物，计算相似度和 RSD。相似度大于 90%，5 个共有峰相对保留时间 RSD 为 0.15% ~0.29%，相对峰面积 RSD 为 0.52% ~1.22%。表明样品在 24h 内基本稳定。

3. 重复性考察   取同一批次薄荷酚类对照提取物6份，制备样品溶液，测定 HPLC 图谱，采用《中药色谱指纹图谱相似度评价系统（2004A）》软件进行数据分析，以迷迭香酸为参照物，计算相似度和 RSD。相似度大于90%，5个共有峰相对保留时间 RSD 为 0.11%～0.22%，相对峰面积 RSD 为 0.41%～0.89%。表明该方法重复性良好。

（四）特征图谱建立

1. 特征图谱及各项技术参数   按上述色谱条件对10批薄荷酚类对照提取物进行分析检测，采用国家药典委员会《中药色谱指纹图谱相似度评价系统（2004A）》，对10批薄荷酚类对照提取物的 HPLC 图谱进行分析，分别进行时间窗的设定、谱峰匹配，共标定了5个共有峰，以蒙花苷峰（4号峰）作为参照峰，采用"平均数"法生成对照图谱。结果显示，10批对照提取物特征图谱相似度为90%以上。结果见图 7-44、7-45（书后彩插）。

2. 特征图谱相似度计算   将10批特征图谱的数据文件导入2004年国家药典委员会开发的《中药色谱指纹图谱相似度评价系统（2004A）》，计算各样品特征图谱与生成的对照图谱 R 的相似度，结果见表 7-17。

表 7-17   相似度结果

	S1	S2	S3	S4	S5	S6	S7	S8	S9	S10	对照指纹图谱
S1	1.000	0.997	0.936	0.958	0.940	0.939	0.979	0.946	0.988	0.983	0.967
S2	0.997	1.000	0.991	0.938	0.989	0.972	0.976	0.947	0.983	0.907	0.970
S3	0.936	0.991	1.000	0.972	0.990	0.997	0.939	0.957	0.971	0.944	0.970
S4	0.958	0.938	0.972	1.000	0.989	0.939	0.916	0.917	0.990	0.914	0.953
S5	0.940	0.989	0.990	0.989	1.000	0.923	0.992	0.946	0.975	0.982	0.973
S6	0.939	0.972	0.997	0.939	0.923	1.000	0.909	0.958	0.973	0.993	0.960
S7	0.979	0.976	0.939	0.916	0.992	0.909	1.000	0.991	0.997	0.957	0.966
S8	0.946	0.947	0.957	0.917	0.946	0.958	0.991	1.000	0.981	0.901	0.954
S9	0.988	0.983	0.971	0.990	0.975	0.973	0.997	0.981	1.000	0.920	0.978
S10	0.983	0.907	0.944	0.914	0.982	0.993	0.957	0.901	0.920	1.000	0.950
对照指纹图谱	0.967	0.970	0.970	0.953	0.973	0.960	0.966	0.954	0.978	0.950	1.000

3. 共有峰的标定   按照《中药色谱指纹图谱相似度评价系统》对10批薄荷酚类对照提取物的实验数据进行"数据匹配"，结果共标定5个共有峰，

特征图谱中单峰面积大于10%的峰有两个，其他的峰单峰面积均小于10%，5个共有峰峰面积之和占总峰面积的90%以上。

4. 非共有峰面积　将各批次薄荷酚类对照提取物图谱与特征图谱进行比较分析，各批药材的非公有峰面积占总面积的比值均小于10%。

三、均匀性考察

随机抽取9个包装，进行瓶间均匀性检验；从其中任意一瓶中取出6个子样，进行瓶内均匀性检验。

对所取样品中5个成分进行含量测定。测定结果见表7-18至表7-22。结果表明，薄荷酚类对照提取物具有良好的均匀性。

表7-18　均匀性检验-橙皮苷

	瓶间值		瓶内值
含量/%	8.612	8.620	8.612
	8.620	8.623	8.620
	8.617	8.619	8.615
	8.622		8.620
	8.618		8.619
	8.615		8.618
平均值	8.618		8.617
RSD/%	0.04		0.04
F检验	F		1.15
	$F_{0.05}$ (8, 5)		4.82
	$F \leqslant F_{0.05}$ (8, 5)		结论：样品均匀
t检验	t		0.001
	t_{α}		0.020
	$t \leqslant t_{\alpha}$		结论：样品均匀

表 7 – 19　均匀性检验 – 香叶木苷

	瓶间值		瓶内值
含量/%	18.733	18.744	18.742
	18.740	18.738	18.745
	18.742	18.731	18.732
	18.739		18.744
	18.741		18.737
	18.735		18.741
平均值	18.738		18.740
RSD/%	0.02		0.03
F 检验	F		0.78
	F_{0.05} (8, 5)		4.82
	F≤F_{0.05} (8, 5)		结论：样品均匀
t 检验	t		0.003
	t_α		0.013
	t≤t_α		结论：样品均匀

表 7 – 20　均匀性检验 – 香蜂草苷

	瓶间值		瓶内值
含量/%	3.962	3.957	3.962
	3.966	3.965	3.960
	3.965	3.961	3.959
	3.958		3.956
	3.959		3.959
	3.960		3.961
平均值	3.961		3.960
RSD/%	0.08		0.05
F 检验	F		2.50
	F_{0.05} (8, 5)		4.82
	F≤F_{0.05} (8, 5)		结论：样品均匀
t 检验	t		0.029
	t_α		0.035
	t≤t_α		结论：样品均匀

表 7 - 21　均匀性检验 - 蒙花苷

	瓶间值		瓶内值
含量/%	16.812	16.815	16.812
	16.813	16.809	16.813
	16.816	16.811	16.809
	16.809		16.812
	16.811		16.814
	16.810		16.811
平均值	16.812		16.812
RSD/%	0.02		0.01
F 检验	F		2.09
	$F_{0.05}$ (8, 5)		4.82
	$F \leqslant F_{0.05}$ (8, 5)		结论：样品均匀
t 检验	t		0.005
	t_α		0.006
	$t \leqslant t_\alpha$		结论：样品均匀

表 7 - 22　均匀性检验 - 迷迭香酸

	瓶间值		瓶内值
含量/%	15.434	15.421	15.434
	15.424	15.419	15.429
	15.423	15.424	15.423
	15.432		15.433
	15.428		15.430
	15.427		15.425
平均值	15.426		15.429
RSD/%	0.03		0.03
F 检验	F		1.30
	$F_{0.05}$ (8, 5)		4.82
	$F \leqslant F_{0.05}$ (8, 5)		结论：样品均匀
t 检验	t		0.002
	t_α		0.016
	$t \leqslant t_\alpha$		结论：样品均匀

四、稳定性考察

用 HPLC 方法定期抽样检测其纯度的变化。每次取 4 个包装，每个包装取 1 个子样，测 3 次，取平均值。对所取样品中 5 个成分进行含量测定。测定结果见表 7-23 至 7-27。

t 检验结果，$\dfrac{|\bar{X}_i - \bar{X}|}{s/\sqrt{n}} \leqslant 3.18$，认为该测定值与标准值一致，表明薄荷酚类对照提取物在 60 天内具有良好的稳定性。

表 7-23　稳定性检验结果 - 橙皮苷

编号	含量/%				
	5d	15d	25d	40d	60d
1	8.610	8.611	8.598	8.601	8.608
2	8.612	8.610	8.602	8.602	8.612
3	8.608	8.608	8.591	8.599	8.606
4	8.613	8.609	8.607	8.597	8.603
平均值	8.611	8.610	8.600	8.600	8.607
RSD/%	0.03	0.02	0.08	0.03	0.04
$\dfrac{|\bar{X}_i - \bar{X}|}{s/\sqrt{n}}$	0.10	0.33	0.32	0.95	0.22

表 7-24　稳定性检验结果 - 香叶木苷

编号	含量/%				
	5d	15d	25d	40d	60d
1	18.741	18.731	18.740	18.735	18.730
2	18.744	18.734	18.740	18.731	18.729
3	18.739	18.739	18.735	18.746	18.733
4	18.737	18.736	18.739	18.737	18.738
平均值	18.740	18.735	18.739	18.737	18.733
RSD/%	0.02	0.02	0.01	0.03	0.02
$\dfrac{|\bar{X}_i - \bar{X}|}{s/\sqrt{n}}$	0.22	0.78	0.55	0.28	0.88

表 7 – 25　稳定性检验结果 – 香蜂草苷

编号	含量/%				
	5 d	15 d	25 d	40 d	60 d
1	3.961	3.959	3.954	3.957	3.950
2	3.963	3.961	3.951	3.955	3.951
3	3.958	3.958	3.960	3.958	3.958
4	3.960	3.961	3.955	3.951	3.951
平均值	3.961	3.960	3.955	3.955	3.953
RSD/%	0.05	0.04	0.10	0.08	0.09
$\dfrac{\mid \bar{X}_i - \bar{X} \mid}{s/\sqrt{n}}$	0.06	0.12	0.15	0.17	0.20

表 7 – 26　稳定性检验结果 – 蒙花苷

编号	含量/%				
	5 d	15 d	25 d	40 d	60 d
1	16.813	16.820	16.811	16.808	16.810
2	16.815	16.817	16.819	16.813	16.806
3	16.812	16.812	16.812	16.809	16.803
4	16.808	16.822	16.810	16.807	16.805
平均值	16.812	16.818	16.813	16.809	16.806
RSD/%	0.02	0.03	0.02	0.02	0.02
$\dfrac{\mid \bar{X}_i - \bar{X} \mid}{s/\sqrt{n}}$	0.11	0.37	0.00	0.48	0.80

表 7 – 27　稳定性检验结果 – 迷迭香酸

编号	含量/%				
	5 d	15 d	25 d	40 d	60 d
1	15.431	15.432	15.421	15.412	15.409
2	15.434	15.430	15.428	15.417	15.414
3	15.433	15.427	15.424	15.410	15.403
4	15.431	15.429	15.430	15.409	15.408
平均值	15.432	15.430	15.426	15.412	15.409
RSD/%	0.01	0.01	0.03	0.02	0.03
$\dfrac{\mid \bar{X}_i - \bar{X} \mid}{s/\sqrt{n}}$	0.36	0.67	0.63	1.91	1.74

五、水分测定

采用卡尔费休库伦法。称取 10mg 样品，放入加热瓶中，输入称量质量，滴定结束系统自动显示计算出的含水量，每个样品重复测定 5 次。温度：25℃，湿度 <5%，初始漂移 ≤10μg/min，外接炉温度：270℃，搅拌温度：50℃。曲线见图 7-46，结果见表 7-28。

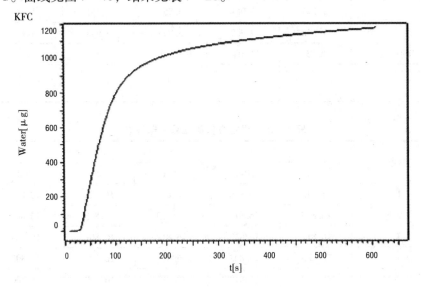

图 7-46　水分测定曲线

表 7-28　水分测定结果

编号	样品质量/mg	水分质量（扣除空白）/mg	水分含量/%	平均含量/%
1	10.3	0.016	0.16	
2	10.2	0.012	0.12	
3	9.9	0.010	0.10	0.12
4	10.3	0.012	0.12	
5	10.1	0.012	0.12	

六、无机元素测定

采用电感耦合等离子体质谱法。样品为浓度为 0.02mg/mL 薄荷酚类对照提取物水溶液。测定条件：RF 功率：1300~1500W；采样深度：6-10mm；载气：0.4-1.2L/min；反应气：H_2 模式，2-4mL/min；蠕动泵转速：0.1-

0.3 转/min；离子透镜：提取电位：$-5 - +5V$，聚焦电 1，3：$-195 - 50V$，聚焦电位 2：$-30 - +10V$；检测器参数：Discriminator：8mV，Analog HV：$1600 - 2000V$，Pulse HV：$1100 - 1600V$。选取全部 ICP – MS 可测元素同位素，选择全元素半定量特有的核质比点积分方式，每个核质比点积分时间为 0.1 秒，重复测定 3 次。检测器选择 Auto 档。测得无机元素总含量为 0.0023%。

第三节　定值

测量不确定度（measurement uncertainty）是"与测量结果相关联的参数，表征合理地赋予被测量量值的分散性"[4]，它是被测量客观值在某一量值范围内的一个评定，其大小决定了测量结果的实用价值。不确定度越小，测量结果的质量越高，使用价值越大。薄荷酚类对照提取物定量方法的测量不确定度的评定可以通过测量过程分析、分析不确定度来源、量化不确定度分量、计算合成不确定度及扩展不确定度这四个步骤来完成[5]。

一、测量过程分析

根据样品的提取和分析过程，薄荷酚类对照提取物样品中橙皮苷、香叶木苷、香蜂草苷、蒙花苷和迷迭香酸含量可以用公式计算：

$$C = A \times V/W \qquad 公式(7-1)$$

公式（7 –1）中，C 为样品中指标成分含量（%），A 为样品溶液中被分析组分的浓度（mg/mL），V 为样品溶液的最终体积（mL），W 为样品的称样量（g）。

另外，考虑到样品的不均匀性，在计算公式中加入样品均匀性因子 F（hom）项，将计算公式修正如下：

$$C = A \times V \times F(hom)/W \qquad 公式(7-2)$$

二、不确定度来源

确定可能产生不确定度的所有来源是进行不确定度研究的关键步骤，如在取样随机误差造成的影响，分析天平的误差带来的不确定度，基质干扰或共存组分带来的影响等。图 7 – 47 表示了用 HPLC 法测定薄荷酚类对照提取物中 5 个主成分测量不确定度的因果关系图。

方法验证过程中的精密度研究数据涵括了所有参数的精密度引起的不确

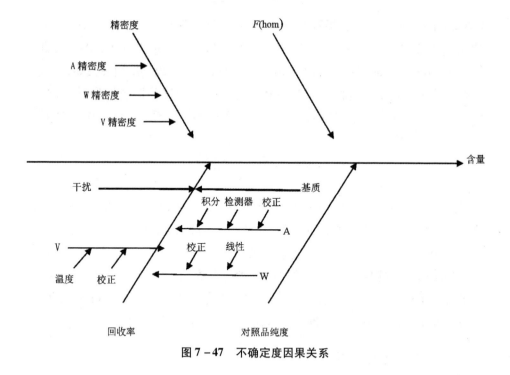

图 7 - 47　不确定度因果关系

定度；而通过回收率的测定及误差分析，可评定由基质、干扰以及其他诸多因素带来的不确定度；其他不能由精密度及回收率误差分析来评定的不确定度来源，如样品均匀性、对照品纯度等，应分别予以考察。

三、量化不确定度分量

（一）精密度研究

不同类型的样品，用于评定不确定度的精密度研究方式和要求不同[6]。薄荷酚类对照提取物的状态相似，但被分析的成分含量有差异，对于此类样本，通常要求对不同浓度的样本进行多次分析，并按以下公式计算相对标准不确定度。

$$u(P)/P = \sqrt{\frac{(n_1 - 1)RSD_1^2 + (n_2 - 1)RSD_2^2 + \cdots}{(n_1 - 1) + (n_2 - 1)}} \quad 公式(7 - 3)$$

公式（7 - 3）中，$u(P)/P$ 为相对标准不确定度，RSD_1 为样本 1 的相对标准偏差，n_1 为样本 1 的测定次数，以此类推。

（二）误差研究

误差研究可以通过方法回收率数据计算，回收率越接近于100%，方法误差越小。由于中药的空白样品较难得到，通常采用加样回收来进行方法学验证，即在已知含量的薄荷药材中加入一定水平的对照品进行回收率的测定，其标准不确定度按以下公式进行计算：

$$u(\overline{Rec}) = SD/\sqrt{n} \qquad \text{公式（7-4）}$$

公式（7-4）中，$u(\overline{Rec})$ 为回收率标准不确定度，SD 为标准偏差，n 为测量次数。《测量不确定度表示指南》中要求校正明显的系统误差，因此在误差分析中需要进行 t 检验，考察平均回收率与100%是否有显著性差异。如果有显著性差异，需要对标准不确定度进行校正。t 值按以下公式计算：

$$t = \frac{|1 - \overline{Rec}|}{u(\overline{Rec})} \qquad \text{公式（7-5）}$$

公式（7-5）中，$\overline{Rec}$ 为平均回收率。该 t 值与 n-1 自由度95%置信水平下的双尾临界值 $t_{crit:n-1}$ 比较，如果 t 值低于临界值 $t_{crit:n-1}$，按以上公式计算得到的即为标准不确定度；如果 t 值高于临界值 $t_{crit:n-1}$，则按以下公式对标准不确定度进行校正。

$$u(\overline{Rec})^n = \sqrt{\left(\frac{1 - \overline{Rec}}{k}\right)^2 + u(\overline{Rec})^2} \qquad \text{公式（7-6）}$$

公式（7-6）中，$k = 2$。

（三）均匀性不确定度

由"第二节三、均匀性考察"可知，薄荷酚类对照提取物均匀性良好，故其均匀性引入的不确定度可忽略。

（四）其他不确定度来源

其他来源的不确定度如对照品纯度和样品不均匀性带来的不确定度。对照品的含量范围通常由供应商提供，这类不确定度可用矩形分布假设来计算：

$$u(C_{std}) = \frac{1 - C_{std}}{2\sqrt{3}} \qquad \text{公式（7-7）}$$

公式（7-7）中，$u(C_{std})$ 为对照品纯度引起的标准不确定度，C_{std} 为对照品的最低百分含量。不同类型的样本，由取样引起的不确定度不同。

（五）计算合成不确定度及扩展不确定度

当所有可能产生测量不确定度的因素被确定后，即可计算合成不确定度。如果各不确定度参数之间相互独立，首先将所有标准不确定度转化为相对标准不确定度，然后按以下公式计算合成标准不确定度：

$$u_c(C) = C\sqrt{\left(\frac{u(P)}{P}\right)^2 + \left(\frac{u(\overline{\mathrm{Rec}})}{\mathrm{Rec}}\right)^2 + \left(\frac{u(C_{std})}{C_{std}}\right)^2 + \left(\frac{u(F(\mathrm{hom}))}{F(\mathrm{hom})}\right)^2}$$

公式(7－8)

扩展不确定度是一个区间，包含被测量值分散性的主要区域，由以下公式计算：

$$U(C) = k \times u_c(C) \qquad \text{公式}(7-9)$$

公式（7-9）中，在置信水平为95%时包含因子 $k=2$。

四、不确定度分析

（一）精密度研究

分析10批薄荷酚类对照提取物，每批对照提取物分别以外标法和一测多评-外标法测定5个主成分的含量，结果见表7-23，计算其相对标准不确定度。

$u(P)/P_{橙皮苷} = 0.33\%$ ；$u(P)/P_{香叶木苷} = 0.81\%$ ；$u(P)/P_{香蜂草苷} = 0.65\%$ ；$u(P)/P_{蒙花苷} = 0.35\%$ ；$u(P)/P_{迷迭香酸} = 0.55\%$ 。

（二）误差研究

在用HPLC法测定薄荷酚类对照提取物5个成分的方法学验证中测定了6次加样回收率，测量结果及不确定度分析见表7-29。

表7-29 误差不确定度

成分	$\overline{Rec}/\%$	SD	$u(\overline{Rec})$	T-test		
				t	$t_{0.05:5}$	$u(\overline{Rec})''$
橙皮苷	99.9	0.89	0.3643	0.003	<	－
香叶木苷	99.4	0.97	0.3959	0.015	<	－
香蜂草苷	99.9	0.75	0.3071	0.003	<	－

成分	$\overline{Rec}/\%$	SD	$u(\overline{Rec})$	T – test		
				t	$t_{0.05:5}$	$u(\overline{Rec})''$
蒙花苷	99.6	0.91	0.3725	0.011	<	–
迷迭香酸	100.2	0.99	0.4029	0.005	<	–

（三）对照品纯度

对照品标示含量皆不低于 98%，因此

$$u\left(C_{std}\right) = \frac{(1-0.98)}{2\sqrt{3}} = 0.0058$$

（四）合成标准不确定度和扩展标准不确定度

根据以上分析结果，薄荷酚类对照提取物 5 个成分的 HPLC 定量方法的合成标准不确定度 $u_c\left(C\right)$ 及扩展标准不确定度 $U\left(C\right)$ 见表 7 – 30。

表 7 – 30　不确定度评价

	橙皮苷	香叶木苷	香蜂草苷	蒙花苷	迷迭香酸
$u(P)/P$	0.33	0.81	0.65	0.35	0.55
$u(\overline{Rec})/Rec$	0.3643	0.3959	0.3071	0.3725	0.4029
$u(C_{std})/C_{std}$	0.0058	0.0058	0.0058	0.0058	0.0058
$u_c(C)$	0.4916c	0.9016c	0.8025c	0.5112c	0.6818c
$U(C)$	0.9832c	1.8032c	1.605c	1.0224c	1.3636c

五、影响薄荷酚类对照提取物的含量测量方法的测量不确定度的因素分析

图 7 – 48（书后彩插）给出了各不确定度分量对合成相对标准不确定度的贡献。由图可见，样品测定的精密度对薄荷酚类对照提取物中 5 个成分定量方法的测量不确定度影响最大，而对照品纯度的影响最小。因此对照提取物含量测定这一参数在分析测定时应加以严格控制，例如采用不同浓度测定、不同实验室协作定值等。

第四节 应用

一、定性鉴别

（一）对照提取物溶液制备

取薄荷酚类对照提取物 10mg，加入 10mL 甲醇，超声溶解，于 4℃ 下冷藏，待用。

（二）供试品溶液制备

取薄荷药材 1g，粉碎后加入 50mL 甲醇，超声提取，滤过，滤液浓缩至 1mL，作为供试品溶液。

（三）迷迭香酸定性鉴别

照薄层色谱法（《中国药典》2010 年版一部附录ⅥB）试验，吸取上述供试品溶液 10μL，对照提取物溶液 5μL，分别点于同一硅胶 G 薄层板上，以三氯甲烷 - 甲醇 - 水 - 甲酸（4:1:0.1:0.3）为展开剂，展开，取出，晾干，喷以铁氰化钾 - 三氯化铁显色剂。供试品色谱中，在与对照品溶液相应位置上，日光下显相同颜色的斑点，杂质无干扰。结果见图 7 - 49（书后彩插）。

（四）黄酮类成分定性鉴别

照薄层色谱法（《中国药典》2020 年版四部通则0502）试验，吸取上述供试品溶液 10μL，对照提取物溶液 5μL，分别点于聚酰胺薄层板上，以甲苯 - 醋酸乙酯 - 甲醇 - 甲酸（10:3:1:2）为展开剂，展开，取出，晾干，喷以三氯化铝乙醇溶液，置于紫外光灯（365nm）下检视。供试品色谱中，在与对照品溶液相应位置上，紫外光灯（365nm）下显相同颜色的荧光斑点，杂质无干扰。结果见图 6 - 53（书后彩插）。

（五）耐用性考察

分别对薄层板及温湿度进行了考察，结果表明该方法稳定、可靠。结果见图 7 - 51 至图 7 - 58（书后彩插）。

（六）样品测定

根据上述制定的方法，对10批薄荷药材进行测定，结果薄荷药材主斑点明显，分离度良好。结果见图7-59和7-60（书后彩插）。

二、含量测定

以薄荷酚类对照提取物为对照物质，采用"薄荷酚类对照提取物特征图谱研究"相同色谱条件，建立薄荷药材中酚类成分含量测定方法，采用第二节中薄荷酚类对照提取物定量方法和一测多评－外标法测定薄荷药材中5个成分含量，比较3种方法定量结果。

（一）试药

薄荷药材（批号：120512）购自北京本草方源药业公司，经鉴定为唇形科植物薄荷 *Mentha haplocalyx* Briq. 的干燥地上部分。10批薄荷药材：S1购于北京松鹤堂，S2购于北京馨佰康药房（永安里店），S3购于河北燕郊康泰堂，S4购于北京金象大药房（阜通店），S5购于北京友谊仁博药房，S6购于北京同仁堂（前门店），S7购于北京正济堂，S8购于北京养生堂药房，S9购于北京德寿堂，S10购于黑龙江大庆市人民药店（让胡路店）。薄荷酚类对照提取物为实验室自制。

（二）方法与结果

1. 色谱条件　按第二节中色谱条件。

2. 对照提取物溶液配制　精密称定薄荷酚类对照提取物20.05mg，置50mL量瓶中，加甲醇超声溶解后，静置，加甲醇至刻度，摇匀，作为标准溶液A，其中橙皮苷、香叶木苷、香蜂草苷、迷迭香酸的浓度分别为0.0345、0.0752、0.0159、0.0674、0.0619mg/mL。分别精密吸取上述混合对照品溶液1、1、0.5、0.5mL置2、10、25、50mL量瓶中，加甲醇至刻度，摇匀，作为混合对照提取物溶液B、C、D、E。

3. 样品溶液制备考察　采用单因素变量法，分别考察了不同提取方法、提取溶剂、溶剂用量、提取时间和药材粉碎度对薄荷药材中5种成分提取率的影响。

（1）提取溶剂考察　取薄荷粉末（40目）5份，每份约0.1g，精密称定，置圆底烧瓶中，分别加水、30%甲醇、50%甲醇、70%甲醇、甲醇35mL，称定重量，回流提取40min，放至室温，再称定重量，用相应溶剂补足减失的重量，过滤即得样品溶液。进样测定并计算不同提取溶剂所得薄荷样品中5种成分含量。结果见表7-31。故选择70%甲醇为本试验提取溶剂。

表7-31　不同提取溶剂5种成分含量

提取溶剂	含量/%				
	橙皮苷	香叶木苷	香蜂草苷	蒙花苷	迷迭香酸
水	0.003	0.001	–	0.002	–
30%甲醇	0.122	0.292	0.032	0.199	0.094
50%甲醇	0.145	0.546	0.060	0.368	0.110
70%甲醇	0.150	0.559	0.068	0.378	0.107
甲醇	0.150	0.532	0.051	0.293	0.072

（2）提取方法考察　取薄荷粉末（40目）2份，每份约0.1g，精密称定，置圆底烧瓶中，加70%甲醇30mL，称定重量，分别超声提取40min、回流提取40min，放至室温，再称定重量，以70%甲醇补足减失的重量，过滤即得样品溶液。进样测定并计算不同提取方法所得薄荷样品中5种成分含量。结果见表7-32。可见，回流40min对5种成分提取更完全，故选择加热回流法为本试验提取方法。

表7-32　不同提取方法5种成分含量

提取方式	含量/%				
	橙皮苷	香叶木苷	香蜂草苷	蒙花苷	迷迭香酸
超声	0.121	0.326	0.045	0.175	0.061
回流	0.151	0.558	0.069	0.377	0.108

（3）溶剂用量考察　取薄荷粉末（40目）4份，每份约0.1g，精密称定，置圆底烧瓶中，分别20、30、40、50mL 70%甲醇，称定重量，回流提取40min，放至室温，再称定重量，用70%甲醇补足减失的重量，过滤即得样品溶液。进样测定并计算不同溶剂用量所得薄荷样品中5种成分含量。结果见表7-33。故70%甲醇用量选择40mL。

表 7 - 33　不同溶剂用量提取 5 种成分含量

溶剂用量/mL	含量/%				
	橙皮苷	香叶木苷	香蜂草苷	蒙花苷	迷迭香酸
20	0.102	0.522	0.051	0.213	0.061
30	0.142	0.541	0.066	0.384	0.103
40	0.156	0.562	0.073	0.387	0.121
50	0.153	0.561	0.074	0.386	0.119

（4）提取时间考察　取薄荷粉末（40 目）4 份，每份约 0.1g，精密称定，置圆底烧瓶中，加 70% 甲醇 40mL，称定重量，分别加热回流提取 20、30、40、50min，放至室温，再称定重量，用 70% 甲醇补足减失的重量，过滤即得样品溶液。进样测定并计算不同提取时间所得薄荷样品中 5 种成分含量。结果见表 7 - 34。故回流提取时间定为 30min。

表 7 - 34　不同提取时间 5 种成分含量

提取时间/min	含量/%				
	橙皮苷	香叶木苷	香蜂草苷	蒙花苷	迷迭香酸
20	0.123	0.542	0.062	0.303	0.091
30	0.156	0.561	0.073	0.387	0.121
40	0.149	0.559	0.071	0.386	0.118
50	0.150	0.548	0.068	0.362	0.114

（5）药材粉碎度考察　取薄荷粉末 4 份，分别过 40、60、80、100 目筛，每份约 0.1g，精密称定，置圆底烧瓶中，加 70% 甲醇 40mL，称定重量，加热回流提取 30min，放至室温，再称定重量，用 70% 甲醇补足减失的重量，过滤即得样品溶液。进样测定并计算所得不同粉碎度薄荷样品中 5 种成分的含量。结果见表 7 - 35。故药材粉碎度选择过 60 目筛。

表 7 - 35　不同粉碎度薄荷样品中 5 种成分含量

粉碎度/过筛目数	含量/%				
	橙皮苷	香叶木苷	香蜂草苷	蒙花苷	迷迭香酸
40	0.152	0.557	0.070	0.382	0.113
60	0.156	0.562	0.073	0.387	0.121
80	0.156	0.560	0.072	0.386	0.121
100	0.155	0.558	0.068	0.372	0.120

（6）样品溶液制备　精密称定薄荷粉末（过60目筛）约0.1g，置于具塞锥形瓶中，精密加入40mL 70%甲醇水溶液，称定质量，加热回流提取30min，放至室温后，再称定质量，补充已减失的溶剂质量，摇匀，滤过，取其续滤液即得。

4. 线性关系考察　精密吸取5个浓度的混合对照品溶液，分别进样10μL，以测得的响应信号（峰面积）对被测物质量作图，得到各成分的回归方程及线性范围。结果表明，橙皮苷、香叶木苷、香蜂草苷、蒙花苷、迷迭香酸分别在0.00345～0.345、0.00752～0.752、0.00159～0.159、0.00674～0.674、0.00619～0.619μg范围内线性关系良好。

5. 精密度试验

（1）重复性　取同一批薄荷药材粉末（过60目筛）约0.1g，精密称定，平行制备6份样品溶液，分别进样，测定峰面积，计算各成分含量及其RSD。RSD均小于2%，故该方法重复性较好。

（2）中间精密度　为考察不同时间和不同仪器对精密度的影响，分别于1、2、3天进样，测定峰面积，计算各成分含量和RSD，RSD均小于3%。分别采用Waters 1525 - 2707和Waters 1525 - 2695高效液相色谱仪测定峰面积，计算各成分含量，相差不大，表明该方法中间精密度良好。

（3）耐用性　分别用Sunfire C_{18}、Agilent TC - C_{18}和Xqua色谱柱测定各成分含量和RSD。结果表明，RSD均小于3%，表明方法耐用性良好。

6. 准确度试验　取已知含量的薄荷粉末（过60目筛）约0.05g，精密称定，平行6份，加入一定量的对照品溶液，制备样品溶液，测定并计算各成分的平均加样回收率及RSD。结果橙皮苷、香叶木苷、香蜂草苷和蒙花苷的加样回收率分别为96.72%、98.59%、99.48%、100.46%和98.51%，RSD分别为1.72%、1.32%、0.99%、1.78%和1.67%，表明该方法准确度良好。

7. 检测限和定量限　取对照提取物溶液A，用甲醇稀释至不同浓度进样，以信噪比（S/N=3）测得橙皮苷、香叶木苷、香蜂草苷、蒙花苷、迷迭香酸检测限分别为0.001019、0.001475、0.001223、0.002000、0.001020μg，以信噪比（S/N=10）测得橙皮苷、香叶木苷、香蜂草苷、蒙花苷、迷迭香酸定量限分别为0.004347、0.004288、0.003585、0.004096、0.003070μg。

（三）样品分析

取10批薄荷药材约0.1g，按已建立的方法测定并计算各样品中5个成分含量。结果见表 7 - 36。

表 7 - 36　样品分析结果

| 编号 | 含量（%） | | | | | 总含量（%） |
	橙皮苷	香叶木苷	香蜂草苷	蒙花苷	迷迭香酸	
1	0.163	0.561	0.082	0.385	0.121	1.312
2	0.124	0.416	0.092	0.393	0.082	1.107
3	0.138	0.377	0.102	0.335	0.111	1.063
4	0.162	0.536	0.082	0.311	0.161	1.252
5	0.182	0.983	0.056	0.356	0.171	1.748
6	0.092	0.713	0.055	0.353	0.123	1.336
7	0.145	0.796	0.122	0.485	0.121	1.669
8	0.115	0.448	0.057	0.412	0.157	1.189
9	0.131	0.631	0.081	0.484	0.153	1.480
10	0.198	0.412	0.090	0.465	0.110	1.275

（四）讨论

1. 检测波长考察　选择对于检测波长的选择，试验测定的 5 种成分 PDA 检测器响应信号相近。通过对样品溶液和对照品溶液进行 190 ~ 400nm 全波长扫描，发现波长在 280 ~ 340nm 附近时，5 种成分吸收峰强度较大。通过分析 287、296、330nm 波长下样品色谱图，结果发现 287nm 处，各吸收峰强度适宜，分离度较好，但迷迭香酸相对面积较小；296nm 和 330nm 处，基线平稳，各吸收峰强度、分离度较好，其中 330nm 处迷迭香酸吸收峰最强，但黄酮类化合物相对面积较低。故将检测波长确定为 296nm。

2. 流动相 pH 考察　考察了不同浓度甲酸（0.05%、0.2%、0.5% 甲酸水）对色谱峰的峰形及分离度的影响。结果发现，加入甲酸后，色谱峰峰形均明显改善。当甲酸浓度为 0.5% 时，分离度最好，故选择乙腈 - 0.5% 甲酸水为流动相。

3. 方法验证　所建立的以薄荷酚类对照提取物为替代对照品的方法（方法 1）可用于薄荷药材中 5 个主要成分含量的标定。外标法（方法 2）、一测多评 - 外标法（方法 3）对该 10 批薄荷药材中 5 个成分的含量进行比对。结果见表 7 - 37 至 7 - 41。结果表明，3 种方法所得各成分含量没有显著性差异，RSD 小于 2%，表明三种方法均准确可行。

表7-37　3种方法标定橙皮苷含量

编号	橙皮苷含量			
	方法1/%	方法2/%	方法3/%	RSD/%
1	0.153	0.149	0.151	1.33
2	0.109	0.105	0.108	1.92
3	0.134	0.132	0.131	1.26
4	0.171	0.166	0.170	1.62
5	0.182	0.176	0.180	1.72
6	0.096	0.093	0.094	1.64
7	0.143	0.138	0.141	1.78
8	0.109	0.105	0.107	1.87
9	0.149	0.144	0.148	1.75
10	0.175	0.171	0.173	1.16

表7-38　3种方法标定香叶木苷含量

编号	香叶木苷含量			
	方法1/%	方法2/%	方法3/%	RSD/%
1	0.567	0.562	0.560	0.61
2	0.429	0.427	0.424	0.54
3	0.379	0.373	0.371	1.09
4	0.557	0.553	0.550	0.60
5	0.717	0.711	0.710	0.53
6	0.563	0.561	0.555	0.79
7	0.675	0.669	0.664	0.84
8	0.460	0.455	0.450	1.08
9	0.642	0.630	0.629	1.15
10	0.419	0.414	0.413	0.80

表7-39　3种方法标定香蜂草苷含量

编号	香蜂草苷含量			
	方法1/%	方法2/%	方法3/%	RSD/%
1	0.066	0.065	0.067	1.58
2	0.086	0.084	0.086	1.57
3	0.112	0.109	0.113	1.96

续表

编号	香蜂草苷含量			
	方法1/%	方法2/%	方法3/%	RSD/%
4	0.078	0.076	0.079	1.98
5	0.059	0.057	0.058	1.74
6	0.055	0.055	0.056	1.41
7	0.083	0.081	0.082	1.24
8	0.056	0.054	0.055	1.83
9	0.085	0.082	0.084	1.80
10	0.078	0.076	0.078	1.53

表7-40　3种方法标定蒙花苷含量

编号	蒙花苷含量			
	方法1/%	方法2/%	方法3/%	RSD/%
1	0.389	0.381	0.383	1.09
2	0.388	0.382	0.386	0.78
3	0.319	0.315	0.317	0.63
4	0.307	0.297	0.302	1.66
5	0.339	0.332	0.338	1.12
6	0.355	0.350	0.353	0.72
7	0.297	0.290	0.293	1.20
8	0.408	0.399	0.405	1.14
9	0.344	0.332	0.338	1.78
10	0.399	0.393	0.398	0.79

表7-41　3种方法标定迷迭香酸含量

编号	迷迭香酸含量			
	方法1/%	方法2/%	方法3/%	RSD/%
1	0.114	0.118	0.116	1.74
2	0.082	0.085	0.083	1.87
3	0.097	0.100	0.099	1.56
4	0.142	0.146	0.144	1.39
5	0.177	0.182	0.179	1.43
6	0.152	0.155	0.151	1.49

续表

编号	迷迭香酸含量			
	方法1/%	方法2/%	方法3/%	RSD/%
7	0.142	0.147	0.143	1.83
8	0.177	0.184	0.181	1.94
9	0.121	0.125	0.123	1.63
10	0.128	0.133	0.130	1.92

参考文献

［1］董昕，徐立，娄子洋. 丹参药材中水溶性及脂溶性成分的电喷雾离子阱质谱研究［J］. 中国药学杂志，2010，45（14）：1048—1054.

［2］林彤，段金廒，钱大玮，等. HPLC – MS/MS 联用技术分析鉴定苏薄荷中的黄酮类成分［J］. 中国天然药物，2006，4（2）：111—115.

［3］钟慧臻，徐玉娟，李春美，等. 高效液相色谱 – 电喷雾离子阱质谱法测定荔枝果肉中酚类物质［J］. 广东农业科学，2010，（4）：11—14.

［4］胡坪，罗国安，赵中振，等. 人参中人参皂苷 HPLC 定量方法的测量不确定度的评定［J］. 药学学报，2005，40（1）：49—53.

［5］Ellison SLR，Rosslein M，Williams A. Quantifying Uncertainty in Analytical Measurement［M］. 2nd Ed. UK：EURACHEM / CITAC，2000：11—33.

［6］Barwick VJ，Ellison SLR. Development and harmonisation of measurement mncertainty principles（Part d）［M］. UK：LGC Limited，2000：8.

附录 彩图

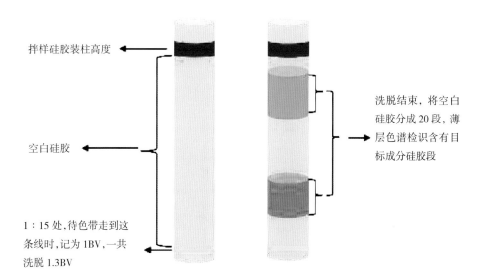

拌样硅胶装柱高度

空白硅胶

1∶15 处,待色带走到这条线时,记为 1BV,一共洗脱 1.3BV

洗脱结束,将空白硅胶分成 20 段,薄层色谱检识含有目标成分硅胶段

图 3-6 硅胶干柱示意图

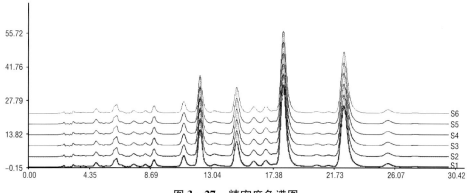

图 3-27 精密度色谱图

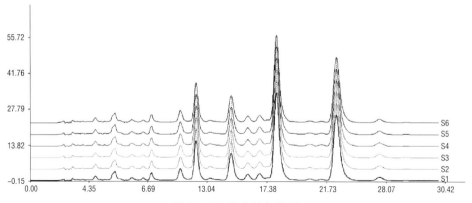

图 3 - 28   稳定性色谱图

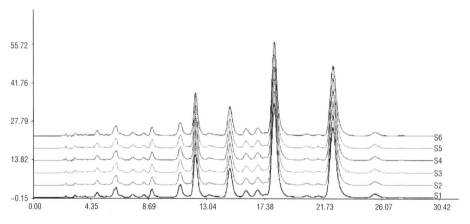

图 3 - 29   重复性色谱图

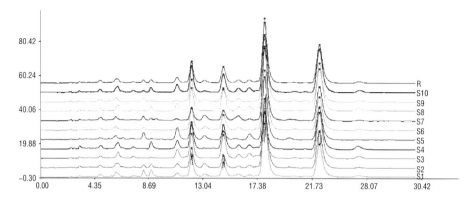

图 3 - 31   10 批对照提取物特征图谱

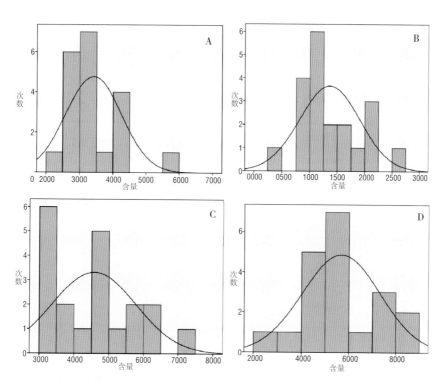

图 3-35 决明子苷 B_2（A）、决明子苷 C_2（B）、红镰霉素 $-6-O-\beta-D-$
龙胆二糖苷（C）、决明子苷 C（D）含量测定结果的数据分布直方图

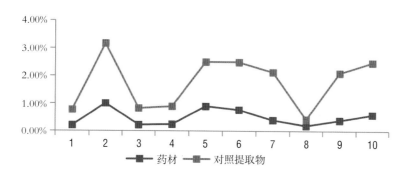

图 4-2 药材与对照提取物中芸香柚皮苷相关性

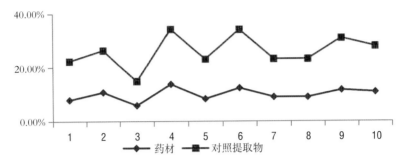

图 4 - 3   药材与对照提取物中柚皮苷相关性

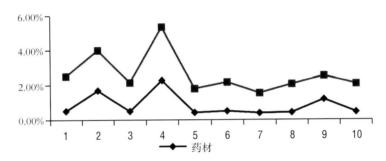

图 4 - 4   药材与对照提取物中橙皮苷相关性

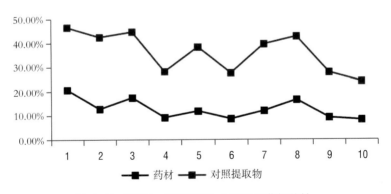

图 4 - 5   药材与对照提取物中新橙皮苷相关性

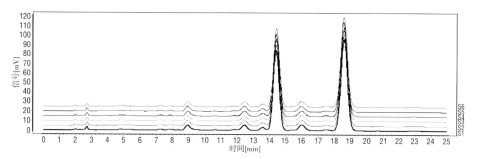

图 4 - 28　精密度色谱图

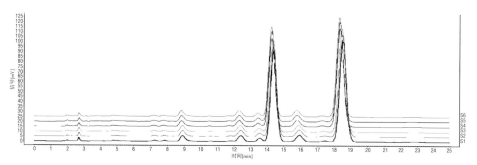

图 4 - 29　稳定性色谱图

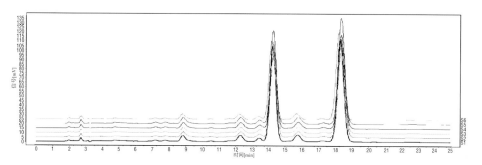

图 4 - 30　重复性色谱图

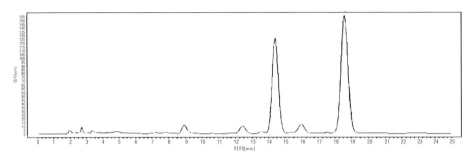

图 4-31　对照指纹图谱

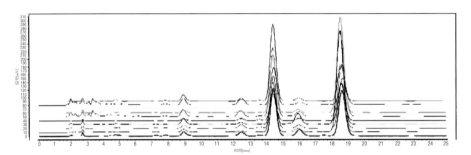

图 4-32　对照提取物特征图谱

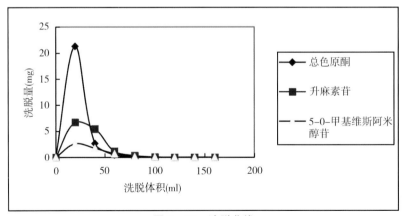

图 5-22　洗脱曲线

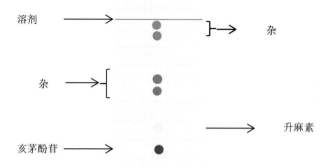

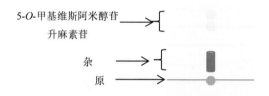

图 5 – 24　防风色原酮部位制备物硅胶 G 薄层色谱示意图

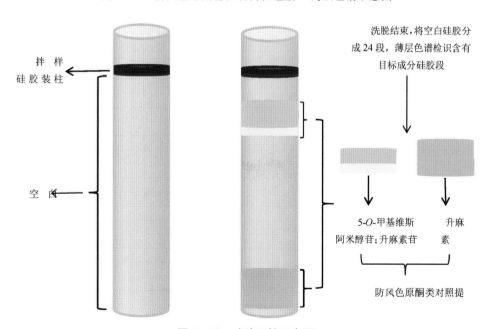

图 5 – 25　硅胶干柱示意图

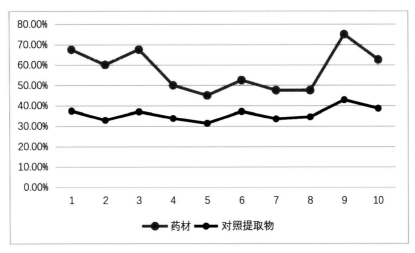

图 5 - 26 药材与对照提取物中升麻素苷相关性

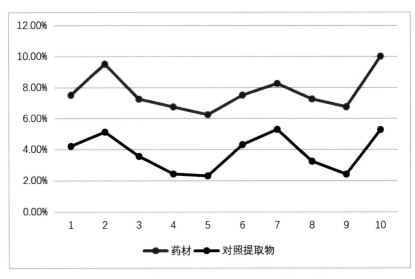

图 5 - 27 药材与对照提取物中升麻素相关性

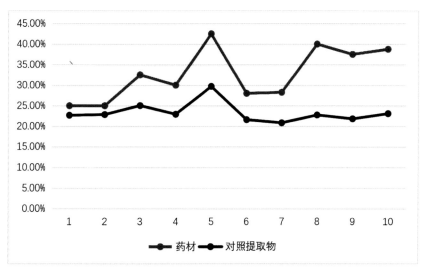

图 5 − 28　药材与对照提取物中 5 − O − 甲基维斯阿米醇苷相关性

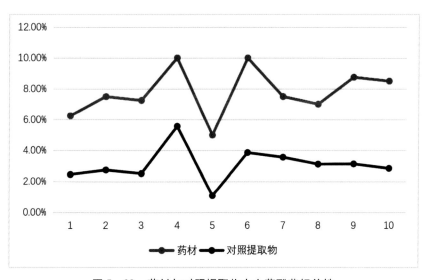

图 5 − 29　药材与对照提取物中亥茅酚苷相关性

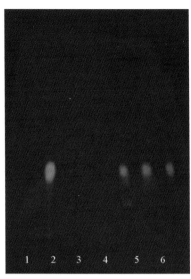

1. 升麻素；2. 亥茅酚苷；3. 5 – O – 甲基维斯阿米醇苷；4. 升麻素苷；5. S1；6. S6；7. S9

图 5 – 31　防风色原酮类对照提取物中 4 个主要成分薄层色谱图

1. 升麻素；2. 亥茅酚苷；3. 5 – O – 甲基维斯阿米醇苷；4. 升麻素苷；5. S1；6. S2；
7. S3；8. S4；9. S5；10. S6；11. S7；12. S8；13. S9；14. S10

图 5 – 32　10 批防风色原酮类对照提取物薄层色谱图

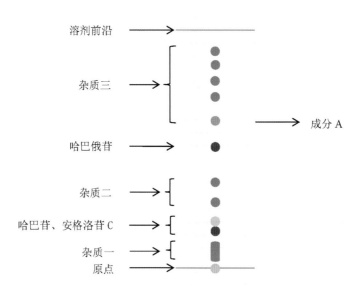

图 6 - 2 玄参 60% 乙醇洗脱物硅胶 G 薄层色谱示意图

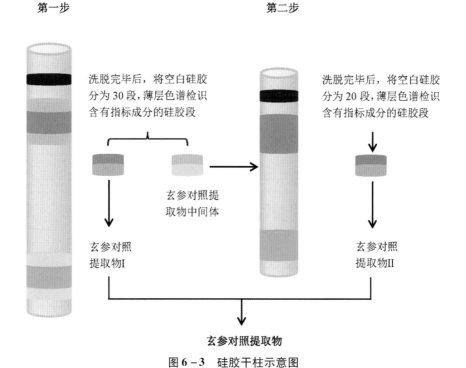

玄参对照提取物

图 6 - 3 硅胶干柱示意图

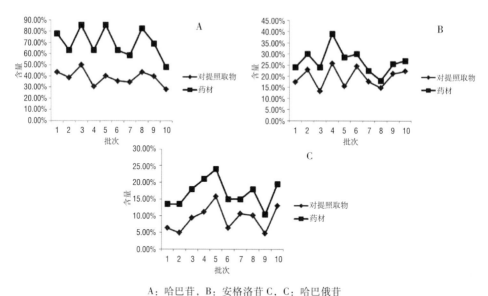

A：哈巴苷，B：安格洛苷 C，C：哈巴俄苷

图 6 - 4　药材与对照提取物中指标成分相关性

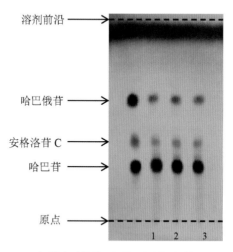

1. 混合对照品；2. S1；3. S6；4. S9

图 6 - 7　玄参对照提取物中 3 个主要成分薄层色谱图

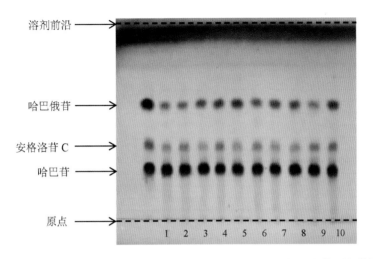

混合对照品；2. S1；3. S2；4. S3；5. S4；6. S5；7. S6；8. S7；9. S8；10. S9；11. S10

图 6 - 9　10 批玄参对照提取物薄层色谱图

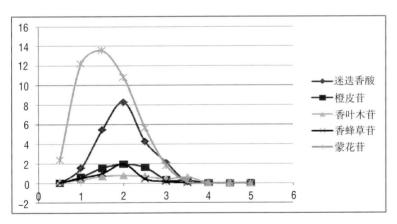

图 7 - 6　洗脱曲线

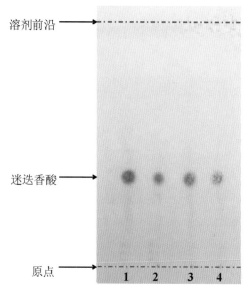

图 7 – 28　对照提取物中迷迭香酸 TLC 图（烟台硅胶 G 板）

1. 迷迭香酸对照品；2. Z2；3. Z5；4. Z9

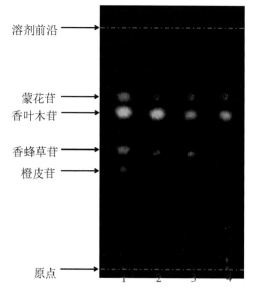

图 7 – 29　对照提取物中黄酮类成分 TLC 图（台州聚酰胺板）

1. 黄酮类混合对照品；2. Z2；3. Z5；4. Z9

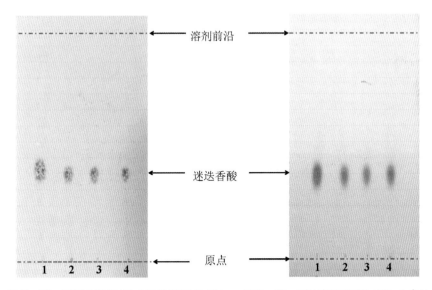

图 7 - 30 对照提取物图（青岛硅胶 G 板）
  1. 迷迭香酸对照品；2. Z2；3. Z5；4. Z9

图 7 - 31 对照提取物图（Merk 板）
  1. 迷迭香酸对照品；2. Z2；3. Z5；4. Z9

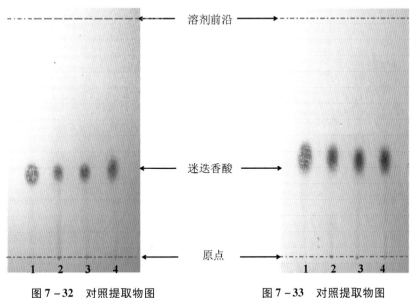

图 7 - 32 对照提取物图
（高温 T = 40℃）
  1. 迷迭香酸对照品；2. Z2；3. Z5；4. Z9

图 7 - 33 对照提取物图
（高湿 RH = 40%）
  1. 迷迭香酸对照品；2. Z2；3. Z5；4. Z9

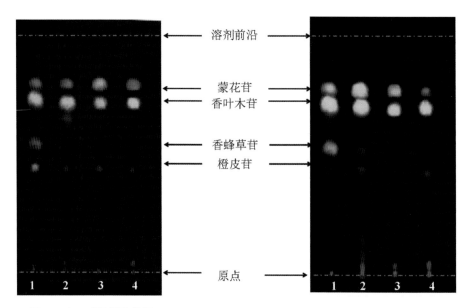

图 7 – 34　对照提取物图
（上海薄层板）
1. 黄酮类混合对照品；2. Z2；3. Z5；4. Z9

图 7 – 35　对照提取物图
（安徽薄层板）
1. 黄酮类混合对照品；2. Z2；3. Z5；4. Z9

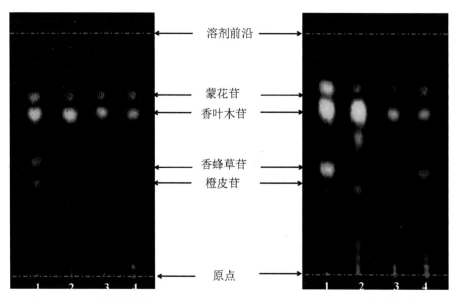

图 7 – 36　对照提取物图
（高温 T = 40℃）
1. 黄酮类混合对照品；2. Z2；3. Z5；4. Z9

图 7 – 37　对照提取物图
（高湿 RH = 40%）
1. 黄酮类混合对照品；2. Z2；3. Z5；4. Z9

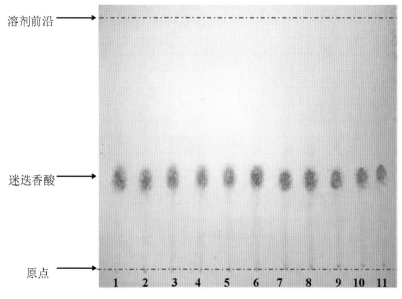

图 7 – 38 对照提取物 TLC 图（烟台硅胶 G 板）

1. 迷迭香酸对照品；2. Z1；3. Z2；4. Z3；5. Z4；6. Z5；7. Z6；8. Z7；9. Z8；10. Z9；11. Z10

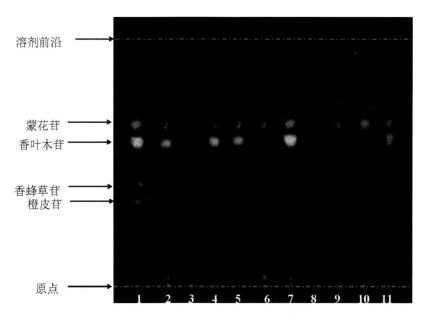

图 7 – 39 对照提取物 TLC 图（台州薄层板）

1. 黄酮类混合对照品；2. Z1；3. Z2；4. Z3；5. Z4；6. Z5；7. Z6；8. Z7；9. Z8；10. Z9；11. Z10

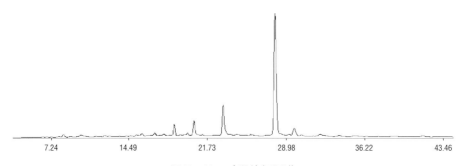

图 7 - 44　对照特征图谱

1. 香叶木苷；2. 橙皮苷；3. 迷迭香酸；4. 蒙花苷；5. 香蜂草苷

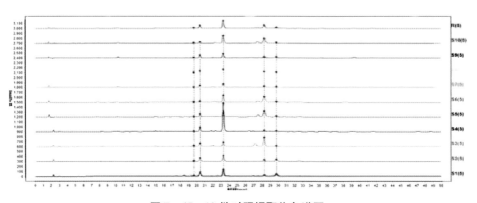

图 7 - 45　10 批对照提取物色谱图

注：该图为指纹图谱相似度软件导出的图谱，故清晰度欠佳。

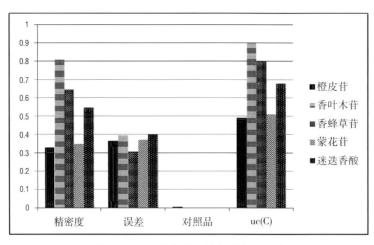

图 7 - 48　不确定度评价各因素贡献度

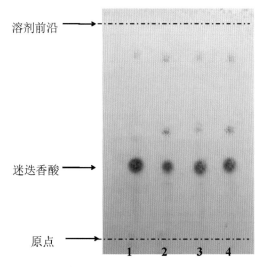

溶剂前沿

迷迭香酸

原点

1 2 3 4

图 7-49 薄荷药材中迷迭香酸 TLC 图（烟台硅胶 G 板）

1. 薄荷酚类对照提取物；2. Y2；3. Y5；4. Y9

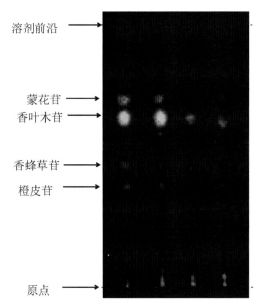

溶剂前沿

蒙花苷
香叶木苷

香蜂草苷

橙皮苷

原点

图 7-50 薄荷药材中黄酮类成分 TLC 图（台州聚酰胺板）

1. 薄荷酚类对照提取物；2. Y2；3. Y5；4. Y9

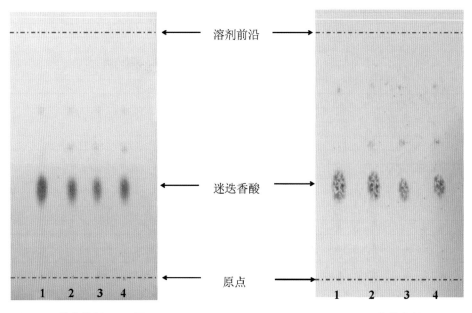

溶剂前沿

迷迭香酸

原点

图 7 -51 薄荷药材 TLC 图	**图 7 -52　薄荷药材 TLC 图**
（青岛硅胶 G 板）	（Merk 硅胶 G 板）
1. 薄荷酚类对照提取物；2. Y2；3. Y5；4. Y9	1. 薄荷酚类对照提取物；2. Y2；3. Y5；4. Y9

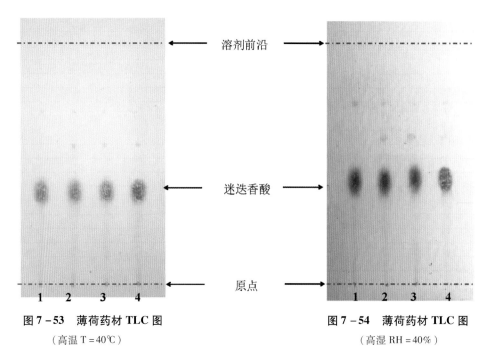

溶剂前沿

迷迭香酸

原点

图 7 -53　薄荷药材 TLC 图	**图 7 -54　薄荷药材 TLC 图**
（高温 T =40℃）	（高湿 RH =40%）
1. 薄荷酚类对照提取物；2. Y2；3. Y5；4. Y9	1. 薄荷酚类对照提取物；2. Y2；3. Y5；4. Y9

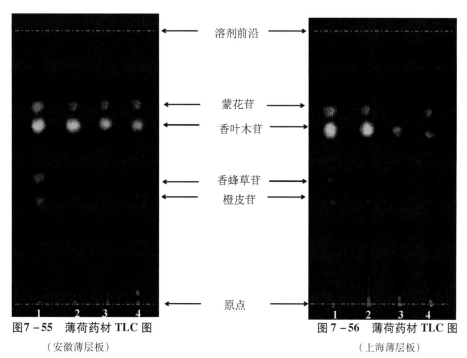

图7-55　薄荷药材 TLC 图
（安徽薄层板）
1. 薄荷酚类对照提取物；2. Y2；3. Y5；4. Y9

图7-56　薄荷药材 TLC 图
（上海薄层板）
1. 薄荷酚类对照提取物；2. Y2；3. Y5；4. Y9

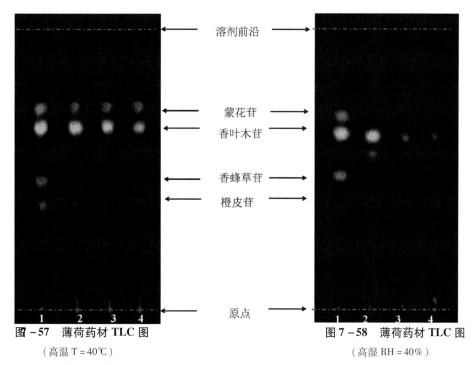

图-57　薄荷药材 TLC 图
（高温 T＝40℃）
1. 薄荷酚类对照提取物；2. Y2；3. Y5；4. Y9

图7-58　薄荷药材 TLC 图
（高湿 RH＝40%）
1. 薄荷酚类对照提取物；2. Y2；3. Y5；4. Y9

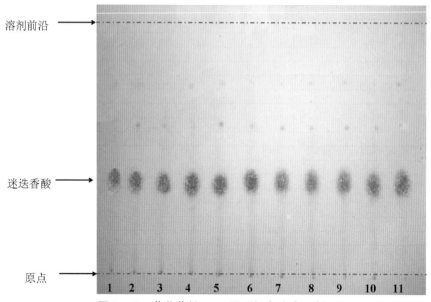

溶剂前沿

迷迭香酸

原点　　　1　2　3　4　5　6　7　8　9　10　11

图 7 - 59　薄荷药材 TLC 图（烟台硅胶 G 板）
1. 薄荷酚类对照提取物
2. Y1；3. Y2；4. Y3；5. Y4；6. Y5；7. Y6；8. Y7；9. Y8；10. Y9；11. Y10

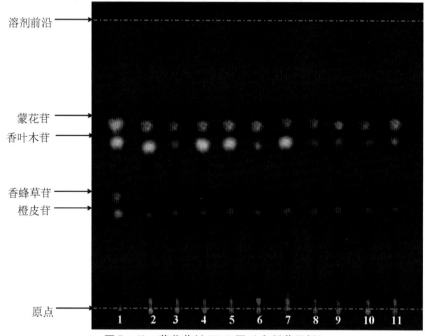

溶剂前沿

蒙花苷
香叶木苷

香蜂草苷
橙皮苷

原点　　　1　2　3　4　5　6　7　8　9　10　11

图 7 - 60　薄荷药材 TLC 图（台州薄层板）
1. 薄荷酚类对照提取物
2. Y1；3. Y2；4. Y3；5. Y4；6. Y5；7. Y6；8. Y7；9. Y8；10. Y9；11. Y10